Mayo Clinic 科普译丛

人体疾病自我照护

全书

原书第 7 版

Mayo Clinic Guide to Self-Care, 7th edition

U0259219

主　编：〔美〕辛迪·克莫特（Cindy A. Kermott, M.D., M.P.H.）
　　　　〔美〕玛莎·米尔曼（Martha P. Millman, M.D., M.P.H.）

主　译：段丽萍
副主译：王晶桐　王　琨　李　军
译　者：田文嘉　卢思琪　朱诗玮　张一铭　李晓盎
　　　　吴小怡　张存正　张晋东　李　姝　李高楠
　　　　郑浩楠　段汝乔　胡紫玉

MAYO CLINIC GUIDE TO SELF-CARE, 7th edition

by Cindy A. Kermott, M.D., M.P.H. and Martha P. Millman, M.D.

Copyright © 2017 Mayo Foundation for Medical Education and Research (MFMER)

Published by arrangement with Nordlyset Literary Agency

through Bardon-Chinese Media Agency

Simplified Chinese translation copyright © 2023

by Beijing Science and Technology Publishing Co., Ltd.

ALL RIGHTS RESERVED

著作权合同登记号　图字：01-2021-7308

图书在版编目（CIP）数据

人体疾病自我照护全书：原书第 7 版 /（美）辛迪·克莫特（Cindy A. Kermott),（美）玛莎·米尔曼（Martha P. Millman) 主编；段丽萍主译 . -- 北京：北京科学技术出版社，2023.7

书名原文：Mayo Clinic Guide to Self-Care, 7th edition

ISBN 978-7-5714-3063-4

Ⅰ . ①人… Ⅱ . ①辛… ②玛… ③段… Ⅲ . ①疾病—防治 Ⅳ . ① R4

中国国家版本馆 CIP 数据核字 (2023) 第 092682 号

责任编辑：赵美蓉	电　话：0086-10-66135495（总编室）		
责任校对：贾　荣	0086-10-66113227（发行部）		
图文制作：北京麦莫瑞文化传媒有限公司	网　址：www.bkydw.cn		
责任印制：吕　越	印　刷：三河市华骏印务包装有限公司		
出 版 人：曾庆宇	开　本：700 mm×1000 mm 1/16		
出版发行：北京科学技术出版社	字　数：400 千字		
社　　址：北京西直门南大街 16 号	印　张：29		
邮政编码：100035	版　次：2023 年 7 月第 1 版		
ISBN 978-7-5714-3063-4	印　次：2023 年 7 月第 1 次印刷		

定价：128.00 元

推荐序

　　健康是人类追求的永恒主题。自古以来，人类为了生存与长寿，一直在追求健康。在古英语中，"健康"（health）由原始日耳曼语转变而来，词源学上的含义指"完整状态"。古希腊的医生希波克拉底认为人体需要与外界保持协调，强调身心一体。在古汉语中，"健"字指精神和意志坚强，"康"字则偏重于指身体没有疾病。按照传统的看法，人、社会、自然是统一和谐的整体，它们之间普遍存在着复杂的联系。1948 年，世界卫生组织第一次提出了健康的定义："健康不仅为疾病或羸弱之消除，而系体格、精神与社会之完全健康。"在早期，人类对健康的定义就包括了身体、精神与社会活动层面中的健康含义，而不仅是单一的生理健康含义。如今，在世界卫生组织的最新定义中，健康包括躯体健康（physical health）、心理健康（psychological health）、社会适应性良好（good social adaptation）和道德健康（ethical health）四个方面，它们是有机统一的。人们对健康越来越重视，健康理念也逐渐从医学、生物学向社会学、系统学、经济学等领域扩展，成为复杂的系统性概念。不过，随之而来的问题是，人们应该怎样做才能实现真正意义上的健康？

　　医院是人们在生病时普遍选择前往的地点，可仅依靠医疗手段来维护大众的健康远远不够。中国即将进入人口老龄化时代，老年病、慢性病和重大疾病逐渐出现在中国疾病谱的前列。近年来，我国居民的慢性疾病患病率呈现上升趋势，患者基数也在不断扩大，这些疾病成为威胁我国居民健康的高危因素和主要的公共卫生问题。肥胖、脱发、睡眠障碍、焦虑等健康问题日益凸显。更值得关注的是，恶性肿瘤和心脑血管疾病等重大疾病的患病人群呈现年轻化的趋势。这些健康问题存在于每个人的日常生活中，只有培养良好的生活习惯，实现全生命周期、全方位的健康维护，人们才能过上健康生活。

为此，段丽萍教授主持翻译了 Mayo Clinic 出版的《人体疾病自我照护全书：原书第 7 版》(*Mayo Clinic Guide to Self-Care, 7th edition*)。这本书是全球排名第一的 Mayo Clinic 编撰的健康科普教育图书，集合了 50 多位医学博士的专业知识，成熟、全面的全科体系是它最大的亮点之一。中译本将科学有效的医学知识原汁原味地呈现给中国读者，并尽可能使其更加符合中国国情。本书将通过生动、易懂的图文向读者传递健康生活的理念及实现健康生活的方法，提供关于疾病预防早筛、日常营养管理、身体健康监测、生活方式干预等方面的建议，帮助读者对自己的身体健康状况进行持续的跟踪、改善并提前防治各种疾病，同时提供心理健康、急诊急救、家庭健康及融入社会等方面的建议，力求为读者带来全生命周期、全方位的健康知识。总之，这是一本值得每个家庭常备的健康科普图书。

通过阅读本书，读者能了解到如何预防疾病的发生，以及在遇到紧急情况时如何及时处理和就医，也能在患病后实现自我管理，早日康复。这就是医学科普的意义所在——预防疾病、改善预后。通过科普的方式帮助读者了解医学常识、关注自身健康，潜移默化地加强国民对自我健康的管理意识，是落实健康中国战略、保障全民健康、实现高质量生活的重要途径。希望本书让更多人关注自我健康管理，提高生活质量，助力推进健康中国建设。

中国工程院院士

北京大学医学部主任

译者序

作为一名临床医生，我深知大众健康教育、医学科普的重要性。一次偶然的机会，我接触到 Mayo Clinic 的医学科普类书籍，立刻被深深地吸引了。Mayo Clinic 的医学科普类书籍有两大特点：一是科学性较强，虽然它们只是医学科普类书籍，但内容的专业性和前沿性皆不输于新版的医学教科书，一些新的研究成果和疾病诊疗共识都被囊括其中；二是可读性较强，虽然其中介绍的疾病、医疗检查和药物等都非常专业，但通过具有亲和力的语言并配以精美的手绘图，内容一下子就变得通俗易懂了。不仅如此，本书的内容几乎涵盖了所有急性、慢性疾病的自我照护方法与医疗救助指导，这种类似工具书的读本正是每个家庭都需要的，因为在人们面临突发或慢性疾病时，它能提供快速、安全和可行的处理方案。

本书集合了 Mayo Clinic 优秀的医生、护士和相关专业人员对各类健康问题的分析和救治建议，既介绍了多种疾病的病因与表现，以帮助读者在身体出现不适时及时判断自己或他人可能罹患何种疾病及其严重程度，又介绍了相应疾病的应急处理方法、就诊及后续治疗的注意事项，图文并茂，生动易懂。20 多年前，菲利普·T. 哈根（Philip T. Hagen）作为本书的初代作者编写并出版了第 1 版。经过不断更新迭代，现在已经是第 7 版了。本书包含 300 多个健康话题，从紧急情况处理方法到常见疾病治疗，从职业疾病到心理健康问题均有涉及，并且提供了覆盖全生命周期（从怀孕到分娩，从幼年到老年）的健康常识，还针对关于健康的消费提出了建议。同时，本书用大量的篇幅介绍了大众该如何进行健康维护，包括合理饮食、适当运动、体检筛查、免疫接种等。成体系的健康知识可以帮助读者梳理出一条科学、合理的健康管理脉络：从疾病的预防到疾病的早期识别，再到努力降低疾病对健康的负面影响，最终实现健康的自我管理。帮助大众少得病、少得大病，争取早诊、早治是本书的重要目标。

医学科普类书籍必须具有准确性。有关医学名词的翻译我们参考了全国自然科学技术名词审定委员会公布的《医学名词》（科学出版社出版），有关药名的翻译我们则以新版《中华人民共和国药典》为准，从而保证了译文的专业性和准确性。此外，在严格按照原文的语义进行翻译的同时，针对原文中基于美国的国情和医疗体系情况写出的有关内容，我们将其与国内的相关情况进行了对比，并做出注释。例如，我们将美国的医疗救助电话译注为国内相应的联系方式；再如，我们根据中国的相关规定为儿童和成人的免疫接种做出注释，在译者注中附上了中国免疫接种计划的相关内容——希望读者关注相关信息，不要因为国内外的差异产生误解。关于某病在美国的发病、患病情况等内容，我们均按原文进行了翻译，这可使读者更真实地了解国际上的相关情况。

感谢乔杰院士为本书作序，感谢北京大学医学部大健康国际研究院的支持，感谢赵美蓉编辑、胡紫玉助理及所有参与翻译工作的同道为本书的出版付出的努力。力有未逮之处，请读者见谅；如有讹误，请不吝指正。衷心希望本书能为大众的健康维护提供有力的帮助。

教授，主任医师
北京大学第三医院大内科主任
北京大学医学部副主任
2023 年 6 月 6 日于北京

引言

大约 20 年前，菲利普·T.哈根博士就有一个愿望，即为人们开发一套 Mayo Clinic 的自我照护指南，帮助人们科学地维护自己的健康。他组织同事们就 150 多个健康问题分享各自的专业知识，目前健康问题已经增加到 300 多个——从如何处理医疗紧急情况到如何处理如背痛等常见问题。

本书的核心内容来自 Mayo Clinic 的医生、护士，他们讨论并归纳了成人及儿童患病的主要原因，还咨询了提供医疗保健服务的人员和企业职工健康计划的管理人员，以了解各种工作中常见的疾病等健康问题。

本书是一个宝贵的医疗资源库，它聚焦于如何预防疾病，如何在早期发现疾病，以及如何避免不必要的诊疗。

第 7 版的新增内容

我们很高兴能为读者提供升级版《人体疾病自我照护全书：原书第 7 版》。秉承着汇集专业医生和健康专业人士建议的传统，我们对 300 多个健康问题的治疗提供了指导，并持续关注降低疾病发生风险的方法，聚焦于常见疾病的评估和早期治疗的策略。

感谢 Mayo Clinic 的同事对本书内容的审阅，新版增加了最新的医疗指南、医疗建议和自我照护方法，以帮助读者维护自己的健康。新增内容如下。

◆ 修订后的心肺复苏章节，包括对成人来说易于学习和操作的心肺复苏具体步骤。

◆ 最新的成人疾病筛查指南，以及最新的成人和儿童免疫接种指南。

◆有关戒烟、限酒的最新信息。

◆目前流行的整合医疗及相关治疗方法的研究和建议。

◆健康烹饪技巧，以及最新的健身建议。

我们希望读者将本书放在手边，以便了解如何应对紧急情况，何时联系医生，以及自己和家人应该采取哪些措施以保持最佳的健康状态。这就是自我照护的意义所在。

辛迪·克莫特

Cindy A. Kermott，M.D.，M.P.H.

玛莎·米尔曼

Martha P. Millman，M.D.，M.P.H.

如何使用本书

《人体疾病自我照护全书：原书第7版》就300多个与健康有关的常见疾病和问题提供了可靠、实用、易懂的信息。

注意，没有哪一本书可以取代医生或医疗保健服务人员。相反，我们的目的是帮助你了解并妥当地处理一些常见的健康问题。此外，你将学会如何识别严重的情况，以便你及时联系能为你提供健康维护的人员。

本书是如何构建的

本书的大多数章节从健康主题的一般性讨论开始，部分章节还总结了疾病的症状、体征及病因。阅读过程中的注意事项如下。

◆ "自我照护"版块用浅灰色底标注。

◆ "医疗救助"版块为你提供了何时向医生或健康保健人员求助及你将得到何种治疗的信息。

◆关于儿童的特殊信息被划分在"儿童照护"版块（注意，本书并未涉及全部的儿童疾病）。

◆深灰色框中的信息与对应小节的主题相关。

在目录中，你会发现8个主要章节。

◆急症和紧急情况

◆一般症状

◆常见问题

◆特殊情况

◆精神健康

◆健康维护

◆健康和工作场所

◆有关健康的消费

在浏览本书时，别忘记书尾的索引。借助索引，你就能快速找到特定健康问题的解读。

准备，自测，出发！

在阅读正文之前，你需要进行一个快速的健康自测，详见第1~10页的"准备，自测，出发！"。在几分钟后，你即可开始制订自己的健康维护计划。在进行自测时，你会发现一些简短、实用的健康提示！

10 个改善生活质量的小技巧

❶ 戒烟

吸烟会显著增大患心脏病和脑卒中发作的风险。幸运的是，无论吸烟时间是长是短，只要你停止吸烟，就能降低因患上吸烟引发的疾病而死亡的风险。

❷ 锻炼身体

每周至少进行 150 分钟的中等强度体育运动，如快走。定期进行体育运动有助于预防心脏病、糖尿病和其他许多疾病。如果你存在其他健康问题，在开始运动之前，请向医生咨询。

❸ 选择摄入不饱和脂肪酸

饱和脂肪酸和反式脂肪酸会提高血液中的胆固醇水平，增大患心脏病和脑卒中发作的风险。注意，虽然不饱和脂肪酸对心脏健康有益，但是不要摄入过量。

❹ 适度饮酒

你如果选择饮酒，就必须适度。这意味着女性及 65 岁以上的男性每天最多饮酒 1 杯，65 岁以下的男性每天最多饮酒 2 杯。注意，即使适度饮酒也会增大患乳腺癌的风险。

❺ 监测血压

高血压被称为"沉默的杀手"，因为它通常没有症状。不过，血压是可以控制的。体育运动、健康饮食和药物治疗都对控制血压有所帮助。

❻ 注意防晒

戴宽檐遮阳帽、穿防晒服、在进行户外活动前的 30 分钟涂抹防晒系数 30 及以上的防晒霜，都能减小患皮肤癌的风险。在阳光最强烈的时候，你应尽量避免暴露在阳光下。

❼ 正确应对压力

长期处于应激状态会降低免疫力，增大患心脏病的风险，并导致其他很多健康问题。你要尽快采取行动，学习如何正确应对压力。

❽ 确保睡眠充足

充足的睡眠对减少应激及保持身体和心理健康至关重要。通常，成人每晚需要 7~8 小时的睡眠，不过具体时间因人而异。

❾ 定期体检

20~30 岁期间要做 2 次预防性健康体检，30~40 岁期间要做 3 次，40~50 岁期间要做 4 次，50~60 岁期间要做 5 次，60 岁以后每年要做 1 次（如有必要，可增加体检次数）。

❿ 进行结肠癌筛查

结肠癌是美国最常见的导致死亡的癌症之一。结肠癌筛查应从 50 岁开始进行——你如果有结肠癌家族史，则应更早进行筛查。

目录 CONTENTS

准备，自测，出发！ ……………001

急症和紧急情况 ……………011

　心肺复苏 ……………012

　窒息 ……………015

　心脏病发作 ……………017

　脑卒中 ……………020

　急性中毒 ……………023

　严重出血 ……………025

　休克 ……………026

　过敏反应 ……………027

　　食物过敏 ……………028

　　药物过敏 ……………029

　咬伤和蜇伤 ……………031

　　动物咬伤 ……………031

　　人类咬伤 ……………032

　　蛇咬伤 ……………032

　　虫咬伤和蜇伤 ……………033

　　蜘蛛咬伤 ……………034

　　蜱虫咬伤 ……………035

　烧伤 ……………036

　　烧伤的分度 ……………036

　　化学烧伤 ……………038

　晒伤 ……………039

　　电灼伤 ……………040

　寒冷致伤 ……………040

　　冻伤 ……………040

　　体温过低 ……………042

　割伤、擦伤及伤口处理 ……………043

　　简单伤口 ……………043

　　刺伤 ……………045

　眼部外伤 ……………046

　　角膜擦伤 ……………046

　　化学喷溅 ……………047

　　眼部异物 ……………048

　食源性疾病 ……………049

　中暑 ……………052

　有毒植物 ……………054

　牙齿疾病 ……………056

　　牙痛 ……………056

　　牙齿脱落 ……………056

　创伤：骨骼创伤和肌肉创伤… 057

　　脱臼 ……………057

　　骨折 ……………058

　　扭伤 ……………059

　创伤：头部外伤 ……………059

一般症状 ································· 061

  头晕和晕厥 ························· 062

  疲劳 ································· 065

  发热 ································· 068

  疼痛 ································· 071

    慢性疼痛的常见形式 ········· 072

    慢性疼痛的治疗 ············· 075

  睡眠障碍 ··························· 076

    失眠 ··························· 076

    其他睡眠障碍 ··············· 078

  出汗和体味 ······················· 079

  异常的体重变化 ··················· 080

    体重增加 ····················· 081

    无法解释的体重下降 ········· 081

常见问题 ····························· 085

  背部和颈部 ······················· 086

    背部和颈部的常见问题 ······· 087

    背部和颈部的其他问题 ······· 090

    预防工作造成的背部问题 ····· 091

    预防常见的背痛和颈痛 ······· 092

    日常的背部练习 ············· 093

  消化系统 ························· 095

    腹部疼痛和不适 ············· 095

    腹绞痛 ······················· 096

    便秘 ························· 098

    腹泻 ························· 099

    腹胀和胀气痛 ··············· 100

    胆结石 ······················· 102

    胃炎 ························· 103

    痔疮和直肠出血 ············· 104

  疝气 ······························· 105

  消化不良和烧心 ················· 107

  肠易激综合征 ··················· 108

  恶心和呕吐 ····················· 110

  消化性溃疡 ····················· 111

耳朵和听力 ························· 113

  航空性中耳炎 ··················· 113

  耳内异物 ······················· 114

  鼓膜破裂 ······················· 115

  耳部感染 ······················· 116

  耳鸣 ··························· 118

  游泳耳 ························· 119

  耵聍栓塞 ······················· 120

  噪声性耳聋 ····················· 121

  年龄相关性听力损失（老年性

    耳聋） ····················· 122

眼睛和视力 ························· 124

  熊猫眼 ························· 124

  干眼症 ························· 125

  泪液过多 ······················· 126

  飞蚊症 ························· 126

  红眼病 ························· 126

  畏光 ··························· 128

  其他眼部问题 ··················· 128

  常见的眼部疾病 ················· 129

  与框架眼镜、隐形眼镜有关的

    问题 ······················· 131

头痛 ······························· 132

  头痛类型 ······················· 132

四肢、肌肉、骨骼和关节损伤 ··· 137

  解剖学 ························· 137

肌肉拉伤：过度活动 ……… 140
关节扭伤：韧带的损伤 ……… 141
骨折 ……… 143
滑囊炎 ……… 144
肌腱炎 ……… 145
纤维肌痛 ……… 146
痛风 ……… 147
肩痛 ……… 148
急性肩痛 ……… 148
肩袖损伤 ……… 149
肘部和前臂疼痛 ……… 149
网球肘或高尔夫球肘 ……… 150
手腕、手掌和手指疼痛 ……… 151
其他相关问题 ……… 152
腕管综合征 ……… 153
拇指疼痛 ……… 154
髋部疼痛 ……… 155
腿部疼痛 ……… 156
腿部肌肉拉伤 ……… 156
肌肉痉挛 ……… 157
胫前疼痛 ……… 158
腿部肿胀 ……… 159
膝关节疼痛 ……… 160
足踝疼痛 ……… 162
扁平足 ……… 163
烧灼样足 ……… 165
槌状趾和锤状趾 ……… 165
脚部肿胀 ……… 166
莫顿神经瘤 ……… 167
足跟痛 ……… 167

肺部、胸部和呼吸 ……… 169
咳嗽：一种自然反射 ……… 169
支气管炎 ……… 171
哮吼 ……… 171
喘鸣 ……… 172
呼吸急促 ……… 173
胸痛 ……… 174
心悸 ……… 175

鼻和鼻旁窦 ……… 175
鼻内异物 ……… 176
嗅觉丧失 ……… 176
鼻出血 ……… 177
鼻塞 ……… 178
流涕 ……… 179
鼻窦炎 ……… 181

皮肤、头发和指甲 ……… 183
正确地护理皮肤 ……… 183
粉刺 ……… 184
疖 ……… 185
蜂窝织炎 ……… 186
MRSA 感染 ……… 187
鸡眼和胼胝 ……… 187
头皮屑 ……… 188
皮肤干燥 ……… 189
湿疹（皮炎） ……… 189
真菌感染 ……… 190
荨麻疹 ……… 192
脓疱疮 ……… 193
瘙痒和皮疹 ……… 193
婴儿皮疹 ……… 194
虱子 ……… 196
疥螨 ……… 197
银屑病 ……… 198
痣 ……… 199

带状疱疹 ·················· 200
皮肤癌的征象 ·············· 201
疣 ························ 203
皮肤皱纹 ·················· 204
脱发 ······················ 204
指甲真菌感染 ·············· 206
嵌甲 ······················ 206

咽喉和口腔 ················ 207
咽喉疼痛 ·················· 207
口臭 ······················ 210
声音嘶哑或失声 ············ 211
口疮 ······················ 212
口腔溃疡 ·················· 212
口周疱疹（发热性疱疹）····· 214
其他口腔感染和疾病 ········ 215

男性健康 ················ 217
睾丸疼痛 ·················· 217
前列腺增生 ················ 219
前列腺炎 ·················· 220
勃起功能障碍 ·············· 221
男性节育 ·················· 222

女性健康 ················ 223
乳房肿块 ·················· 223
乳腺癌 ···················· 225
乳房疼痛 ·················· 226
痛经 ······················ 227
月经失调 ·················· 227
月经间期出血 ·············· 228
经前综合征 ················ 228
绝经期 ···················· 230
排尿问题 ·················· 232

阴道分泌物 ················ 233
癌症筛查 ·················· 233
其他常见疾病 ·············· 235
怀孕 ······················ 238
怀孕期间的常见问题 ········ 239

特殊情况 ················ 243
呼吸道过敏 ················ 244
甲状腺疾病 ················ 247
关节炎 ···················· 248
运动 ···················· 249
药物控制症状 ············ 251
其他缓解疼痛的方法 ······ 252
关节保护 ················ 252
哮喘 ······················ 253
癌症 ······················ 258
症状、体征和筛查 ········ 258
糖尿病 ···················· 263
心脏病 ···················· 271
肝炎 ······················ 276
高血压 ···················· 279
性传播感染 ················ 282

精神健康 ················ 287
成瘾行为 ·················· 288
酒精滥用 ················ 288
个性化治疗 ·············· 291
吸烟与烟草使用 ·········· 293
如何戒烟 ················ 294
尼古丁替代疗法 ·········· 295
应对尼古丁戒断 ·········· 297

青少年吸烟：我们能做些

　　什么？·····················298

药物的使用和依赖 ·········299

强迫性赌博 ···············301

焦虑症 ·······················302

广泛性焦虑障碍 ···········303

社交焦虑障碍 ·············303

创伤后应激障碍 ···········304

惊恐发作和惊恐障碍 ······305

抑郁 ·························305

抑郁症的病因 ·············307

治疗方案 ·················308

家庭暴力 ·····················310

记忆丧失 ·····················311

健康维护 ·····················313

体重：什么样才算健康？···314

确定身体质量指数 ·········315

关于减重的小贴士 ·········317

体育运动：消耗热量的

　　关键 ···················319

健康饮食 ·····················320

Mayo Clinic 健康体重金

　　字塔 ···················321

健康烹饪 ·················322

降低胆固醇 ···················324

体育运动与健康 ···············327

有氧运动与无氧运动 ······327

开始执行锻炼计划 ·········328

"走"出健康·············330

适合步行者的拉伸运动 ····333

如何控制压力 ···············336

压力会抑制免疫系统功能······337

压力会增大患心血管疾病的

　　风险 ···················337

压力会加重其他疾病 ······337

压力的症状和体征 ·········338

筛查和免疫 ···············341

成人筛查检测及其流程 ····341

成人免疫 ·················343

优质儿童免疫计划 ·········350

保护自己 ···················353

应急准备 ·················353

减小道路上的风险 ·········356

减小居家风险 ·············357

预防跌倒 ·················357

铅中毒 ···················358

一氧化碳中毒 ·············359

室内污染 ·················360

洗手 ·····················361

衰老与健康 ···············362

衰老如何影响你的健康 ····362

健康地老去 ···············363

健康和工作场所 ···············365

健康、安全和预防伤害 ········366

保护你的背部 ·············366

手部和手腕护理 ···········367

在工作中管理关节炎 ······367

办公室职员应如何锻炼 ····367

工作场所的安全 ···········369

轮班工作人员的睡眠技巧······370

酒精和工作 ………………… 371

缓解压力 ………………………… 372

精疲力尽时调整自己的状态 …… 372

同事间的冲突：6 个和解的
建议 ……………………… 373

5 个时间管理小技巧 ………… 373

了解你的老板，与其建立健康的
关系 ……………………… 374

消除敌意：说出你的想法 …… 374

应对高科技带来的问题 ……… 375

计算机屏幕和眼睛疲劳 ……… 375

有关健康的消费 ……………… 379

你和你的医疗团队 …………… 380

从保健开始 ………………… 380

如何找到医生 ……………… 381

可能需要的专科医生 ……… 382

家庭医用检测试剂盒 ………… 385

家族史图谱 …………………… 387

用药注意事项 ………………… 388

在网上订购药物 …………… 390

止痛药：根据疼痛程度
用药 ……………………… 391

感冒药的作用 ……………… 394

家庭医疗用品 ………………… 396

膳食补充剂 …………………… 397

天然食物是最好的食物来源 … 402

你应该服用膳食补充剂吗？ … 402

你需要多少维生素和矿物质？ … 404

膳食补充剂的选择和使用 …… 405

整合医学 ……………………… 407

治疗成功案例 ……………… 409

天然产品 …………………… 410

身心医学 …………………… 413

其他疗法 …………………… 419

选择任意疗法的 5 个步骤 …… 421

旅途健康 ……………………… 423

旅行者腹泻 ………………… 423

中暑 ………………………… 424

水疱 ………………………… 424

高原反应 …………………… 424

晕动症 ……………………… 425

国际旅行 …………………… 426

国际旅行疫苗接种 ………… 427

航空旅行的危险 …………… 428

问题与解答 ………………… 430

索引 …………………………… 433

准备，

自测，

出发！

现在，请让本书为你和你的家庭服务。本书会用"准备，自测，出发！"这一环节来帮助你规划更加健康的生活方式。

自我照护是你每天都要做的事情。无论是日常生活还是与急症有关的健康问题，本书都能帮到你。根据提示，你只须花几分钟完成"准备，自测，出发！"问题清单，即可开始学习延年益寿的方法。

准备以下工具
- 铅笔
- 体重称
- 卷尺

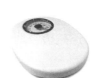

即将开始

"准备，自测，出发！"问题清单包括一些关于健康生活的基本问题。如果你轻松地完成，就说明你很可能已经非常健康。即使你遇到困难，你也知道要做出哪些改变。你要确保自己没有健康问题，因为这能让你在改变生活方式的过程中更安全、更明智。

回答下列问题

➤ **你是否患有需要定期复诊或每天服药的严重疾病（如癌症、糖尿病、心脏病、关节炎、哮喘）？**

是 → 继续回答下一个问题，不过在按照本书的建议行动之前，需征得医生的同意。此外，请阅读从第 243 页开始的与"特殊情况"相关的内容，以便更详细地了解你自己的情况。

否 → 继续回答下一个问题。

➤ **女性：你是否怀孕？**

是或不确定 → 请先和医生进行沟通，再阅读从第 238 页开始的与怀孕相关的内容。

否 → 继续回答下一个问题。

➤ **你是否存在需要特殊饮食或可能因为减重、运动而导致健康状况变差的情况？**

是 → 进入下一个阶段，不过在开始减重或运动之前，需征得医生的同意。此外，请阅读从第 85 页开始的与"常见问题"相关的内容，以便更详细地了解你自己的情况。

否 → 进入下一个阶段！

步骤

1

戒烟

➤ **你是否吸烟或使用无烟烟草（如嚼烟、鼻烟）？**

是 → 吸烟是一个不易改掉的习惯，不过停止吸烟是你需要做出的对维护个人健康最重要的改变。吸烟可能导致患上心脏病、脑卒中或癌症。任何时间戒烟都不晚。关于如何戒烟的更多信息详见第 294 页。

否 → 进入下一个步骤。

基本戒烟计划

1. 列出 5 个最重要的戒烟理由。

2. 找出吸烟的原因，并制订计划消除它们。

3. 设定戒烟日，在那天戒掉所有烟草。

4. 与医生谈谈你的戒烟方法，如尼古丁替代疗法或服用处方药。

5. 向家人、朋友和同事寻求支持。

关于烟草

每年有超过 48 万美国人死于与烟草有关的疾病。吸烟会显著增加你每年的医疗费用。你可以根据每年的开销，算一算戒烟能省下多少钱。

步骤

2

控制体重

➤ **你是否超重？**

计算你的身体质量指数（BMI）并测量你的腰围，看看你的身体状况是否在健康范围以内。为此，你需要准备一个体重称和一把卷尺。

➤ **你可以在第 316 页的图表中查找自己的身体质量指数，并将其记录在此_____。如果想得到更加具体的数据，你可以使用身体质量指数在线计算器进行计算。接下来，测量你腹部最窄的地方，并将你的腰围记录在此_____。**

如果你的身体质量指数低于 18.5，那么你需要和医生谈谈——你可能体重过轻。

如果你的身体质量指数为 18.5~24.9，那么你拥有正常的体重。

如果你的身体质量指数 ≥ 24.9，那么你应考虑减重（详见第 317 页）。

男性理想的腰围是 102 厘米及以下，女性理想的腰围是 89 厘米及以下。

基本减重计划

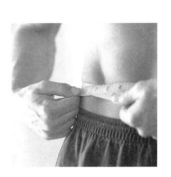

1. 设定每周减重 0.45~0.9 千克的目标。

2. 每天吃 5 份或更多水果和蔬菜（份数标准详见第 5 页）。

3. 加强体育锻炼，每周至少锻炼 150 分钟。

4. 向家人和朋友寻求支持。

关于超重

超过 2/3 的美国人超重。超重会增大患糖尿病、关节炎、心脏病和睡眠障碍的风险。

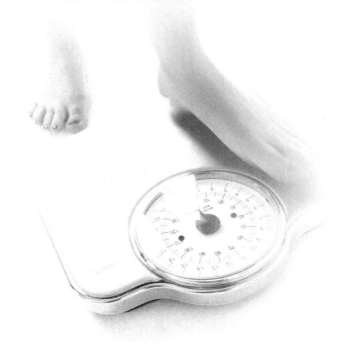

步骤

3

营养供给

> **你是否拥有良好的营养供给？**

你每天吃多少水果？→ _____ 份

你每天吃多少蔬菜？→ + _____ 份

= _____ 份（总计）

如果总计等于或大于5，那么你可以进入下一个步骤。

如果总计小于5，那么你可参阅从第320页开始的与"健康饮食"相关的内容。

> **份数标准**

蔬菜	热量（千卡）	视觉大小	
●1杯西蓝花	25	1个棒球	
●2杯绿叶蔬菜	25	2个棒球	

水果	热量（千卡）	视觉大小	
●半杯鲜切水果	60	1个网球	
●1个小苹果或中等大小的橙子	60	1个网球	

碳水化合物含量高的食物	热量（千卡）	视觉大小	
●半杯全麦意大利面、糙米或干麦片	70	1个冰球	
●半个全麦面包圈	70	1个冰球	
●1片全麦面包	70	1个冰球	
●半个中等大小的烤土豆	70	1个冰球	

蛋白质含量高的食物	热量（千卡）	视觉大小	
●3盎司（约85克）鱼	110	1副扑克牌	
●2~2.5盎司（约57~71克）肉	110	半副扑克牌	
●2~2.5盎司硬奶酪	110	4个骰子	

脂肪含量高的食物	热量（千卡）	视觉大小	
●1.5汤匙花生酱	45	2个骰子	
●1汤匙黄油	45	1个骰子	

基本营养计划

1.每周多吃 1 份水果或蔬菜，直到几乎每天都吃 5 份以上。

2.每周至少尝试吃一道新的菜肴。

3.确保每天吃 3 顿健康餐，包括早餐。

关于营养

健康饮食有助于预防疾病。例如，如果你将大量的水果和蔬菜作为饮食的一部分，那么你患脑卒中、心脏病和某些癌症的风险就会减小。用更加健康的橄榄油、菜籽油和花生油等代替黄油、猪油和其他富含饱和脂肪酸的食用油有助于降低患心脏病的风险。

步骤

4

疾病早筛

你如果身体健康，没有任何不适症状或慢性疾病，那么可参照以下建议进行预防性体检，其他情况请遵医嘱。

> **年龄**　　　　　　　**次数**
>
> 20~29 岁　　　　　共计至少 2 次
>
> 30~39 岁　　　　　共计至少 3 次
>
> 40~49 岁　　　　　共计至少 4 次
>
> 50~59 岁　　　　　共计至少 5 次
>
> 60 岁及以上　　　　每年至少 1 次

> **在对应的年龄段内，你是否进行过预防性体检？**
>
> 是 → 进入下一个步骤。
>
> 否 → 请预约 1 次体检。

基本预防保健计划

1. 进行 1 次预防性体检。

2. 用生日或周年纪念日来提醒你进行体检。

3. 关注你的血压值、胆固醇值、血糖值，以及其他对健康重要的数值。

关于疾病早筛

癌症是导致 45~64 岁的美国人死亡的主要原因之一，心脏病是导致 65 岁以上的美国人死亡的主要原因之一。乳腺癌、结肠癌、宫颈癌和前列腺癌可以在预防性体检中被筛查出来，胆固醇值和血压值可以帮助你判断自己是否患有心脏病（详见第 341 页"成人筛查检测及其流程"）。

步骤

5

情绪管理

➤ **在过去的 2 周或更长时间内，你是否一直感到沮丧、抑郁或绝望？**

是 → 找医生谈谈。

否 → 继续回答下一个问题。

➤ **在过去的 2 周或更长时间内，你是否对任何事都缺乏甚至毫无兴趣？**

是 → 找医生谈谈（有关抑郁的更多信息详见第 305 页）。

否 → 进入下一个步骤。

基本情绪管理计划

1. 每周至少进行 150 分钟中等强度的有氧运动。

2. 试着每天睡够 8 小时。

3. 与家人、朋友保持联系。

关于情绪

压力和抑郁不仅会增大患心脏病的风险，还会导致或加重身体的不适症状。

步骤

坚持运动

➢ **你每周大约花多长时间进行适度或剧烈的体育运动？**

（注：对大多数人来说，适度或剧烈的体育运动包括快走、跳舞、骑自行车、游泳和跑步。）

0~30 分钟	→ 你只达到了入门水平。你如果由于身体原因不便运动，可在向医生咨询后制订合适的运动计划。
30~90 分钟	→ 你已经达到了一般水平。你可以制订一个运动目标，逐渐增加进行适度的有氧运动的时间。如果你已经在进行剧烈的有氧运动，并且每周的运动时间达到 75 分钟及以上，那么你已经达成了合理的运动目标。
90~120 分钟	→ 你在运动方面做得很好
120 分钟以上	→ 你是一个活跃的人，并且身体状况可能处于良好水平。如果你进行的是适度的有氧运动，那么你应该每周至少运动 150 分钟且至少运动 3 天。如果减重是运动计划的一部分，那么你需要每周至少进行 200 分钟适度的体育运动。

请参阅第 327 页与"体育运动与健康"相关的内容，以便了解更多关于运动与健康的信息。

基本运动计划

1. 试着在某一周每天进行体育运动，包括任何可以消耗热量的简单运动，如做园艺、爬楼梯。

2. 设定每周的运动时长或步数的具体目标。

3. 写运动日记以提醒你按时运动和追踪你的进步。

4. 找一个朋友或家人陪你一起运动。

5. 逐步增加运动量。 如果你在进行体育运动时受伤或感觉不适，请及时就医。

关于运动

只有 1/3 的成人每周能实现理想的运动量目标。即使只进行适度步行也有助于保持心脏健康、减轻压力，从而使你有更多精力去做喜欢的事情。

步骤

7

保障安全

➤ **你是否每次开车或乘坐机动车时都系安全带？**

是 → 继续回答下一个问题。

否 → 以后务必系上安全带!

➤ **你是否会在开车前喝酒?**

是 → 请查看第 288 页与"酒精滥用"相关的内容。

否 → 继续回答下一个问题。

➤ **你是否在过去的 6 个月内进行过家庭安全检查?**

是 → 很好! 这有助于减小发生事故和人员受伤的风险。

否 → 按照第 357 页的安全检查表进行家庭安全检查，让你的家更加安全。

基本安全计划

1. 在乘车旅行时，一定要系好安全带。
2. 每年至少进行 1 次家庭安全检查。

关于安全

如果你未满 35 岁，那么对你的生命最大的威胁就是交通事故。在美国，大约有 1/3 的由交通事故导致的人员死亡与酒精相关。

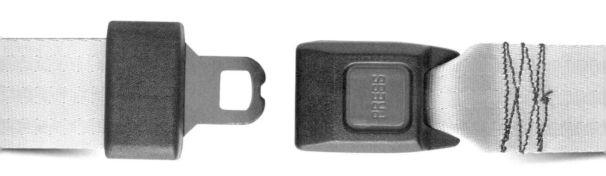

急症和紧急情况

急症并不常见，可一旦发生，则需要争分夺秒地进行处理。当有人遭受伤害、疾病发作或者处于险境时，你如果想提供有效的帮助，就必须知道该做什么。这些急救技能你也许永远没有机会用到，可是它们在关键时刻能挽救生命。

你可以通过参加经过认证的急救培训课程来学习急救技能，如心肺复苏、海姆利希手法，以及如何识别心脏病发作、休克和外伤等。你可以向当地的红十字会、急救机构、公共卫生安全中心咨询你所在的社区能够提供的急救培训课程。

- 心肺复苏
- 窒息
- 心脏病发作
- 脑卒中
- 急性中毒
- 严重出血
- 休克
- 过敏反应
- 咬伤和蜇伤
- 烧伤
- 寒冷致伤
- 割伤、擦伤及伤口处理
- 眼部外伤
- 食源性疾病
- 中暑
- 有毒植物
- 牙齿疾病
- 创伤：骨骼创伤和肌肉创伤
- 创伤：头部外伤

心肺复苏

心肺复苏（cardiopulmonary resuscitation, CPR）可以在许多紧急情况（如心脏病发作和溺水后呼吸、心跳停止等）下挽救生命。心肺复苏可以保证大脑及其他重要器官的血液供应，直至获取专业的医疗救治使患者的呼吸、心跳恢复正常。

在理想的情况下，心肺复苏包括胸外按压和口对口人工呼吸。如果你未经专业培训或对自己的心肺复苏技术不够自信，你可以只对心脏骤停的成年患者进行胸外按压（特殊情况详见第 14 页）。

准备工作

在实施心肺复苏前，你须评估患者的情况，即患者的意识是否清醒。

● 如果患者已经失去意识，你可轻拍或摇晃其肩膀并大声询问："你还好吗？"如果患者没有反应且周围还有其他人员，则一个人拨打急救电话（号码为：120）寻求帮助，另一个人立即开始对患者实施心肺复苏。如果现场只有你与患者，你则应在开始对患者实施心肺复苏前拨打急救电话寻求帮助。

● 如果附近有可用的自动体外除颤器（Automated External Defibrillator, AED），你可将其拿到患者身旁。自动体外除颤器会发出语音提示，指导你正确使用，在对患者进行 1 次电击后对其实施心肺复苏。

● 如果现场只有你与患者且患者是婴儿或 1~8 岁的儿童，在拨打急救电话和拿取自动体外除颤器前，你应对其实施 2 分钟的心肺复苏。

牢记"CAB"

请牢记心肺复苏的步骤"CAB"，即胸外按压（C, Compressions）、气道（A, Airway）、呼吸（B, Breathing）。

胸外按压：维持血液循环

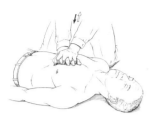

在使用自动体外除颤器完成一次电击后或没有自动体外除颤器可供使用时，你要对患者进行胸外按压，步骤如下。

1. 使患者仰卧于硬质的平面上。

2. 跪在患者的肩颈部旁。

3. 将一只手的手掌放在患者胸部两个乳头连线的中点上，将另一只手放在第一只手上面，肘部保持伸直，双肩的中点位于两只手的正上方。*

4. 借用上半身的重量而不仅是手臂的力量，垂直按压患者的胸部，使胸骨下陷 2~2.4 英寸（5~6 厘米），按压频率为每分钟 100~120 次。

5. 如果你没有接受过心肺复苏的专业培训，你可以持续进行胸外按压，直至患者恢复自主呼吸或急救人员到达。如果你接受过心肺复苏的专业培训，请继续实施以下步骤。

*成人胸外按压姿势如上图所示。对 1~8 岁的儿童进行胸外按压时，选择使用一只手还是两只手取决于儿童的体形，并且你需要轻柔地对其进行人工呼吸。如果现场只有你与患者，在拨打急救电话前，对患者实施 2 分钟的心肺复苏。

气道：打开气道

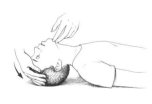

1. 将一只手放在患者的前额上，轻轻地让患者的头部向后仰，然后用另一只手轻轻地抬起患者的下颌，使其气道打开。

2. 用 5~10 秒检查患者的呼吸是否正常，方法为观察患者胸廓的起伏，听其呼吸音，用脸颊或耳朵感受其呼吸。如果患者的呼吸不正常且你接受过心肺复苏的专业培训，你可以开始进行口对口人工呼吸；如果你认为患者是因心脏病发作而失去意识的，且你没有接受过专业的急救培训，你可以不进行口对口人工呼吸，只进行胸外按压。

呼吸：人工呼吸

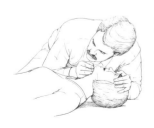

你可以采取口对口的方式进行人工呼吸，如果患者有严重的口唇外伤或无法张口，你也可以采取口对鼻的方式进行人工呼吸。

1. 在打开患者的气道后，捏住患者的鼻孔，用嘴覆盖患者的嘴，不要留缝隙。

2. 进行 2 次人工呼吸。第一次人工呼吸持续 1 秒，如果患者的胸廓出现起伏，则直接进行第二次人工呼吸。如果患者的胸

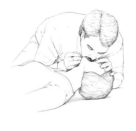

廓没有出现明显的起伏，则重复使其仰头、抬其下颌的动作，然后进行第二次人工呼吸。30 次胸外按压与 2 次人工呼吸为 1 个周期。注意，进行人工呼吸的频率不要过高，单次用力不要过大。

3. 以相同的频率再次对患者进行胸外按压。

4. 如果患者在 5 个周期（约 2 分钟）后还没有恢复自主呼吸，且附近有可用的自动体外除颤器，你可遵循语音提示立即使用，在给予患者一次电击后立即继续进行心肺复苏。在实施第二次电击前，你需对患者进行 2 分钟的胸外按压。如果附近没有自动体外除颤器，请直接执行步骤 5。

5. 持续对患者进行胸外按压与人工呼吸，直至患者恢复自主呼吸或急救人员到达。

婴儿（12 月龄以内）心肺复苏

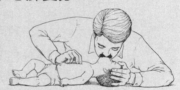

大声呼喊婴儿的名字，轻拍但不要摇晃他的肩膀。如果婴儿没有回应，立刻拨打急救电话，并进行以下措施。

● 使婴儿仰卧于硬质的平面上，如桌子或地面上。

● 想象婴儿胸部的两个乳头之间有一条连线，将两根手指放在这条线的中点下方。

● 轻轻按压其胸部使胸骨下陷约 1.5 英寸（约 3.8 厘米），按压频率约为每分钟 100 次，其间大声报数。

● 在完成 30 次胸外按压后，用一只手抬起婴儿的下颌，另一只手按压婴儿的前额，使其头部略微向后倾斜。

● 用 10 秒以内的时间检查婴儿的呼吸：观察其胸廓的起伏，听其呼吸音，用脸颊或耳朵感受其呼吸。

● 用嘴包裹婴儿的嘴和鼻子。

● 进行 2 次轻柔的人工呼吸，其间使用脸颊的力量来推送空气。

● 在完成第一次人工呼吸后，观察婴儿的胸廓是否起伏。如果其胸廓出现起伏，则再次进行一次人工呼吸；如果其胸廓没有出现明显起伏，则先重复抬下颌、倾斜头部的动作，再进行第二次人工呼吸。

● 如果婴儿的胸廓仍然没有出现明显起伏，则检查其口中是否有异物。如果发现异物，则用手指取出；如果气道被异物阻塞，则对窒息的婴儿进行相应的急救（详见第 15 页）。

● 在每进行 30 次胸外按压后进行 2 次人工呼吸。

● 在拨打急救电话前，进行 2 分钟的心肺复苏。

● 持续进行胸外按压，直至婴儿恢复自主呼吸或急救人员到达。

窒息

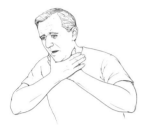

双手紧抓喉咙是窒息的常见动作。

当异物卡在喉咙或气管中阻塞气流时，人就会发生**窒息**（choking）。对成人来说，吞咽食物是导致窒息的常见因素。儿童有时会由于误吞小物件而发生窒息。窒息会妨碍大脑的供氧，因此需要尽快进行急救。

窒息患者的常见动作为双手紧抓喉咙。如果患者没有发出明确的信号，你需要注意其是否存在以下情况。

- 无法说话；
- 皮肤、嘴唇和甲床的颜色变为青紫色；
- 呼吸困难或呼吸音异常；
- 无法用力咳嗽；
- 意识丧失。

五五急救法

一旦患者发生窒息，建议你采用五五急救法。

1. 用手掌在患者的两侧肩胛骨中间位置拍打 5 次。

2. 对患者的腹部进行 5 次加压冲击。

3. 交替进行 5 次背部拍打和 5 次腹部加压冲击，直至异物被吐出。

如果现场只有你和患者，你可在拨打急救电话前拍打患者的背部并加压冲击其腹部；如果现场还有其他人员，在你进行急救时，他人可以拨打急救电话。

如果患者意识丧失，你需对其进行心肺复苏。

儿童窒息

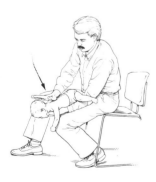

轻拍窒息婴儿的后背有助于打开其气道。

如果孩子超过 1 岁，你只需对其进行腹部加压冲击。如果孩子未满 1 岁，你可以坐下来，使婴儿保持面部朝下的姿势，用你的前臂托起婴儿并将其放置在你的大腿上。婴儿的头部应略低于胸部。此时，你用手掌轻柔且利落地在婴儿的两侧肩胛骨中间位置进行拍打。如果婴儿没有吐出异物，你要将婴儿以面部朝上的姿势放到前臂上，使其头部略低于躯干，然后将两个手指放在婴儿的胸骨中央，快速进行 5 次胸部按压。如果婴儿的呼吸一直未能恢复，你则须重复进行拍打背部和按压胸部的动作。如果婴儿已吐出异物却仍未恢复自主呼吸，你应开始对其进行心肺复苏（详见第 12 页）。

海姆利希手法

海姆利希手法的步骤如下。

1. 站在患者背后。 用手臂环绕患者的腰部，使患者的身体略微前倾。

2. 一只手握拳， 将其放在患者肚脐上方的位置。

3. 用另一只手握住那只拳头， 快速、用力向后上方挤压患者的腹部，好像试图把他提起来。

4. 在必要时，进行 5 次腹部加压冲击，如果异物仍未被吐出，可重复进行五五急救法。

如果你在独自一人时发生窒息，急救方法如下。

● 将拳头放在肚脐上方的位置。

● 用另一只手握住那只拳头，将拳头向后上方挤压腹部，直至异物被吐出。或者，将腹部顶在坚硬的物体上，如工作台上或椅子上，以产生类似的效果。

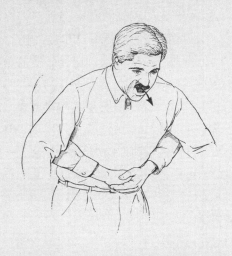

心脏病发作

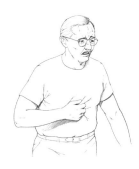

你如果认为自己**心脏病发作**（heart attack），应立即拨打急救电话。大多数患者都难以意识到相关症状的严重性或相关症状的出现，因此很可能在症状出现几小时后才进行求助。在美国，每年心脏病发作的人数超过 100 万，而且很多人因治疗延误而丧命。对幸存者来说，心脏病发作造成的心肌永久性损伤主要发生在发病初期的几小时内。

堵塞的冠状动脉

损伤的心肌

如果冠状动脉堵塞，心脏病就会发作。随着时间的推移，更多心肌细胞会因缺血、缺氧而坏死。

分秒必争

动脉狭窄通常是脂肪沉积而成的血管斑块所致。狭窄的动脉一旦阻断了供应给心脏的血液和氧气，就会导致心脏病发作。没有了氧气供应，心肌细胞就会受到损伤，从而引发胸痛、胸闷等症状。随着时间的推移，更多心肌细胞会因缺氧而变性或坏死。

症状和体征各异

约半数的心脏病患者会在发病的数小时、数日或数周前出现前驱症状。心脏病发作的症状和体征具有很大的个体差异，如在不同性别的人群之间就存在差异。有些患者，尤其是同时患有糖尿病的患者，会出现"无症状"的心脏病发作，即症状较轻或几乎没有症状。下面列出的症状并非都会出现，但出现的症状越多，越有可能表示患者心脏病发作。

虽然心脏病发作的症状各异，但常见的症状为胸闷和大量出汗。

● **胸痛**（chest pain），胸部的压迫感、紧缩感、绞痛感或灼烧感持续数分钟（可能由体力活动引发，休息后会有所缓解）；

● 手臂、颈部、下颌或两侧肩胛骨中间位置出现疼痛（伴或不伴胸痛）*；

● 呼吸困难（伴或不伴胸痛）*+；

● 胃痛或胃部不适 *；

- 恶心或呕吐 *；
- 快速型心房颤动或心跳剧烈；
- 头晕（尤其是眩晕）；
- 大量出汗；
- 乏力；
- 焦虑或恐慌。

* 上述症状在女性身上更为常见。大多数女性在心脏病发作时都会产生某种类型的胸部不适，但这可能不是她们的主要症状。

⁺ 在 65 岁以上的人群和糖尿病患者中，气短且无明显的胸痛是心脏病发作的常见症状。

尽快寻求帮助

有些心脏病发作较为突然，不过大多数病程较为缓慢，患者仅会出现轻微疼痛或其他不适。而且，其症状可能反复并持续数分钟或数小时。你如果怀疑自己心脏病发作，应尽快拨打急救电话。

急救人员会在送你去急诊中心的途中对你进行救治。你如果无法打通急救电话，可以请其他人开车送你去最近的医院，因为此时你自行驾驶汽车可能对他人造成危害。

在等待救助时应该做什么

如果你正在等待救助，建议如下。

- 如果急救人员提出建议，你应遵嘱嚼服 1 片常规剂量（325 毫克／片）的阿司匹林或 4 片小剂量（81 毫克／片）的阿司匹林以防止形成血栓。你即使每天都服用阿司匹林，此时也需要再次嚼服。比起吞服，嚼服能加快你对药物的吸收速度。
- 除阿司匹林外，你如果还有硝酸甘油，可在急救人员的指导下服用。这种药物可以短暂地扩张血管，改善心脏供血情况。

如果你在帮助他人，建议如下。

- 如果急救人员提出建议，请遵嘱帮助患者嚼服阿司匹林。
- 如果患者意识丧失，请开始对其实施心肺复苏。你如果未经专业的培训，可仅进行胸外按压（详见第 13 页）。大多数急救人员会在电话中指导你对患者实施心肺复苏，直至他们到达现场。

药物治疗

为了防止心脏受到进一步损伤，需要尽快让心脏供血恢复正常。除阿司匹林和硝酸甘油外，治疗心脏病的药物可分为以下几类，你可以根据个人情况选择用药。

- **溶栓药**。其又称血栓溶解剂，这类药物有助于溶解阻碍心脏供血的血栓。越早使用这类药物，心脏受到的损伤就越小，患者的存活概率也就越大。

- **抗血小板药**。阿司匹林就是一种抗血小板药。这类药物有助于阻止新的血栓形成，硫酸氢氯吡格雷片也属于这类药物。

- **其他抗凝血药**。这类药物会使血液不再那么"黏稠"，从而使血栓不易形成。肝素属于这类药物，可通过静脉或皮下注射给药。

- **止痛药**。如果疼痛剧烈，可能需要止痛药（如吗啡类药物）来缓解疼痛。

- **降脂药**。这类药物可以用来降低胆固醇水平，他汀类药物、烟酸类药物属于此类药物。

手术治疗

除药物治疗外，患者还可以接受以下的某种手术治疗。

- **血管成形术和支架植入术**。冠状动脉血管成形术是心脏导管术（血管造影）的一部分，通常使用球囊或支架来疏通血管。如果血管成形术进行得不及时，手术效果便会打折扣。

- **冠状动脉搭桥术**。在少数情况下，医生会在患者心脏病发作时对患者进行冠状动脉搭桥术，他们也可能建议患者在心脏病发作后恢复一段时间，再进行此手术。

预防措施

健康的生活方式是预防心脏病发作及降低患心脏病风险的关键。医生可能建议患者每天服用阿司匹林以预防心脏病，更多信息详见第271页的"心脏病"。

脑卒中

在美国，**脑卒中**（stroke）是第五大致死原因，也是导致成人残疾的主要原因。

脑卒中发作是一种"脑缺血发作"——当部分供应大脑的血流突然中断或急剧减少，剥夺了脑组织所需的氧气和养分时，人就会脑卒中发作。在脑卒中发作时，每分钟大约有 200 万个脑细胞死亡。因此，正如美国心脏协会（American Heart Association）强调："对脑卒中患者来说，时间流逝就意味着大脑死亡"。

脑卒中发作是一种医疗紧急情况，及时救治对患者而言至关重要。尽早治疗可减轻大脑受到的损害，并减小出现并发症的风险。

警示信号

为了帮助自己和他人，美国脑卒中协会（American Stroke Association）、美国心脏协会及其他相关机构建议运用"FAST"方法来快速识别脑卒中的常见表现。

- **面部（Face）**。让患者微笑，观察其一侧面颊是否下垂。
- **双臂（Arms）**。让患者高举双臂，检查患者是否有一只手臂下垂或无法向上举。
- **语言（Speech）**。让患者重复说一个简单的词，注意患者的发音是否含糊不清或存在异常？
- **时间（Time）**。如果患者出现以上表现，请立即拨打急救电话。

你需要告诉接线员或急救人员，你认为自己或他人发生了脑卒中。你如果为他人拨打急救电话，在等待救护车时应仔细照看患者，不要让他吃任何食物或喝任何液体。如果需要，你可以采取以下措施。

● 如果患者停止呼吸，你应立即对患者实施心肺复苏（详见第 12 页）。

● 如果患者发生呕吐，使患者的头部偏向一侧，以防止窒息。

脑卒中的类型

脑卒中主要有以下两种类型。

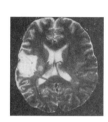

这是一张磁共振扫描的脑部影像，箭头指向区域的脑组织因脑卒中而受损。

● **缺血性脑卒中**。大多数脑卒中为缺血性脑卒中，指动脉中脂肪沉积而成的斑块增大而阻塞动脉，导致流向大脑的血流突然中断。有时，脱落的血栓也会阻断流向大脑的血流。

● **出血性脑卒中**。这种类型的脑卒中是颅内的血管渗漏或破裂造成颅内出血导致的。出血性脑卒中最常见的病因是高血压，其次是动脉瘤破裂。随着年龄的增长，血管脆性增加，可能形成动脉瘤。此外，有些动脉瘤是遗传性的。相对少见的病因是动静脉畸形（在出生时就存在的管壁较薄的异常血管团）破裂。

虽然出血性脑卒中不像缺血性脑卒中那么常见，但是它的死亡率更高。年轻人发生的脑卒中更多是出血性脑卒中。

什么是短暂性脑缺血发作？

短暂性脑缺血发作（TIA），又被称为小卒中，指供应给大脑的部分血流发生短暂中断。短暂性脑缺血发作的症状与脑卒中发作的症状类似，不过通常只持续几分钟就会消失。虽然短暂性脑缺血发作不会破坏脑细胞或造成永久性残疾，但它会增大脑卒中发作的风险。你如果认为自己出现短暂性脑缺血发作，请联系医生。在出现短暂性脑缺血发作后，脑卒中发作的风险可能在未来 3 个月内增大 20%。根据不同的病因，你可能需要用药物来预防血栓或通过手术清除动脉中阻塞血流的斑块。

脑卒中的治疗

能否成功救治脑卒中患者取决于患者接受治疗是否及时。治疗脑卒中的方法取决于脑卒中的类型。在治疗后，你可能需要服用预防性药物以降低 TIA 或脑卒中再次发作的风险。

● **缺血性脑卒中**。你必须在出现症状后的 3 小时内使用溶栓药。在急诊中心，医生可能让你服用阿司匹林。不过，在医务人员到达之前，你千万不要擅自服用阿司匹林，因为阿司匹林可能引发出血性脑卒中。注射组织型纤溶酶原激活物（t-PA）能产生一定的治疗效果，但也会带来一定的风险。医生也可能建议你进行取栓手术或其他治疗脑血管畸形手术。

● **出血性脑卒中**。手术可用于治疗出血性脑卒中或预防其再次发作。常见的手术包括颅内动脉瘤夹闭术和颅内动静脉畸形切除术，不过两者都存在一定的风险。如果你的动脉瘤或动静脉血管畸形破裂的风险较高，医生可能建议你进行上述某类手术。

脑卒中能预防吗？

为了预防短暂性脑缺血发作或脑卒中，你须了解相关的危险因素并采取健康的生活方式。

● **预防或控制高血压**。高血压会显著增大脑卒中发作的风险（详见第 279 页"高血压"）。

● **戒烟**。吸烟会显著增大脑卒中发作的风险。

● **减少摄入胆固醇和饱和脂肪酸**。减少摄入胆固醇和脂肪，尤其是饱和脂肪酸和反式脂肪酸，可减少动脉中因脂肪沉积而形成的斑块。如果控制饮食不足以降低血脂，医生可能让你服用降脂药物。

● **保持健康的体重**。超重会导致高血压、心脏病、糖尿病等，易引起脑卒中发作。

● **控制血糖**。糖尿病会显著增大脑卒中发作的风险（详见第 263 页"糖尿病"）。

● **规律锻炼**。锻炼可以降低血压水平，全面改善心脏和血管的健康状况。

● **戒酒或适量饮酒**。大量饮酒会增大患高血压和脑卒中的风险。

不可控的危险因素

有一些可能引发脑卒中的危险因素难以控制，不过你必须知道自己的患病率是否高于平均水平，这也强调了通过健康的生活方式来降低患病风险的重要性。

● **家族史**。如果你的父母或兄弟姐妹曾患脑卒中或短暂性脑缺血发作，那么你的患病风险则较高。不过，脑卒中的患病风险是与遗传因素相关还是与生活方式相关，目前尚不明确。

● **年龄**。随着年龄的增长，你患脑卒中的风险会增大。

● **性别**。每年死于脑卒中的女性多于男性，原因之一是女性脑卒中患者的年龄普遍高于男性患者的年龄。但是在治疗中的脑卒中患者的性别比例差异仍在研究中。

● **种族**。黑色人种的脑卒中患病率高于白色人种，这可能是由于黑色人种高血压和糖尿病的患病率更高。

急性中毒

中毒（poisoning）是一种严重的紧急情况，患者的病情很可能迅速恶化。你如果观察到患者出现以下症状，需要立即拨打急救电话。

在等待救援时，你应该仔细照看患者，不要让患者吃任何食物或喝任何液体。如果发生以下情况，请你立即采取相关行动。

● **如果患者停止呼吸**，立刻对患者实施心肺复苏（详见第12页）。

● **如果患者发生呕吐**，立刻将患者的头部转向一侧，以防止患者窒息。

如果患者准备去急诊中心就诊，请携带装有毒物的容器或其他与毒物有关的物品，并把它们交给急救人员。

你如果怀疑患者中毒，请立刻拨打急救电话。即使患者看似无异常或自我感觉良好，也请立即拨打急救电话。许多毒物的发作是缓慢的，早期治疗至关重要。除非急救人员建议，否则你不要让患者服用任何东西。

症状和表现

- 意识丧失；

- 嘴唇周围被毒物灼伤或发红；

- 呼出的气体带有某种化学物质的气味，如汽油或油漆的气味；

- 人体、衣服、家具、地板或周围环境中的其他物品上有灼伤、污渍或异味；

- 周围有空药瓶或散落的药片；

- 呕吐、呼吸困难、嗜睡或意识模糊；

- 无法控制的烦躁、易怒或抽搐。

急救

首先，拨打急救电话。其次，你如果能找到装有毒物的容器，请按照标签上的说明进行急救。

- **吞服毒物**。清理患者口中的残留物。在让患者服用任何液体前，你必须得到急救人员的允许。对有些毒物来说，服用液体可能导致患者的情况恶化。不建议随意让患者服用吐根糖浆或对患者进行催吐，因为这可能造成二次伤害。

- **毒物入眼**。用温水轻柔地冲洗患者的眼睛 20 分钟，直到急救人员赶到，或者用干净的玻璃杯接温水，从距离患者眼睛上方 3 英寸（约 7.5 厘米）的地方倒下冲洗眼睛（详见第 47 页"化学喷溅"）。

- **皮肤接触毒物**。在急救人员到来之前，戴上手套，脱去患者被毒物污染的衣物，并用淋浴等方式冲洗患者的皮肤 15~20 分钟。

- **吸入毒物**。打开窗户或风扇进行通风，让患者尽快呼吸新鲜空气。

致命的药物

药物也有可能致命。每年都有很多人因过量服用看似无害的药物而失去生命，这些药物包括阿司匹林和对乙酰氨基酚。大量服用处方药或非处方药都可能造成生命危险。

儿童照护

5 岁以下的儿童常因好奇而接触有毒物品。如果你家中有婴幼儿，请注意以下事项。

- 将潜在的有毒物品放在柜子的高处或锁起来。
- 提前将急救电话和相关咨询电话存入手机通信录。

严重出血

处理**严重出血**（severe bleeding）的步骤如下。

1.**让伤者平躺，盖住伤者的身体以防热量散失**。如有可能，让伤者的头部略低于其躯干或双腿抬高，以增加大脑的血液供应，降低伤者昏厥的概率。此外，可以抬高伤口所在的部位。

2.**戴上手套，清除伤口上明显的污渍或异物**。不要拔除大的或嵌入伤口的异物，也不要检查、清理或冲洗伤口。当前的主要任务是止血。

3.**按压伤口**。使用无菌绷带或无菌纱布，持续按压伤口至少 20 分钟。其间，不要为了检查出血是否停止而停止按压。如果没有无菌绷带等干净的物品，可直接用手按压。如有可能，戴上橡胶手套、乳胶手套或干净的塑料袋以保护自己的手部。

4.**持续按压伤口直到停止出血**。当出血停止时，使用无菌绷带或无菌纱布包扎伤口。伤口要包扎严密，但不能包扎得过松或过紧。除非万不得已，否则不要使用止血带。

5.**不要随意取下包扎物品**。如果血液浸透了绑在伤口上的无菌绷带或无菌纱布，可在外面再覆盖几层有吸水性的材料。

6.**必要时可按压大动脉**。如果按压伤口不能有效止血，可以对供应伤口血流的动脉施加压力。手臂出血的动脉按压处在上臂内侧；腿部出血的动脉按压处在膝盖后方和腹股沟处。将手指伸直，按压对应部位的大动脉，另一只手则继续按压伤口。

7.**在成功止血后，固定受伤的身体部位**。不要拆除包扎物品，而应立即拨打急救电话，或直接将伤者送至急诊中心。

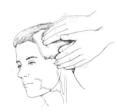

在伤口上覆盖无菌纱布或无菌绷带并直接按压以止血。

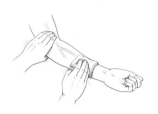

如果对伤口直接施压不能有效止血，可以在持续按压伤口的同时按压伤口上方距离最近的大动脉。

识别内出血

内出血（如摔伤后内脏出血）导致的后果并不会立即显现。你如果怀疑自己或他人出现内出血，应立即拨打急救电话。内出血的症状和体征如下。

● 体腔开口处流血，如耳朵、鼻子、口腔、阴道流血；

● 咯血或呕血；

● 颈部、胸部、腹部或肋骨与臀部之间的身体外侧面出现淤青；

● 外伤穿透头部、胸部或腹部；

● 腹部出现按压痛或剧痛，可伴有腹肌过度紧张或痉挛；

● 肢体畸形或骨碴外露；

● 休克，表现为乏力、躁动、口渴、皮肤发凉或下文中提及的其他表现。

在等待救援时，请参照休克的情况来照顾内出血伤者。内出血导致的后果非常严重，甚至可能危及生命。伤者即使没有明确的外部表现，失血量也可能已经很大了。

休克

休克（shock）可能由外伤、中暑、过敏、感染、中毒或其他多种因素引起。休克患者的症状具有多样性，具体如下。

● **皮肤湿冷**。皮肤颜色可能变得苍白或黯淡。

● **脉搏细速**。呼吸可能变得慢而浅，患者可能出现过度换气和血压下降。

● **眼神无光或呆滞**。患者有时会出现瞳孔散大。

● **患者可能有意识或无意识**。如果意识清醒，患者可能感到头晕或焦虑，虚弱或迷茫。休克可能使患者变得烦躁不安、易怒或反应迟缓。

你如果怀疑患者休克，即使他在受伤后看起来状态尚好，也请你进行以下操作。

1. **立即拨打急救电话。**

2. **让患者平躺**，双脚高于头部。如果抬高双腿会引起患

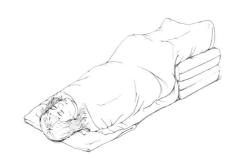

为患者保暖，将患者的双腿、双足抬高至心脏以上以改善患者脑部供血情况。

者疼痛或加重患者伤情，就要让患者保持平躺，不要移动。此时观察患者是否出现休克的症状。

3. **检查体征**，如是否呼吸、咳嗽或有自主活动。如果上述动作消失，则开始对患者实施心肺复苏（详见第 12 页）。

4. **让患者保持温暖、舒适**。松开患者的腰带，脱掉患者紧身的衣服，用毯子盖住患者的身体。即便患者说口渴，也不要让他进食或饮水。

5. **如果患者呕吐或呕血，让患者侧卧以避免窒息。**

6. **寻找并处理伤处**，如严重出血（详见第 25 页）或骨折。

过敏性休克也可能致命

下一节会详细介绍过敏反应，**过敏性休克**（anaphylaxis）是一种严重的、可能致命的过敏反应。它并不常见，不过美国每年依然有几百人死于严重过敏性休克。

过敏性休克可在几秒或几分钟内发生。任何过敏原都可引起这类反应，过敏原包括昆虫毒液、花粉、乳胶、食物和药物。

过敏性休克的症状和体征如下。

● 喉咙肿胀导致气流堵塞、呼吸困难；

● 休克伴血压下降；

● 心动过速；

● 出现皮肤反应，如荨麻疹、异常瘙痒、发红或发白；

● 嘴唇和舌头肿胀；

● 恶心、呕吐和腹泻。

如果你发现有人出现上述过敏性休克的症状，请立即拨打急救电话。

● 如果患者的呼吸、心跳停止，立即实施心肺复苏（详见第 12 页）；

● 如果患者发生休克，请按照前文中的步骤 4~5 操作；

● 如果患者携带肾上腺素自动注射装置（EpiPen）或其他注射剂，可立即使用。在严重过敏的情况下，如果可以，建议追加使用第二支。

过敏反应

过敏（allergy）是人体免疫系统对外来物质（过敏原）做出的反应。过敏反应有多种表现形式，包括皮疹、鼻塞、哮喘等，极少数情况下会导致休克甚至死亡（详见第 27 页"过敏性休克也可能致命"）。常见的过敏原包括花粉（详见第 244 页"呼吸道过敏"）和昆虫毒液（详见第 31 页"咬伤和蜇伤"）。本节主要涉及食物过敏和药物过敏。

■ 食物过敏

食物过敏（food allergies）可能是所有过敏种类中最经常被误解的。大约有 1/3 的美国人认为自己对特定的食物过敏。然而，只有约 1/13 的儿童真正对某些食物过敏，大多数人在长大后就不会再对特定的食物过敏。

大多数食物过敏是由牛奶、鸡蛋、花生、小麦、大豆、鱼类、贝类和坚果中某种特定的蛋白质引起的。不过，几乎所有食物都含有可能引起过敏反应的蛋白质。对大豆、鸡蛋、小麦和牛奶过敏的儿童居多。长期以来，人们都认为巧克力可能引起食物过敏（尤其是对儿童来说），但其实这是极少发生的。

食物过敏的症状如下。

- 腹痛、腹泻、恶心或呕吐；
- 昏厥；
- 嘴唇、眼睛、面部、舌头或喉咙肿胀；
- 鼻塞、哮喘或荨麻疹（详见第 192 页）。

自我照护

- 预防食物过敏最好的方法是避免接触过敏原。
- 仔细阅读食物标签，查找其中是否含有会导致自己过敏的成分。例如，乳清和酪蛋白常被当成乳制品的添加剂。
- 在选择替代食物时，谨慎选择能提供替代成分的食物。
- 你如果被确诊为有严重的食物过敏，可佩戴一个过敏提示牌，它们在大多数药店都可以买到。向医生询问你是否需要携带医疗用品，如肾上腺素自动注射器，并学习何时及如何使用它。
- 学习急救技能，并将其教给你的家人和朋友。

医疗救助

食物过敏可通过以下方式进行诊断。

1.总结症状史，包括何时出现症状，吃哪些食物及吃多少食物会引发症状。

2.写饮食日记，包括饮食习惯、过敏症状和服用的药物。

3.体检。

4.使用食物提取物进行皮肤点刺试验及食物特异性血液检查来测量体内一种叫免疫球蛋白 E（IgE）的抗体的水平。这两种检查都不是完全准确的，但可以就你对哪种食物不过敏这一问题提供有用的信息。

5.进行食物激发试验，即服下一些疑似致敏的食物。食物可能是伪装过的（即盲测），也可能是未伪装的（即非盲测试），这个实验的结果比皮肤点刺实验说服力更强。不过，进行食物激发试验需要花较长的时间，而且不适用于对某种特定食物有严重过敏反应的情况。

若你出现轻微的过敏反应，医生可能给你开抗组胺药或外用药膏。

警告　严重的过敏反应（详见第 27 页"过敏性休克也可能致命"）和急性哮喘可能危及生命，不过这些情况比较少见。大多数过敏反应仅表现为皮疹和荨麻疹，不过这并不意味着你可以忽视相关症状，因为再次接触致敏食物可能导致更严重的症状。

儿童照护　儿童比成人更容易食物过敏。随着消化系统逐渐发育成熟，由食物引起的过敏反应会越来越少。儿童在长大后几乎不会再对牛奶、鸡蛋、小麦和豆类过敏，不过对花生、坚果、鱼类和贝类过敏的情况基本会伴随一生。

■ 药物过敏

许多被认为是**药物过敏**（drug allergy）的反应实际上是对药物产生的不良反应，如腹部不适或乏力等。药物的其他不良影响，如对肝脏的损伤，相较而言则更加严重。虽然极其少见，但皮疹和呼吸困难确实被认为可能是药物过敏的症状。医生可以通过过敏反应的性质来判断如何应对它们。

许多人对青霉素过敏，症状大多为轻微的皮疹，少数为荨麻疹或严重的过敏反应。

你如果对某些药物过敏，请随身携带过敏提示牌。过敏提示牌在药店有售。

其他可能引起过敏的药物包括磺胺类药物、阿司匹林、非甾体抗炎药（NSAIDs），以及抗惊厥药。这些都是常见、有效的药物。只有少数人会发生药物过敏反应。你如果正在服用这些药物并且没有出现任何过敏症状，则无须停药。另外，在一些 X 线检查中，用于显影的造影剂可能引起过敏反应。

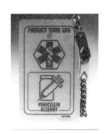

你如果对某些药物过敏，请随身携带过敏提示牌。过敏警示项链和手环在药店有售。

药物过敏的症状和体征如下。

- 皮疹、荨麻疹或全身瘙痒；
- 喘息或呼吸困难；
- 面部肿胀；
- 休克。

自我照护

- 你如果出现了严重的药物过敏，请记录相关药物的名称与服药时发生的情况。
- 立即向医生汇报过敏症状。注意，药物过敏也可能在停药几天后出现。
- 向药剂师或医生询问，你的症状属于对药物产生的不良反应还是真正的药物过敏。
- 避免服用曾引起过敏的药物。
- 在治疗前告诉医生你的过敏史。
- 佩戴标明过敏情况的警示项链或手环。

医疗救助

你如果出现皮疹、瘙痒或荨麻疹，或者你怀疑自己的某些症状和体征可能与正在服用的某些药物有关，则需要就医。一旦出现呼吸困难等危及生命的症状，必须立刻拨打急救电话。一部分人对青霉素过敏的情况可能在几年之后自行消失。你可以向医生询问，你是否适合进行过敏原测试以检查自己现在是否仍然过敏。青霉素皮试就是过敏原检测方式之一。

咬伤和蜇伤

■ 动物咬伤

大多数**动物咬伤**（animal bites）是由家养宠物导致的。被猫咬伤或抓伤很容易导致感染，因此需要及时就医（关于野生动物咬伤详见下方"患狂犬病的风险"）。

自我照护

● 如果被咬伤的只是皮肤，你可以把伤处当成一个普通的小伤口，用肥皂和清水充分冲洗，然后涂抹抗感染药膏以预防感染，最后使用无菌绷带包扎。

● 如果你在过去的 5 年内没有接种过破伤风疫苗，且皮肤上的伤口又深又脏，你可能需要接种破伤风疫苗（详见第 45 页）。

● 你如果是被攻击性强的动物或患病动物咬伤，应该立即向当地卫生部门报告。

● 按照兽医的指导，带你的宠物接种相关疫苗。

医疗救助

如果动物咬伤造成了很深的伤口、皮肤被严重撕裂或大量出血，立即对伤口进行按压止血，并向医生求助。你如果最近没有接种过破伤风疫苗，应立即就医。你要随时关注伤口是否有感染的现象，如果出现伤口周围肿胀、发红或从伤口延伸出一条红线、伤口化脓或疼痛等情况，应立即告知医生。

患狂犬病的风险

蝙蝠、狐狸、狼、浣熊、臭鼬和其他野生动物都可能携带**狂犬病毒**（rabies）。猫、狗、雪貂和一些农场动物也可能携带狂犬病毒。请为你家养的宠物接种狂犬疫苗。如果你一觉醒来发现房间里有一只蝙蝠，你应该假定自己已被蝙蝠咬伤，并且这只蝙蝠携带狂犬病毒。

狂犬病毒是一种攻击中枢神经系统的致命病毒。人类在被感染狂犬病毒的动物咬伤后，这种病毒可以通过动物的唾液传播给人类。狂犬病通常有潜伏期，即从被咬到出现症状存在一段时间，这段时间为几周或几个月不等。在某些情况下，潜伏期可能只有几天，也可能长达几年。你如果认为自己接触了狂犬病毒，应先用肥皂和清水充分清洗伤口，再立即向医生求助或前往急诊中心。患者一旦出现狂犬病的早期症状，不及时接受治疗很可能失去生命。所有接触过狂犬病毒的人都需要接种数剂狂犬疫苗。

在狂犬病的潜伏期过后，患者出现的症状可能有发热、头痛、失眠、焦虑、出现幻觉、躁动、口吐白沫、癫痫或瘫痪。

如果你被家养的狗、猫或雪貂等咬伤，你应该把它们关起来并观察 10 天。如果它们出现任何患病的症状，你都应尽快联系兽医。如果你被野生动物咬伤，它应该被执行安乐死，并进行狂犬病毒检测。

■ 人类咬伤

人类咬伤（human bites）分为两种，第一种是真正的咬伤——由牙齿撕咬造成的损伤，第二种被称为打架咬伤——在打架时，一个人的关节碰到另一个人的牙齿。这两种人类咬伤的治疗方法相同。人类的口腔是细菌繁殖的温床，因此被人类咬伤存在感染的风险。

自我照护

● 对伤口施加压力以止血，用肥皂和清水充分冲洗伤口，用无菌绷带包扎伤口。

● 去急诊中心就医。你可能要服用抗生素以预防感染，也可能要接种破伤风疫苗（详见第 45 页）。

■ 蛇咬伤

大多数蛇是无毒的，不过有些蛇，如响尾蛇、珊瑚蛇、美国水蛇和铜头蛇，则是有毒的。因此，除非经过专业训练，否则不要触摸、摆弄蛇或和蛇一起玩耍。

如果被蛇咬伤，判断蛇是否有毒非常重要。大多数毒蛇有椭圆形（裂缝样）的眼睛，三角形的头部，双眼之间和鼻孔之间各有一处凹陷（译者注：此处在解剖学上被称为颊窝）。

三角形头部
椭圆形眼睛
鼻孔
颊窝
尖牙

自我照护

● 如果蛇是无毒的，你只须充分清洗伤口，在伤口上涂抹抗菌药膏并包扎伤口即可。一般来说，**蛇咬伤**（snakebite）

对人造成的惊吓通常比它实际造成的损伤更加严重。

●确认你上一次接种破伤风疫苗的日期，以判断是否需要再次接种破伤风疫苗（详见第45页）。

医疗救助　你如果认为蛇是有毒的，应立即去急诊中心就医。不要试图切开伤口以清理毒液，也不要使用止血带或进行冰敷。将受伤的手臂或腿部固定，可能的话，尽量将其抬高。此外，在急救人员到达之前，尽可能地保持冷静。

■ 虫咬伤和蜇伤

通常，**虫咬伤和蜇伤**（bites and stings）只会引起瘙痒、灼痛或轻微肿胀，症状在1天左右后就会消失。然而，研究结果表明，每50人中就大约有1人对蜜蜂（如黄蜂）或红火蚁的毒液过敏。

过敏反应的症状和体征大多会在被虫咬伤或蜇伤后的几分钟内出现，也可能在几小时或几天后才出现。你如果只对毒液轻度敏感，常见的过敏反应包括荨麻疹、眼睛发痒、疼痛或剧烈瘙痒，你也可能出现发热、关节疼痛或腺体肿胀等迟发症状。

严重的过敏反应可能危及生命，你可能出现严重的荨麻疹，以及眼睛、嘴唇或喉咙水肿。喉咙水肿可能引起呼吸困难，也可能导致出现眩晕、意识模糊、腹痛、心动过速、恶心、呕吐或昏厥等症状（详见第27页"过敏性休克也可能致命"）。

蚊子叮咬（mosquito bites）通常只会让人感到烦扰。不过，如果蚊子携带病毒，如**西尼罗病毒**（West Nile virus）、**塞卡病毒**（Zika virus）或**登革病毒**（dengue virus），那么蚊子叮咬则会产生很严重的后果，甚至会危及生命。相关症状和体征包括剧烈头痛、神志不清、畏光、大面积皮疹、出血或高热。一旦出现相关症状和体征，你需要立即就医。

为了降低被蚊子叮咬的风险，在蚊子比较活跃的时段，即黎明和傍晚，你应尽量避免不必要的户外活动。如果必须外出，你可以穿浅色的长袖上衣和长裤。你还可以使用有效的驱蚊剂，如含有避蚊胺的驱蚊剂，不过不要让 2 个月以下的婴儿或幼儿接触它。此外，你可以在衣服上喷涂含有扑灭司林的驱蚊剂，或穿含有扑灭司林的衣服。

关于虱子和疥螨的更多信息，详见第 196 页和第 197 页。

自我照护	● 用小刀刮掉毒刺或忽略它。拔出毒刺可能导致其释放更多毒液，因此不要这么做。随后，用肥皂和清水冲洗伤口。 ● 用冰袋冰敷伤口以缓解疼痛和肿胀。 ● 用 0.5% 或 1% 的氢化可的松乳膏、炉甘石洗剂或小苏打药膏涂抹伤口，每天数次，直至症状消失。 ● 服用抗组胺药（如苯海拉明）以缓解伤口瘙痒。 ● 你如果曾经有严重的过敏反应，请佩戴过敏提示牌或项链，并随身携带肾上腺素自动注射器。

医疗救助

如果你在被虫咬伤或蜇伤后出现了严重的过敏反应，请及时拨打急救电话。由蜜蜂蜇伤导致的严重过敏反应可能危及生命。你如果出现呼吸困难，嘴唇、舌头或喉咙肿胀，头晕，意识模糊，心动过速或荨麻疹，应立即去急诊中心就医。不太严重的过敏反应包括恶心、肠痉挛、腹泻和伤口出现宽度超过 2 英寸（约 5 厘米）的肿胀。你如果出现上述症状，也请立即就医。

医生可能开具一些能减弱你对昆虫毒液的敏感程度的药物，还可能让你准备一个急救包，里面放入抗组胺药和肾上腺素自动注射器。肾上腺素自动注射器可以为你提供预设剂量的肾上腺素。请在药物的有效期内使用它们，并定期检查所有药物是否过期。

■ 蜘蛛咬伤

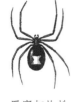

黑寡妇蜘蛛
（腹侧）

只有少数蜘蛛对人类来说是危险的。其中，一种是黑寡妇蜘蛛，它以腹部的红色沙漏状斑纹而闻名，另一种是棕色隐遁蛛，其背部有小提琴状的斑纹。

这两种蜘蛛在美国南部较为常见。它们都喜欢温暖且有大量昆虫栖息的黑暗、干燥的环境，大多居住在壁橱、柴堆和露天厕所里。被黑寡妇蜘蛛咬伤的症状起初只是伤口出现轻微的红肿，数小时后你则可能出现剧烈疼痛、肢体僵直、畏寒、发热、恶心和严重腹痛。在被棕色隐遁蛛咬伤后，起初伤口只会出现轻微的刺痛，随后的几小时内你则可能出现轻度发热、皮疹、恶心、水疱或全身乏力等症状。

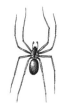

棕色隐遁蛛
（背侧）

你如果被上述两种蜘蛛中的任何一种咬伤，请立即拨打急救电话，并用肥皂和清水反复冲洗**蜘蛛咬伤**（spider bite）部位，随后对其进行冷敷。如果被咬伤的是四肢，你需要在咬伤部位的上方缠上绷带（不要过紧），然后在咬伤部位敷上冰块，以延缓毒液的扩散。

■ 蜱虫咬伤

有些蜱虫携带感染源，被其咬伤可能导致患上疾病，如由鹿蜱传播的**莱姆病**（Lyme disease）。患病风险的大小取决于居住地区、在树林里停留的时间长短及是否懂得如何自我防护。

自我照护

真实大小

鹿蜱

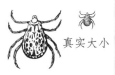

真实大小

森林蜱

在树林或草地里行走时，尽量穿鞋，将长裤塞进袜子里，以及穿浅色的长袖上衣等。此外，避免在低矮的灌木丛和较高的草丛中行走。

●清理院子里的灌木和树叶，以防蜱虫在其中生长，并将柴堆放在阳光充足的地方。

●从树林或草丛中离开后，检查你和宠物身上是否爬有蜱虫，并立即洗澡，因为蜱虫通常能在皮肤上停留几小时。

●大多数驱虫剂都可清除蜱虫，你可按照说明使用含有避蚊胺或扑灭司林的驱虫剂。

●你如果发现蜱虫，应该用镊子轻轻地夹住它的头部或嘴部，然后迅速拔掉它。不要挤压蜱虫，要小心、妥当地拔掉它。

●可能的话，将发现的蜱虫存放在罐子里。如果出现皮疹或被**蜱虫咬伤**（tick bite）后患病，医生可能需要查看相关蜱虫。如果没有出现上述症状，应把它烧掉或碾碎后扔掉。

●用肥皂和清水充分清洗伤口和双手。

●如果无法完全拔掉蜱虫或感到不适，请及时就医。莱姆病会导致患者出现类似流感的症状和靶形皮疹。

烧伤

烧伤（burns）可能由火焰、阳光、化学物质、高温的液体或固体、蒸气、电等导致。烧伤可能是轻症，亦可能是危及生命的急症。

■ 烧伤的分度

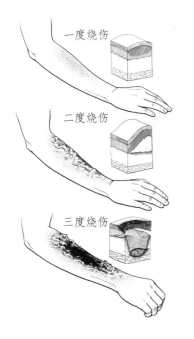

一度烧伤

二度烧伤

三度烧伤

在医学上，通常以组织的损伤程度来界定轻微烧伤和严重烧伤，你可以借助以下图示进行理解。

一度烧伤

一度烧伤是最轻的烧伤，指皮肤的第一层（表皮层）被烧伤。一度烧伤的皮肤通常会发红，可能出现肿胀和疼痛，不过表皮层没有被烧透。除非这种程度的烧伤涉及手部、脚部、面部、腹股沟、臀部或主要关节，否则你都可以按照第 37 页的自我照护方法进行处理。被化学物品烧伤可能需要进行进一步处理。如果是由阳光造成的烧伤，自我照护方法详见第 39 页。

二度烧伤

皮肤的第一层被烧透，且第二层（真皮层）也被烧伤，这种程度的烧伤被称为二度烧伤。二度烧伤可使皮肤出现水疱，其呈深红色且以斑点状分布。二度烧伤也可引起肿胀和中度至重度疼痛。

如果二度烧伤的直径不超过 3 英寸（约 8 厘米），你可按照第 37 页的自我照护方法来处理。如果二度烧伤的范围较大，或者二度烧伤的部位位于手部、脚部、面部、腹股沟、主要关节或四肢，你应立即去急诊中心就诊。

三度烧伤

三度烧伤是最严重的烧伤，涉及皮肤全层。三度烧伤可导致脂肪、神经、肌肉，甚至骨骼受损。三度烧伤会导致皮肤被烧焦或呈苍白色。伤者可能出现严重疼痛，不过当神经损伤严重时，伤者可能没有痛感。三度烧伤的伤者应立即就医。

急诊救治：
适用于严重烧伤

严重烧伤的伤者应立刻寻求紧急救治。在急救人员到达之前，请按照以下步骤进行操作。

- **不要脱掉被烧焦的衣服**。不过，要确保伤者已经远离导致烧伤的物质。
- **检查伤者是否仍有自主呼吸**。
- 用凉爽、潮湿的无菌绷带或无菌纱布**覆盖烧伤部位**。

自我照护：
适用于轻度烧伤

对于轻度烧伤，包括直径不超过 2~3 英寸（约 5~8 厘米）的二度烧伤，请采取以下措施。

- **给烧伤部位降温**。将烧伤部位用流动的凉水冲洗，直到疼痛减轻。如果无法实现这一点，可以将烧伤部位浸泡在冷水中或进行冷敷。给烧伤部位降温可以减轻肿胀、降低疼痛的程度。
- **涂乳液**。在烧伤部位上涂一层乳液，如含有芦荟或其他保湿成分的乳液，因为乳液能防止烧伤部位变得干燥，并增加伤者的舒适感。
- **包扎烧伤部位**。用无菌纱布（不要用松软的棉布）包扎烧伤部位，要包扎得松一些，避免挤压烧伤部位。绷带可以隔绝外界空气，起到减轻疼痛和保护出现水疱的皮肤的作用。
- **服用非处方止痛药**（详见第 394 页）。
- **观察是否出现感染的迹象**。轻度烧伤一般会在 1~2 周内痊愈，无须进行进一步治疗，不过需要观察是否出现感染的迹象。

警告

不要使用冰块进行冰敷，因为在烧伤部位进行冰敷会导致冻伤，从而造成更严重的损伤。不要挤破水疱，因为水疱可以防止感染。如果水疱破裂，需每日用清水或温和的肥皂水冲洗烧伤部位，并为其涂抹抗生素软膏。注意，如果出现皮疹，应立即停用抗生素软膏。

■ 化学烧伤

自我照护

● **确保造成烧伤的化学物质已被清除。** 用流动的冷水冲洗烧伤部位至少 10 分钟。如果造成烧伤的化学物质呈粉末状，如石灰，需在冲洗前用柔软的刷子将其刷掉。

● **照护休克的伤者**（详见第 26 页）。如果伤者出现昏厥、面色苍白或呼吸急促等症状，需按照照护休克患者的方法进行操作。

● **脱掉或摘除**被化学物质污染的**衣物或首饰**。

● 如果可能，用干净、无菌的敷料**包扎烧伤部位**。

● 如果在冲洗烧伤部位后灼烧感加剧，请继续用清水冲洗烧伤部位几分钟。

预防措施

● 在接触化学物质时，穿好防护服并佩戴护目镜。

● 提前了解即将接触的化学物质。

● 在接触化学物质前，阅读相关化学物质的安全信息，或者在互联网上搜索以了解更多相关化学物质的信息。

医疗救助

轻度的**化学烧伤**（chemical burns）通常无须进行进一步治疗即可痊愈。不过，如果出现以下情况，你应拨打急救电话。

● 化学物质烧透皮肤的第一层，并造成直径超过 3 英寸（约 8 厘米）的二度烧伤。

● 烧伤部位位于手部、脚部、面部、腹股沟、臀部、主要关节或四肢。

警告

常见的家用清洁产品和园艺用品，特别是含有氨或漂白成分的产品，都可能造成眼睛或皮肤严重烧伤。请仔细阅读产品标签，因为其中包含使用说明和治疗建议。

■ 晒伤

虽然阳光能给漫长的冬季带来惊喜，但它也会使你的皮肤加速衰老，并且增大你患皮肤癌的风险。晒伤的症状通常出现在暴晒后的几小时内，包括疼痛、泛红、肿胀，偶尔会出现水疱。晒伤也可能导致头痛、发热和乏力。

自我照护

● 泡凉水澡或进行淋浴。

● 让水疱保持完整，以加速其愈合的速度并预防感染。如果水疱自行破裂，需涂上抗生素软膏。如果需要，可用非黏性无菌绷带包扎出现水疱的部位。

● 服用非处方止痛药，如布洛芬或阿司匹林（详见第394 页）。

● 避免使用含有对氨基苯甲酸乙酯（一种麻醉成分）的产品，因为很多人对它过敏。

● 多饮水。

预防措施

● 尽量避免在上午 10 点至下午 4 点待在户外，该时段是紫外线辐射的高峰期。如果必须外出，你可以遮盖暴露在外的身体部位，如佩戴宽檐的帽子，并涂抹防晒系数（SPF）至少为 30 的防晒霜。在游泳后或持续处于阳光下时，你需要每 2 小时补涂一次防晒霜。

● 保护眼睛，在户外佩戴可阻挡 99%~100% 的紫外线（紫外线 A 和紫外线 B）的包裹式太阳镜或其他适合你的太阳镜。

医疗救助

如果晒伤部位出现水疱或你感觉不适，请立即就医。此时，服用类固醇激素，如泼尼松，可能有效。

警告

长期过度暴露在紫外线下会损伤你的皮肤并增大患皮肤癌的风险。如果出现严重的晒伤或相关并发症（如皮疹、瘙痒或发热），请及时就医。一旦被晒伤，你还可能出现其他高温疾病，如中暑。

■ 电灼伤

只要发生**电灼伤**（electrical burn），你就应就医。电灼伤可能看起来并不严重，然而损伤已经深入深层组织。如果通过人体的电流过大，电灼伤还可能导致心律失常、心脏骤停或其他损伤。有时，触电可能使人被击飞或跌倒，从而造成骨折或其他损伤。如果触电的人感到疼痛，意识模糊或呼吸、心跳发生异常变化，你应立即拨打急救电话。

在等待急救人员时，注意事项如下。

1. 如果不能保证自身的安全，**不要触碰伤者**。伤者可能仍接触着电源，触碰伤者可能使电流击中你。

2. **可以的话，关闭电源**。如果无法关闭电源，你可以用木头、纸板、塑料或由玻璃制成的干燥、不导电的物体将伤者与电源分开。如果电压超过 600 伏，且触电现场的电线接触地面，你不要试图救援，应该与触电现场保持 20 英尺（约 6 米）以上的距离。

3. **检查伤者的生命体征**（有无呼吸、咳嗽或自主活动）。如果伤者无生命体征，你需要立即实施心肺复苏。

寒冷致伤

■ 冻伤

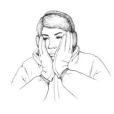

如果面部出现冻伤的迹象，请立刻遮盖面部。

冻伤（frostbite）可能发生在人体的各个部位，尤其是手部、脚部、鼻子和耳朵，因为它们相对纤薄且经常暴露在外。

当温度低于冰点时，皮肤中的细小血管会收缩，流向组织的血液和氧气会减少，最终导致细胞坏死。

冻伤的第一个迹象可能是轻度的疼痛或刺麻感，其次通常是麻木。此时，皮肤可能变得惨白，你可能感觉身体僵硬、寒冷和麻木。冻伤可能损伤深层组织，在深层组织冻伤后，皮肤表面就会出现水疱。水疱通常在冻伤后的 2 天内出现。

存在动脉粥样硬化症状或正在服用某些药物的人群可能更易出现冻伤。

自我照护

● 小心、轻柔地为冻伤部位取暖，尽可能远离寒冷的环境。如果处于室外，你可以将冻伤的手部直接放在身体比较温暖的地方，如腋窝，以进行取暖。如果你的鼻子、耳朵或面部被冻僵，你可以用手部温暖这些部位（前提是尽可能地保护你的手部）。

● 可能的话，把双手或双脚浸泡在温水中30分钟，注意水温不要太高。

● 不要让冻伤部位直接接触热源，如电热毯。

● 不要摩擦冻伤部位，不要将雪直接放在冻伤的皮肤上。

● 不要吸烟或饮酒。尼古丁会使血管收缩，不利于血液循环；酒精会影响判断力，增大你再次暴露在寒冷环境中的风险。

● 如果双手或双脚出现冻伤，在取暖后将其抬至心脏的高度。

● 如果存在再次冻伤的可能，请不要为冻伤部位取暖。

后续治疗

通常，冻伤部位会变红、出现跳痛或在回温后出现灼烧感。即使是轻度冻伤，冻伤部位也难以立刻恢复正常知觉。非处方抗炎药，如布洛芬，有助于缓解疼痛，并减轻损伤。冻伤痊愈需要几个月的时间。如果冻伤严重，冻伤部位可能在痊愈后依然感觉麻木，触觉也可能出现永久性损伤。冻伤部位在回温后出现的感染被视为严重的并发症，你需要接受抗生素治疗。同时，你应卧床休息并接受物理治疗。在恢复期间，不要吸烟。一旦出现冻伤（无论多么轻微），你都更加容易再次冻伤。

急诊救治

在回温后，如果冻伤部位仍然麻木、出现水疱或存在严重损伤，需要立即就医。此外，四肢冻伤的伤者可能同时出现体温过低的情况（详见第42页）。

儿童照护

当儿童在户外活动时，你应关注儿童是否感到寒冷或出现冻伤的迹象，尤其要关注婴儿及幼儿的面部、双手、双脚。你应关注儿童的帽子或滑雪服的下颌托是否潮湿，因为下颌托处的皮肤更加容易出现冻伤。此外，你应教导儿童不要赤手触摸或舔舐冰冷的金属物体。

预防冻伤的方法

● **保持皮肤干燥**。在皮肤被雨水、雪水或汗水打湿后，人体会快速丢失热量。

● **避免吹风**。与单纯的低温相比，风能带走人体更多的热量，暴露在外的皮肤更容易受到风的影响。你应穿隔热、防寒、透气的衣物，多层、轻便、宽松的衣物可以隔绝空气。此外，外层衣物应该能防风、防雨。

● **遮盖头部、颈部和面部**。穿两层袜子和厚靴子以保护脚踝。此外，连指手套比普通手套更能保护双手。

● **及时让身体回温**。如果身体的某个部位因为寒冷而麻木，在继续活动前需要及时让身体回温。

● **不要让裸露的皮肤接触冰冷的金属物体**。冰冷的金属物体会更快吸收人体的热量。

● **在进行户外活动或旅行前做好准备，带上急救箱**。

■ 体温过低

当人体长时间暴露在寒冷、潮湿的环境中时，人体的温度控制机制可能无法维持正常的体温。当人体丢失的热量多于自身产生的热量时，人就会出现**体温过低**（hypothermia）的情况。潮湿的衣物更容易造成体温过低。

落入冰冷的水中是造成体温过低的常见原因。在冬天，不戴帽子和没有穿足够的衣物也是其常见原因。

体温过低的主要表现是体温下降到 35 ℃以下，症状包括颤抖、说话含糊不清、呼吸异常缓慢、皮肤冰冷且苍白（婴儿的皮肤可能发红）、身体丧失协调性、疲劳、昏厥和情绪淡漠。以上症状的出现通常较为缓慢，在此期间，思维的敏锐程度会逐渐下降，身体的运动能力也会逐渐丧失。事实上，体温过低的患者可能意识不到自己需要就医。

老年人、儿童及体形瘦弱的人更容易出现体温过低的情况。容易导致体温过低的其他因素包括营养不良、心脏病、甲状腺功能减退、服用某些药物和过度饮酒。

急诊救治　●先让患者远离寒冷的环境，再给他换上暖和且干燥的衣服。如果无法进入室内，需让患者避风，用物品盖住他的头部，使其离开冰冷的地面。

●拨打急救电话。在等待急救人员到达时，关注患者的呼吸和脉搏。如果患者的呼吸或脉搏停止，或者异常浅慢，你应立即实施心肺复苏（详见第 12 页）。

●在极端情况下，一旦患者到达医院，急救人员会使用血液复温设备（类似体外循环机）来迅速恢复患者的体温。

●如果无法获得紧急医疗救助，可以给患者用 37~40 ℃ 的温水洗澡，注意水温不宜过高。此外，可以让患者喝一些温热或富含营养的饮料。

●与患者互相贴近以取暖。

警告　不要让患者饮酒。如果患者没有呕吐，可以为他提供一些无酒精、无咖啡因的饮料。

割伤、擦伤及伤口处理

普通的割伤、擦伤通常不需要去急诊中心就医。不过，你应对伤口进行适当的处理，这对预防感染及其他并发症而言至关重要。

■ 简单伤口

以下方法可以帮助你处理简单伤口。

自我照护　●**止血**。轻微的**割伤和擦伤**（cuts and scrapes）通常会自行止血，如果伤口无法自行止血，可以用无菌纱布或无菌绷带轻轻地按压伤口。

●**保持伤口清洁**。先用清水冲洗伤口，再用肥皂水和毛巾清理伤口周围。为了避免刺激伤口，不要让肥皂直接接触伤口。在清理后，如果伤口内仍有灰尘或碎片，可以用被酒精消毒过的镊子清除污物。如果污物仍嵌在伤口内，不要再次尝试自行清除，应立即就医。保持伤口清洁有助于预防感染，减小患破伤风的风险。在清理时，不要使用双氧水、碘伏或其他含碘的消毒剂，因为它们会刺激受伤的组织。

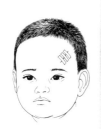

可以用无菌外科胶布贴合小的伤口。如果伤口边缘无法较好地对合，请就医。伤口对合良好有助于减少瘢痕的产生。

● **判断致伤原因**。刺伤或其他较深的伤口、动物咬伤、被污染的伤口有更大的感染风险，甚至可能引发破伤风。如果伤势严重，需要接受抗生素治疗或再次接种破伤风疫苗（详见第 45 页）。

● **预防感染**。在清理伤口后，如有必要，可在伤口上涂抹一层薄薄的抗生素软膏或油膏来使伤口保持湿润。这些药膏并不会使伤口加速愈合，不过可以预防伤口感染，并促使人体尽快修复伤口。然而，这些药膏中的某些成分可能引起轻度的皮疹。一旦出现皮疹，应立即停止用药。

● **包扎伤口**。使伤口暴露在空气中可加速其愈合，不过包扎上绷带可以保持伤口清洁，隔离有害细菌，避免伤口受到其他刺激。破裂的水疱更易感染，应将其包扎至伤口结痂。

● **更换敷料可以有效地预防感染**。每天至少更换 1 次敷料，在伤口遇水、潮湿的情况下也应更换敷料。你如果对黏性胶带过敏，可用无菌纱布、纸质胶带或网状绷带来固定敷料，它们在药店均有售。

医疗救助

如果伤口持续出血——在按压伤口几分钟后血液仍然喷涌或缓慢流出，请立即前往急诊就医。

深的（贯穿皮肤全层）、撕裂的、呈锯齿状的、暴露脂肪和肌肉组织的伤口需要进行缝合以使伤口边缘更好地对合，从而促进伤口愈合。小的伤口可以用无菌外科胶布来贴合。如果小的伤口边缘不易对合，则需要就医。适当的缝

合有助于减少瘢痕的产生，加速伤口愈合，并减小感染的
风险。

警告　　　　　如果伤口持续处于裂开状态，感染的风险就会增大。如
果伤口无法逐渐愈合或出现发红、肿胀、升温及分泌物，需
及时就医。

接种破伤风疫苗

割伤、擦伤、刺伤、咬伤，甚至
某些极小的伤口都可能引发**破伤风**
（tetanus）。破伤风是一种由毒
素导致的严重细菌感染，会使下颌
肌肉或其他肌肉变得异常僵硬，前
者也被称为牙关紧闭症。破伤风还
会导致严重的肌肉痉挛，从而引发
呼吸困难，最终可能危及生命。

破伤风梭菌的孢子虽然存在于
土壤中，但是可以在任何地方生长。
它如果在伤口中繁殖并产生毒素，
就会干扰支配肌肉的神经。

在受伤前接种破伤风疫苗至

关重要（详见第 349 页）。通常，
儿童需要接种破伤风疫苗、白喉
疫苗、百日咳疫苗，成人需要每
10 年注射一次破伤风 - 白喉疫苗
加强针。如果伤口很严重，即使
你在近 10 年内已经注射过破伤风
疫苗，医生也可能建议你再次注
射破伤风疫苗及破伤风抗毒素。
如果伤口很深、很脏，并且现在
距离你上一次注射破伤风疫苗已
超过 5 年，你应再次接种破伤风
疫苗。破伤风疫苗应在受伤后的 2
天内接种。

■ 刺伤

刺伤（puncture wounds）通常不会导致大量出血，反
而出血量很少，伤口看起来仿佛立刻就能愈合。不过，这并
不意味着刺伤不需要进行治疗。

刺伤，如因踩在钉子、玻璃碎片或木头碎片上造成的伤
口，存在感染的风险。造成刺伤的物体，尤其是沾有泥土的
物体，可能携带破伤风梭菌或其他细菌。简单伤口可以按照
第 43 页的自我照护方法进行处理，较深的伤口则需要医生
进行清创。

瘢痕怎么处理？

无论如何处理伤及表皮以下的较深的伤口，它们都会在愈合后留下瘢痕。即使是较浅的伤口，如果出现感染或再次受伤，也可能造成色素沉着或留下瘢痕。

如果正在愈合的伤口暴露于阳光下，那么它可能出现永久性色素沉着。在受伤后的 6 个月内，你在户外活动时需要用物品遮盖伤口或涂抹防晒系数大于 30 的防晒霜，以预防色素沉着。

在伤口愈合的过程中，瘢痕通常会在出现后的 2 个月内变厚，在 6 个月到 1 年内变薄。

瘢痕如果持续变大、变厚，就会形成瘢痕疙瘩。手术切口处、接种疫苗处、烧伤处，甚至抓伤处，都可能形成瘢痕疙瘩。瘢痕疙瘩通常具有遗传倾向，且肤色越深，形成瘢痕疙瘩的可能性就越大。瘢痕疙瘩的好发部位为肩部和前胸。

瘢痕疙瘩是无害的，不过如果它出现明显的瘙痒或影响美观，医生可能先用液氮将其冷冻，再对其注射可的松以使其痊愈，也可能采用局部用药、外科手术或其他方法将瘢痕疙瘩去除。有时，瘢痕疙瘩会自行停止生长，不过一般不会自行消失。

如果瘢痕疙瘩影响美观，你可请皮肤科医生或整形科医生评估病情，并给予治疗建议。注意，瘢痕疙瘩在治疗后可能复发。

眼部外伤

对于家中常见的物品，如回形针、铅笔、工具和玩具，如果你使用不当，它们就可能对心灵的窗户——眼睛造成伤害。

眼部外伤很常见，有些情况甚至非常严重。幸运的是，你可以采取一些简单的方法来预防大多数眼部外伤（详见第 124~132 页"眼睛和视力"）。

■ 角膜擦伤

最常见的眼部外伤是角膜损伤。角膜是眼睛最外层的透明结构，覆盖着虹膜和瞳孔，能起到保护眼睛的作用。角膜可能因为接触灰尘、泥土、沙子、木屑、金属颗粒或纸张的边缘而被擦伤或割伤。通常，浅表的角膜损伤被称为**角膜擦**

伤（corneal abrasion）。角膜擦伤可能因感染而导致角膜溃疡，这是比较严重的情况。

日常活动也可能导致角膜擦伤，例如进行体育运动、做家务或与孩子玩耍都可能导致角膜擦伤。

因为角膜极其敏感，所以角膜擦伤会导致疼痛。角膜擦伤可能让你认为眼睛中进了沙子。过度流泪、视物模糊、对光敏感、眼睛疼痛、眼睛红肿和眼周红肿都可能是角膜擦伤的表现。

自我照护

一旦发生角膜擦伤，你应立即就医。除此之外，注意事项如下。

● 不要揉眼睛，这可能加重角膜擦伤。

● 如果发生角膜擦伤的眼睛中没有异物，不要用水冲洗眼睛；如果眼睛中进了异物，自我照护方法详见第 48 页。

● 不要用眼罩或冰袋敷眼睛。

■ 化学喷溅

还有一种常见的角膜损伤是角膜意外溅上化学试剂，如防冻剂和家用清洁剂等。

自我照护

如果化学试剂溅入眼睛，请按照以下步骤处理。

● 立即用温水冲洗眼睛或用清水泼洗眼睛。在发生**化学喷溅**（chemical splash）后，任何干净的饮用水都能用于清洗眼睛。持续清洗眼睛 20 分钟以上，尤其是当你的眼睛溅入的是含氨的家用清洁剂时。基于这个原因，许多工地都设有眼部冲洗处。

● 在彻底清洗眼睛后，闭上眼睛，用宽松、湿润的布覆盖眼睛。如果化学试剂是有害的，或者出现眼睛疼痛、视物模糊或其他症状，你应立即拨打急救电话。你如果不确定化学试剂是否有害，可以致电医生进行咨询。

警告

● 不要揉眼睛。

● 不要用眼罩或冰袋敷眼睛。

■ 眼部异物

如果眼睛中存在**眼部异物**（foreign object in the eye），请按照以下步骤处理。

自我照护

自行清洗眼睛

● 如果是很小的异物，如灰尘，眨几次眼睛通常就能将其清除。

● 如果眨眼无效，尝试用干净的温水或生理盐水将异物从眼睛中冲洗出来。具体步骤为将洗眼器或装满液体的小玻璃杯的边缘贴近眼眶下方，眼睛保持睁开，将液体倒入眼睛。

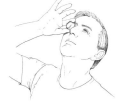

用一小杯干净的温水冲洗眼睛以去除眼中很小的异物。

帮助患者清洗眼睛

● 洗净你的双手，让患者坐在光线充足的地方。

● 检查患者的眼睛，寻找异物。先将患者的下眼睑向下轻拉，并让患者向上看，再固定患者的上眼睑，并让患者向下看。

● 如果异物漂浮在眼球表面上，尝试将其冲洗出来。如果异物可以被取出，你需用干净的温水或生理盐水清洗患者的眼睛。

● 如果异物很大，无法取出，甚至造成闭眼困难，你需用一个纸杯罩住患者的眼睛，将其固定在患者的前额和脸颊上，并立即拨打急救电话。

警告

● 不要用手揉眼睛，不要用眼罩或冰袋敷眼睛。

● 不要试图取出已经嵌入眼球的异物。

● 不要试图取出导致闭眼困难的异物。

急诊救治

当发生以下情况时，你需要拨打急救电话。

● 眼部异物无法被取出。

● 眼部异物嵌入眼球。

● 眼部异物造成视力异常。

● 眼部异物造成的疼痛、红肿、视力异常无法缓解。

保护视力的方法

● 在使用工业化学试剂、电动工具及手动工具时，**请佩戴护目镜**。有时，使用锤子也可能造成严重的眼外伤。如果需要，在操作时可佩戴头盔。

● 在进行手球、篮球、壁球、网球等体育运动时，**应佩戴护目镜**与其他配套的装备，如棒球击球手的头盔及曲棍球手的面罩等。

● **按照说明使用去污水、氨水和清洁剂**。在使用清洁剂喷雾时，让喷嘴远离眼睛。此外，将家用化学试剂放在儿童拿不到的地方。

● **仔细照看玩耍的儿童**。提前拿走所有可能导致眼部受伤的玩具，如气弹枪、塑料剑或弹弓。此外，不要让孩子放烟火。

● 在连接跨接电缆时，**不要倚靠在汽车蓄电池上**。

● 在修理草坪时，**优先清理树枝和石头**，并且注意不要被低矮的树枝划伤眼睛。

● 在佩戴和取下隐形眼镜时，**严格按照说明进行操作**。此外，留意眼睛是否有疼痛或红肿的症状。

食源性疾病

食源性疾病（foodborne illness）也被称为食物中毒，在美国呈现日益严重的趋势。食品供应链的全球化导致这种疾病的传播更加广泛。

在自然状态下，食物中仅含有少量细菌。不过，如果食物的储存、加工、烹饪方式不当，其中的细菌就会大量繁殖，从而使人患病。寄生虫、病毒和化学物质也可能污染食物，不过由此引发的食源性疾病相对少见。

在食用被污染的食物后，你是否患病取决于病原体的种类、食物的食用量、你的年龄及健康状况。老年人的免疫系统对病原体的反抗可能不如年轻人的那么迅速而有效，儿童易患食源性疾病是因为他们的免疫系统尚未发育健全，孕妇和曾经接受过器官移植的人患食源性疾病的风险同样很大。针对糖尿病、艾滋病和肿瘤的治疗也会降低人体的免疫力，从而使患病的风险增大。

食源性疾病的症状可能在食用或饮用被污染的食物或水后的几小时至几天内出现，常见症状包括恶心、呕吐、腹泻、腹痛、胃痉挛、乏力和发热。

自我照护	● 如果出现恶心和呕吐，详见第 110 页自我照护的方法。如果出现腹泻，详见第 100 页自我照护的方法。如果以上两种情况同时出现，优先按照恶心和呕吐的自我照护方法进行处理。 ● 因为止泻药可能减缓细菌或毒素从体内排出的速度，所以除非医生建议，否则不要服用。 ● 轻度至中度的症状通常会在发病后的 2 天内自行缓解。
医疗救助	如果症状持续 48 小时以上、病情严重或你属于上述高风险人群，你应及时寻求医疗救治，以避免脱水。
警告	肉毒梭菌中毒是一种致命的食物中毒。它由食用被肉毒毒素污染的食物引发，这种毒素是由食物中的肉毒梭菌产生的。肉毒毒素最常出现在家庭罐装食品中，尤其是豆类罐头和番茄罐头。肉毒梭菌中毒的症状通常在食用被污染的食物后的 12~36 小时内出现，包括头痛、视物模糊或复视、肌肉无力，甚至瘫痪。有些患者还会出现恶心、呕吐、便秘、排尿困难和唾液分泌减少等症状。一旦出现上述症状，你应立即就医。

令人困扰的细菌应该如何预防

热的食物要保温储藏，凉的食物要冷藏。保持清洁，特别是双手，记住用肥皂洗手。如果遵循以上基本原则，就不容易因接触下列细菌而生病。

细菌	传播途径	症状	如何预防
空肠弯曲菌（*Campylobacter jejuni*）	在加工时被粪便污染的家畜肉或家禽肉，未经巴氏消毒法处理的牛奶，以及未经消毒的水	严重腹泻（有时会出现血便）、腹绞痛、寒战、头痛。在进入人体后的 2-5 天内发病，病程为 2~10 天	将家畜肉及家禽肉彻底煮熟；清洗接触生肉的刀和案板；不喝未经巴氏消毒法处理的牛奶和未经消毒的水

（续表）

细菌	传播途径	症状	如何预防
产气荚膜梭菌（*Clostridium perfringens*）	肉类、炖菜和肉汤。这种细菌通常由于食物的温度不够高或冷却速度太慢而滋生	稀水样腹泻、恶心、腹绞痛。发热少见。在进入人体后的16小时内发病，病程为1~2天	保持食物的温度，肉类应保持在60℃以上，再次烹饪应加热至74℃以上；尽快冷却食物；用体积小的容器储存食物
大肠埃希菌（*Escherichia coli*）	在宰杀时被污染的牛肉。这种细菌通常通过未煮熟的肉馅传播。其他感染源包括：未经巴氏消毒法处理的牛奶和苹果酒，以及被污染的水或农作物	稀水样腹泻（可能在24小时内出现血便）、严重腹绞痛、恶心、偶有呕吐。发热少见。在进入人体后的1~8天内发病，病程为5~10天	在烹饪牛肉时，牛肉的内部温度应到71℃以上；不喝未经巴氏消毒法处理的牛奶和苹果酒；便后洗手
诺如病毒（*Noroviruses*）	食用或饮用被污染的食物或饮料；触摸被污染的物体	恶心、呕吐、腹泻、胃绞痛、低热、寒战。在进入人体后的12~48小时内发病，病程为12~60小时	便后洗手；充分清洗蔬菜和水果；给物体表面消毒
沙门菌（*Salmonella*）	生的或被污染的家畜肉或家禽肉、牛奶和蛋黄。这种细菌通常残留在未被充分做熟的食物中，通过刀、案板和已被感染的患者传播	严重稀水样腹泻、恶心、呕吐、发热至38℃以上。在进入人体后的1~3天内发病，病程为4~7天	将家畜肉及家禽肉充分做熟；不喝未经巴氏消毒法处理的牛奶；不食用生的或未被完全做熟的鸡蛋；保持案板清洁；便后洗手
金黄色葡萄球菌（*Staphylococcus aureus*）	这种细菌通过接触、咳嗽和喷嚏传播，可在肉类、沙拉、奶油及其制品中滋生	爆发性稀水样腹泻、恶心、呕吐、腹绞痛、轻度头痛。在进入人体后的1~6小时内发病，病程为1~2天	不要将易滋生细菌的食物放在室温下超过2小时；在烹饪前，清洗双手及厨具

（续表）

细菌	传播途径	症状	如何预防
创伤弧菌（*Vibrio vulnificus*）	生牡蛎，生的或未被做熟的生蚝、蛤蜊、扇贝	寒战、发热、开放性损伤，甚至死亡	不要生食贝类；确保食用的海鲜都已完全做熟
单核细胞增生李斯特菌（*Listeria monocytogenes*）	热狗、午餐肉、未经巴氏消毒法处理的牛奶和芝士、没有洗净的生蔬菜	腹绞痛、恶心、腹泻、呕吐和发热。进入人体后9~48小时内发病，侵袭性疾病可能在几周后发病	确保肉类完全做熟；避免食用未经巴氏消毒法处理的牛奶和乳制品；充分清洗生的蔬菜

正确处理食物的方法

● **提前做好备餐计划**。在解冻肉类和其他冷冻食物时，应该将其放在冰箱的冷藏室里，而不应该放在案板上。

● **在购买罐头食品时**，不要选择盖子有凹痕或出现胀气的。

● **在备餐前**，用肥皂和清水洗手。将农产品充分冲洗，去皮或剥去最外层。经常清洗刀和案板，尤其是在切过生肉之后。经常清洗厨房的常用织物，如毛巾等。

● **在烹饪时**，使用肉类温度计。其间，红肉的内部温度应达到约71 ℃，家禽肉的内部温度应达到约74 ℃。鱼类要烹饪到用叉子可以轻易剥离鱼肉，鸡蛋要烹饪到蛋黄完全变硬。

● **在储存食物时**，检查并标明食物的保质期。

● **易腐食物应在购买后的 2 小时内放入冰箱**。家禽肉、鱼类和肉馅应在 2 天内食用或冷冻，红肉可放宽到 3~5 天。吃剩的饭菜在餐后的 2 小时内就应冷藏或冷冻保存。

中暑

在正常情况下，人体会通过皮肤散热和排汗等体温调节机制来适应周围环境的温度变化。不过，如果人体在高温环境中暴露太久，这些调节机制可能失灵。

在炎热或潮湿的环境下，人体的温度调节机制可能失灵，从而导致体温过高。中暑包括热痉挛、热衰竭和热射病。

热痉挛

热痉挛（heat cramps）是一种疼痛性肌肉痉挛，通常发生于人在温度过高的环境中剧烈运动之后。当汗水带走人体中的盐和水分时，人就会出现热痉挛。热痉挛通常发生于四肢和腹部肌肉。

热衰竭

热衰竭（heat exhaustion）的症状和体征包括皮肤湿冷且苍白、热痉挛、脉搏微弱、恶心、寒战、眩晕、乏力、迷失方向、头痛和呼吸急促。

热射病

热射病（heatstroke）可能危及生命。患者可能皮肤发烫、发红且变干，不再出汗并开始发热，体温迅速达到40 ℃甚至更高，随后患者可能出现意识模糊，甚至昏厥。热射病的其他症状包括心动过速、呼吸浅促、血压升高或降低。

儿童、老年人和肥胖人群中暑的风险较大。中暑的其他高危因素包括脱水、饮酒、心脏病、服用某些药物及剧烈运动。此外，天生汗腺分泌异常的人也有较大的中暑风险。

自我照护

避免中暑的方法如下。

- 尽量不要在一天中最热的时段（12~14 点）外出。
- 饮用大量饮料，特别是水和运动型饮料，不过避免饮用含酒精或咖啡因的饮料。
- 穿浅色、轻便、宽松、透气的衣服。
- 尽量在清晨或傍晚选择阴凉处进行剧烈运动。
- 让身体逐渐适应高温。
- 如果正在服药，相关信息需要向医生咨询。某些药物，如利尿剂和抗组胺药，会增大中暑的风险。
- 避免食用热量高、油腻的食物。

医疗救助　　你如果认为自己出现中暑，应该立刻离开高温环境，大量喝水，将双脚抬至超过头顶，并将身体弄湿、打开风扇或直接泡入冷水中。你如果认为自己患上热射病，应立即拨打急救电话。

有毒植物

一旦遇到有毒植物，如毒常春藤和毒栎，你应遵循以下原则——千万不要触碰 3 片叶子的植物。有毒植物的叶子通常是 3 片长在同一根茎上的。**_毒常春藤_**（poison ivy）和毒栎是引起皮肤过敏反应常见的原因，这种过敏反应常被称为接触性皮炎。

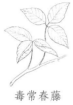

毒常春藤

接触毒常春藤和毒栎后的常见症状为皮肤发红、肿胀、出现水疱及严重瘙痒。症状通常在 2 天内出现，出现时间也可能短至几小时或长至几天。皮疹通常会在几周内消失，对毒常春藤敏感的人群的康复时间可能更久，也可能留疤。

皮疹是由于接触有毒植物的树脂而引发的疾病。这种树脂是有毒植物产生的无色油性物质，很容易通过衣物或宠物皮毛沾染到皮肤上。皮疹可能呈线状或片状，这取决于有毒植物从皮肤上拂过的轨迹。不要燃烧有毒植物，因为烟雾中的有毒树脂可能刺激或伤害眼睛或鼻腔。

毒栎

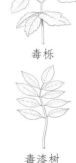

毒漆树

极少量的有毒树脂就可能引起过敏反应，因为每个人对毒常春藤的敏感程度不同。皮疹一般不会因为清洗皮肤或抓破水疱而扩散，因为有毒树脂不存在于水疱的疱液中。不过，在清洗皮肤或衣物之前，有毒树脂可能由于沾到皮肤的其他部位上而发生扩散。

除毒常春藤和毒栎外，漆树、天芥菜（生长在美国西南部的沙漠中）、豚草、菊花（如雏菊）、山艾树、苦艾、芹菜、橘子、柠檬和马铃薯也可能引起过敏反应。此外，野生的防风草可能引起烧伤样的过敏反应。

自我照护

● 在接触有毒树脂后，尽快用肥皂水清洗皮肤可以避免过敏反应。注意，面部和指甲也要一同清洗。

● 不要试图通过进行盆浴来清洗有毒树脂，这可能使有毒树脂扩散到皮肤的其他部位。正确做法是使用温和的肥皂和冷水进行淋浴至少 15 分钟。

● 不要用手挠抓皮肤，而要用冷水进行沐浴。有些非处方药物，如炉甘石洗剂和氢化可的松乳膏，可以缓解瘙痒；有些非处方抗组胺药，如苯海拉明，也可以缓解瘙痒。此外，可以用碳酸氢钠或燕麦凝胶沐浴粉（如艾维诺）药浴。

● 用无菌纱布包扎破溃的水疱以预防感染。

● 在接触野生的防风草后，应尽量避免日晒，并按照晒伤的自我照护方法处理皮疹（详见第 39 页）。

● 将所有可能接触过有毒植物的衣服、首饰、鞋子进行清洗，并给宠物洗澡，因为宠物的皮毛也可能接触过有毒树脂。

预防措施

● 学习识别有毒植物，在必要时穿具有保护作用的衣物以避免与其接触。毒常春藤的叶子是卵形或汤匙形的。毒栎的叶子与无毒的栎树的叶子外观相似，不过毒栎的叶子在夏天是绿色的，在秋天则会变成橙色或红色。

● 如果有接触有毒植物的风险，可以事先涂抹一些含有 bentoquatam 的非处方药膏以预防接触性皮炎（6 岁以下的儿童在用药前应向医生咨询）。

医疗救助

如果出现严重的过敏反应，或者过敏反应涉及眼睛、面部或生殖系统，应立即就医。医生可能开具一些氢化可的松乳膏或抗组胺药。如果开放性损伤出现感染，可能需要使用抗生素进行治疗。如果想减少瘢痕的产生，方法详见第 44 页。

牙齿疾病

■ 牙痛

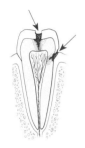

龋齿可能造成牙痛。

龋齿（tooth decay）是引起**牙痛**（toothaches）的主要病因。龋齿通常由细菌或碳水化合物引起。细菌会在牙齿上形成一层看不见的薄膜，这层薄膜被称为牙菌斑。

口腔干燥、饮用大量软饮料或运动饮料、吃硬糖、饮用止咳糖浆、吃高糖食物及滥用甲基苯丙胺（译者注：此为冰毒的有效成分）的人更易出现龋齿。

在进食后，牙菌斑内会很快分泌出一种腐蚀牙齿的酸，它会侵蚀牙齿表面并形成龋洞。龋齿的最初症状可能是在食用很甜、很热或很凉的食物后牙齿出现疼痛。

自我照护

在看牙医之前，你可以采取以下自我照护方法。

● 服用非处方止痛药。

● 将含对氨基苯甲酸乙酯的非处方药膏直接涂抹于牙齿和牙龈上以缓解疼痛。

● 预防龋齿的极佳方法是勤刷牙和用牙线清理牙缝。大多数瓶装饮用水都不含氟化物，你需要向牙医咨询你和孩子日常需要多少氟化物，以及如何得到氟化物。

警告

面部或牙龈肿痛、在牙齿咬合时感到疼痛、口腔出现异味或牙龈发热都说明可能存在感染，你需要尽快就医。如果牙龈发热并伴有牙齿疼痛，你需要立即去急诊就医。

■ 牙齿脱落

无论何时，牙齿脱落都需要进行紧急治疗。目前，如果及时就医，脱落的恒牙可以再次植入。不过，如果脱落的是一颗已经损坏的牙齿，则无论如何都不能再次将其植入。

急诊救治　　　　如果恒牙意外脱落，将其妥善保存（详见下文），并立即联系牙医。在非工作时间，可以拨打急救电话或去最近的急诊中心就诊。脱落的牙齿能否成功植入取决于以下因素：植入是否及时（最好在 30 分钟内）、牙齿的保存和转运方式是否合理。注意，在转运过程中，最重要的是保持脱落的牙齿湿润。

自我照护　　　　在就医前，妥善保存脱落的牙齿，并按照以下步骤进行操作。

- 只能手持牙齿的顶部（牙冠）。
- 不要试图擦去牙齿上的污物，而要用冷水清洗牙齿。
- 漱口，并通过施加压力来止血。
- 将牙齿浸泡在牛奶或盐水里，或者含在嘴里。如果以上都无法实现，则将牙齿放在水中或用干净的湿布包裹。

　　　　在进行对抗性运动时，可佩戴牙齿保护器以预防**牙齿脱落**（tooth loss）。牙齿保护器应由牙医进行调节。此外，经常去口腔科进行检查也很重要。

创伤：骨骼创伤和肌肉创伤

　　　　创伤是由外部压力或暴力引起的人体组织或器官的破坏。骨折、严重的头部撞伤和牙齿脱落都属于创伤。

　　　　骨折、严重扭伤、脱臼和其他骨骼或关节损伤都属于创伤急症，需要进行专业的医疗救治。

■ 脱臼

　　　　脱臼（dislocation）指因与关节相连的骨骼的末端在外力的影响下偏离正常位置而造成的创伤。在大多数情况下，撞击、跌倒和其他意外都可能导致脱臼。

脱臼的症状如下。

● 受伤关节出现明显的脱位、畸形或活动障碍；

● 受伤关节明显肿胀和疼痛。

脱臼需要尽快救治，不过你不要尝试自行将受伤关节复位。用夹板将受伤关节固定在现在的位置，按照骨折的方法进行处理，并尽快拨打急救电话。冰敷受伤关节可以通过减少内出血和组织液渗出以缓解肿胀。关于儿童肘关节脱位的更多信息详见第 149 页。

■ 骨折

骨折（fracture）指骨头断裂，需要立即治疗。你如果怀疑自己发生骨折，应保护受伤部位以避免二次创伤。不要尝试自行将断裂的骨头复位，而要用木头或其他坚硬的物品固定受伤的骨头，固定范围包括受伤部位的上下关节。你如果接受过用夹板固定骨折部位的训练，在等待急救人员时，可以尝试用夹板固定骨折部位。

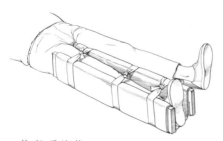

如果骨折部位出血，可以通过按压进行止血，至少按压 15 分钟。可以的话，抬高骨折部位有助于止血。如果仍然持续出血，继续按压骨折部位直至止血。

将坚硬的物品，如木头、塑料或金属当成夹板。夹板的长度应长于受伤部位，且延伸至该部位的上下关节。如果有条件，可在夹板下方放置衬垫（译者注：防止形成压疮）。

如果患者出现头晕、脸色苍白或呼吸浅促的症状，可按照休克的情况来处理，即让患者躺平并抬高双腿，给患者盖上毯子以保暖。如果患者出现呕吐，可让患者朝向健侧侧卧。

症状和体征

● 骨折部位肿胀、淤青。

● 骨折部位畸形。

● 在移动或按压骨折部位时疼痛加剧。

● 骨折部位丧失功能。

● 断骨穿透软组织并刺破皮肤。开放性骨折可能发生感染，因此在用夹板固定前，应该用无菌纱布包扎伤口。关于骨折的更多信息详见第 143 页。

■ 扭伤

当剧烈的扭转或拉伸使关节的活动超出正常范围时，关节就会发生**扭伤**（sprains）。扭伤是韧带过度拉伸的结果，在严重的情况下可能发生韧带撕裂。扭伤的常见症状如下。

- 受伤部位出现疼痛且存在压痛。
- 受伤部位迅速肿胀，可能伴有皮肤颜色出现异常。
- 受伤部位功能受损。

大多数轻微的扭伤可自行处理。不过，如果受伤部位发出断裂声，并且关节活动很快出现异常，则需要立即寻求紧急医疗救治。关于扭伤的更多信息详见第 141 页。

创伤：头部外伤

有些头部外伤患者需要住院治疗。不过，大多数头部外伤都是比较轻微的。简单的头部割伤和擦伤可以用最基础的急救方法进行处理。

当患者受到**头部外伤**（head injury）时，不要挪动其颈部，因为颈部也可能受到损伤。冷静地等待急救人员到达，以确保患者能被安全地转移。只有当患者处于极度危险的情况下时，才能用手固定患者的头部和颈部以使其移动。需要接受急救的严重头部外伤包括以下几种。

脑震荡

当头部受到硬物撞击或因跌倒而撞到头部时，可能发生**脑震荡**（concussion）——撞击使颅骨内的脑组织突然发生位移。有些脑震荡可能导致意识丧失，不过大多数不会。脑震荡患者通常会出现眩晕或意识模糊的症状，也常伴有失忆、重复性语言和呕吐等症状。

颅内出血

颅内出血指颅骨和大脑之间的血管因破裂出血而形成的血肿压迫脑组织造成的创伤。症状可能在头部受到撞击的几小时至几周内出现，不过患者通常不会出现开放性创伤、淤青或其他体征。症状包括头痛、恶心、呕吐、意识改变和两侧瞳孔不等大等。患者如果未能及时接受诊治，可能出现昏迷、意识丧失，甚至死亡。

颅骨骨折

这种创伤可能看起来不明显，你需要观察患者是否出现以下症状。

- 耳后或眼周出现淤青或变成其他颜色。
- 鼻子或耳朵流出血液或其他体液。
- 两侧瞳孔不等大。
- 颅骨畸形，包括隆起或凹陷。

急诊救治

如果出现以下情况，需要拨打急救电话。

- 头部或面部严重出血。
- 意识改变，哪怕只是短暂的。
- 呼吸不规律或费力，甚至停止。
- 意识模糊、失去平衡、肢体无力或说话不清。
- 多次呕吐。

警告

在急救人员到达之前，请不要移动患者。让患者保持平卧，并时刻观察患者的呼吸和意识是否出现异常。如果患者的脉搏或呼吸停止，应立即实施心肺复苏（详见第 12 页）。如果患者的任何部位出血，应立即按压止血。

一般症状

- 头晕和晕厥
- 疲劳
- 发热
- 疼痛
- 睡眠障碍
- 出汗和体味
- 异常的体重变化

　　头晕、晕厥、疲劳、发热、疼痛、睡眠障碍、出汗和异常的体重变化在医学上被称为一般症状，因为它们通常会影响全身，而不仅影响人体的特定部位或系统。本章将阐述出现这些症状的常见原因，并提供自我照护的方法和就医的建议。

头晕和晕厥

很多原因都可能导致**头晕**（dizziness），这些原因包括药物的副作用、感染和压力。大多数头晕是轻微、短暂且无害的。实际上，头晕包括一系列不同的感觉。

眩晕和失衡

眩晕指你自己或你周围的环境在旋转的感觉。你可能感觉房间在旋转，也可能感觉自己的头部或身体在旋转。眩晕通常与内耳有关。内耳中有非常灵敏的位觉感受器，它能感知身体的运动。病毒感染、创伤或其他干扰因素都可能导致位觉感受器向大脑发送错误的信息。

失衡指你必须扶住或抓住某个物体才能保持平衡的感觉。严重的失衡可能导致无法站立。

头重脚轻和晕厥

头重脚轻指意识模糊、出现漂浮感或几乎要晕过去的感觉。晕厥是一种突然的、短暂的意识丧失。当大脑得不到足够的血液和氧气时，人体就会出现这种情况。

在平躺后，血液就会流向大脑，人体可在大约 1 分钟内恢复知觉。部分疾病，如心脏病、严重的咳嗽和循环系统疾病，也可能导致晕厥。此外，晕厥可能与以下情况有关。

- 服用治疗高血压和心律不齐的药物。
- 大量出汗、呕吐或腹泻导致脱水。
- 极度疲劳。
- 听到坏消息、遭遇意外或承担过大的压力，如看见大量血液。

当你从坐位或平卧位迅速转为直立位时，血压会快速下降，这种情况被称为**直立性低血压**（orthostatic

hupotension，又称体位性低血压）。每个人可能都经历过轻微的直立性低血压——你会感到头晕（尤其是轻微眩晕），不过这些症状通常会在几秒内消失。直立性高血压也可能发生在刚进行完热水浴或服用降压药的人身上。在严重时，直立性高血压会导致眼前一黑或晕厥。

自我照护

你如果感觉头晕，请躺下或坐下。在躺下后，你可以略微抬高下肢，以促使血液回流到心脏。如果无法躺下，就坐下并使身体向前倾，然后将头部放在两个膝盖之间。

预防措施

● 在起身或改变姿势时，将动作放缓，特别是在从一侧向另一侧翻身或由平卧位转为直立位时。在早上起床之前，在床边坐 1~2 分钟。

● 进行自我调节。在炎热和潮湿的环境中活动时，要注意休息。选择与环境温度相匹配的服装，避免过热。

● 充分喝水，避免脱水。除非医生要求你限制水的饮用量，否则你每天应喝 1400~1800 毫升的水。

● 避免摄入咖啡因、酒精，避免服用非法药物，不要吸烟。

● 如果感到头晕，请勿驾驶汽车或操作危险设备。

● 检查服用的药物，向医生咨询是否需要调整药物。

医疗救助

持续数周或数月的轻度头晕可能是由神经系统疾病引起的。突然出现的恶心、呕吐、头晕（尤其是眩晕）、复视可能是由脑出血造成的，需要进行紧急救治。

许多因素都会导致头晕，因此医生通常需要依靠详尽的病史和相关检查才能做出诊断。治疗突发性眩晕的方法包括避免保持或做出会引发眩晕的体位或动作，以及进行药物治疗。医生也可能建议你进行耳石复位治疗（前庭康复训练）。

如果患者出现以下情况，请立即拨打急救电话。

● 意识丧失。

● 晕厥或头晕伴有胸痛或头痛、呼吸困难、肢体麻木或瘫痪、持续无力、心律不齐、意识模糊、反应迟钝、记忆丧失、癫痫发作、恶心、呕吐、言语不利、视物模糊、肢体失去协调、大便带血（有时为柏油便）及其他失血迹象。

在急救人员到达之前，请按照以下方法进行处理。如果患者在晕厥时处于坐位，使其躺平；如果患者处于卧位，使其仰卧；如果患者呕吐，则使其侧卧。将患者的双腿抬至略高于头部的高度，松开过紧的衣物，注意观察患者的呼吸。如果患者的呼吸停止，则情况较为严重，应立即实施心肺复苏（详见第 12 页）。

当存在以下情况时，即便情况并不紧急，也请及时就医。

● 头晕严重、持续时间长（数天甚至超过 1 周）或反复发作。

● 正在服用治疗高血压的药物。

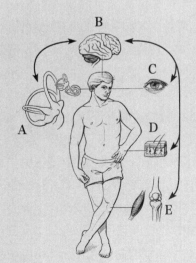

人体如何保持平衡？

人体保持平衡需要各个部位协调运动。如果要保持平衡，大脑必须处理并理顺来自眼睛、神经、肌肉、肌腱和内耳的信息。只有这些人体部位协同工作，人体才能保持直立，并在活动时保持平衡。

许多与头晕有关的问题都是由内耳的问题导致的。不过，其他部位出现问题也会导致头晕（尤其是失衡）。

A. 内耳中控制人体平衡的主要结构。

B. 大脑中负责接收、汇总来自人体各个部位的信息，并将其反馈给各个部位的结构。

C. 眼睛中记录人体所处的位置和周围的环境的结构。

D. 在触摸物体时，皮肤中向大脑传递环境信息的传感器。

E. 肌肉和关节会告知大脑人体在进行何种运动。

疲劳

大多数人都有过**疲劳**（fatigue）的感觉。整个周末都忙于做家务、陪孩子玩耍一天或在办公室工作一天都难免会让人感到疲劳。这种生理和心理上的疲劳是正常的，你可以通过休息或运动来恢复活力。不过，如果你总是感到疲劳或筋疲力尽，那么问题可能比单纯的疲劳严重得多。疲劳如果不伴有其他症状，通常难以找到原因。慢性疲劳的常见原因是缺乏规律的运动（运动失调）。这个问题可以通过逐渐增加运动量、实施运动计划来解决。

疲劳可能与生理或心理失调有关。生理上的疲劳通常在晚上表现得更加明显，睡个好觉即可得到有效缓解；心理上的疲劳通常在晨起时表现得更加明显，随后逐渐减轻。

常见原因

生理疲劳的常见原因如下。

- 不良的饮食习惯；
- 缺乏睡眠；
- 体形过瘦或过胖；
- 工作环境和生活环境闷热；
- 一氧化碳中毒；
- 服用某些非处方药，如止痛药、止咳药、感冒药、抗组胺药、抗过敏药、安眠药和晕车药等；
- 服用或注射某些处方药，如镇静剂、肌肉松弛剂、镇痛药、避孕药和降压药；
- 脱水。

疲劳可能是下列疾病的早期症状。

- 红细胞计数偏低（贫血）
- 甲状腺功能减退（甲减）
- 癌症
- 糖尿病

● 急性或慢性感染　　　● 酒精中毒

● 心脏病　　　　　　　● 类风湿性关节炎

● 睡眠障碍

● 电解质紊乱（血液中无机盐的浓度，如钠、钾和其他矿物质的浓度太高或太低）

上述疾病还可能伴有肌肉疼痛、全身疼痛不适、恶心、体重减轻、畏寒和气短等症状。

心理疲劳的常见原因如下。

● 心理压力过大，尤其是在遇到想拒绝却不能拒绝的情况时；

● 无聊或缺乏来自家人、朋友或同事的鼓励；

● 遭遇重大变故（如失去配偶或失业）、搬家或家庭经济困难；

● 抑郁；

● 孤独；

● 感情问题长期未被解决；

● 压抑的愤怒找不到出口。

自我照护　　　在就医之前，你可以尝试采用以下生活方式，疲劳可能很快消失。

● 保证充足的睡眠——连续睡眠 7~8 小时。

● 制订睡眠时间表——每天按时睡觉、按时起床。

● 让自己休息、放松，并邀请其他人一起这样做。

● 根据每个行程的优先级规划日程。

● 找出自己的压力来源，并尝试减轻压力（详见第 336 页"如何控制压力"、第 372 页"缓解压力"）。

● 逐步加强运动。40 岁以上的人在进行高强度运动前，要向医生咨询（详见第 327 页"体育运动与健康"）。

● 无论是在家还是在办公室，都要多呼吸新鲜空气。

● 均衡饮食，多吃水果、蔬菜和全谷物食物，少吃富含脂肪的食物。吃健康的早餐，保证每餐都按时进行。

● 你如果体重超标，则应制订健康的减重计划，不要采用极低热量饮食法，否则会导致营养不良并加重疲劳。

● 多喝水。如果尿液是透明的或呈淡黄色，则说明你的饮水量是充足的；如果尿液是深黄色的，则说明你需要喝更多的水。

● 检查正在服用的药物（包括处方药和非处方药）以确定疲劳是否是某些药物的副作用。

● 戒烟。

● 减少或拒绝摄入含酒精、咖啡因和其他影响睡眠或容易引起疲劳的物质。

医疗救助

如果在充分休息后仍然感到疲劳，并且疲劳持续 2 周或以上，则表明你可能存在健康问题，请去医院就诊。

儿童照护

睡眠需求因人的年龄而异。如果孩子因疲劳而拒绝进行平常喜欢的活动，请向医生咨询。

什么是慢性疲劳综合征？

慢性疲劳综合征（chronic fatigue syndrome），也被称为系统性运动不耐受疾病，目前人们对它的认识尚不深入。它会导致人的精力消耗殆尽，并可能持续数年。原本健康、充满活力的人可能感到强烈的疲劳、关节和肌肉疼痛、淋巴结痛和头痛。

如今，慢性疲劳综合征的病因尚不明确，不过它存在很多可能的诱因，如感染、内分泌失调、心理因素，以及免疫系统或神经系统异常。

慢性疲劳综合征的治疗旨在缓解症状，通常对患者使用抗炎止痛药，如布洛芬，不过通常疗效甚微。小剂量的抗抑郁药有助于缓解慢性疾病伴发的疼痛和抑郁，还能改善睡眠质量。

慢性疲劳综合征可能导致身材变化，进而使疲劳感持续存在。因此，适当的运动是至关重要的，这有助于预防或减轻由长期不运动引起的肌无力。此外，认知行为疗法有助于控制并减轻慢性疾病导致的功能障碍。

发热

在健康的情况下，人的体温一直处于变化中，这种变化是正常的。人的体温平均为 37 ℃，平时可能上下波动 1 ℃或更多——通常，人的体温早上较低，下午较高。此外，女性的体温会随着月经周期而发生变化。

注意，有些人在健康时的体温也会达到 38 ℃。请检查家庭成员在健康状态下的体温，以了解他们的正常体温范围。通常，如果体温达到 38 ℃或更高，就被视为**发热**（fever）。

发热的原因

发热本身不是一种疾病，而是一个信号，它提示人体内部出现了某些问题。

最可能的情况是人体正在对抗由细菌或病毒引起的感染，因为发热有助于人体对抗感染。此外，发热也可能是由药物、恶性肿瘤或炎症引起的。有时，你可能不知道自己为什么发热。此时，请不要急于退热，因为退热可能掩盖真正的病情，延误诊断。

你如果认为发热并非感染所致，请向医生咨询。发热的常见原因有以下几种。

● 感染（如尿路感染，症状为尿频或尿痛）、链球菌性咽喉炎或扁桃体炎（通常会出现喉咙痛）、鼻窦炎（眼眶上方或下方疼痛）、支气管炎或肺炎（咳嗽和胸闷），以及牙周脓肿（口腔内部压痛）；

● 传染性单核细胞增多症，伴有疲劳；

● 感染境外的疾病；

● 中暑或严重晒伤。

警告

除非儿科医生明确建议，否则不要给 18 岁以下的未成年人服用阿司匹林。

在某些罕见的情况下，给感染病毒的未成年人服用阿司匹林会导致严重（甚至致命）的并发症——瑞氏综合征（Reye's syndrome）。

自我照护

在发热时，可以尝试用以下方法缓解症状（儿童照护的方法详见下页"儿童照护"）。

● **大量饮水**。发热会导致水分流失甚至脱水，你可以大量饮用水、果汁或电解质饮料。

● **休息**。充分休息是必要的，活动会导致体温继续升高。

● **服用对乙酰氨基酚或布洛芬等退热药**。按照药物说明或医生处方中的剂量服用。若无医嘱，不要同时或交替服用对乙酰氨基酚（泰诺等）和布洛芬。避免过量服用退热药，大剂量或长时间服用退热药可能导致肝脏或肾脏损伤，一次性服药过多甚至可能致命。如果孩子在服药后仍无法退热，请不要让孩子继续服药，而应及时就医。当体温低于 38.9 ℃时，除非医生建议，否则不要服用退热药。轻度发热有助于人体消灭病毒，如感冒病毒。

● **泡温水浴**。在温水中泡 5~10 分钟可以降低体温，尤其是在高热时。当孩子发热时，可以用浸水的海绵为其擦拭身体，不过不要使用酒精。在泡温水浴或擦拭身体时，如果出现寒战，应停止沐浴并擦干身体，因为寒战会使肌肉收缩产热，从而进一步提高人体内部的温度。

医疗救助

在发热时，如果出现以下情况，特别是咳痰、腰痛、皮肤发红、尿痛或腹泻，请立即就医。

● 体温超过 40 ℃；

● 体温超过 38.9 ℃并持续 48 小时以上；

● 发热持续 3 天以上或在退热 24 小时后再次发热。

发热只是某些疾病的表现，老年人或免疫力低下的人在生病时更可能发热。在就医时，记得告诉医生你周围的人是否患传染性疾病，如流感、麻疹和腮腺炎。

如果发热伴有以下症状，请立即拨打急救电话。

- 剧烈头痛或眼睛对强光异常敏感；
- 喉咙严重肿胀，以致呼吸困难或吞咽困难；
- 在低头时，颈部明显僵硬和疼痛；
- 持续呕吐或严重腹泻；
- 精神错乱、极度倦怠或烦躁。

儿童照护

如果婴儿发热并伴有囟门凸起，请拨打急救电话。当 3 个月以下的婴儿的直肠温度达到 38 ℃或以上时，请立即联系急救人员。

6 岁以下的儿童如果体温骤升或骤降，可能出现惊厥（发热惊厥）发作。通常，惊厥发作不会持续 5 分钟以上。在孩子出现惊厥时，请将孩子放在地上，并使其保持侧卧位，以防孩子跌倒造成二次伤害。不要在孩子的嘴里放任何东西或试图阻止惊厥发作，而要立即带孩子就医。如果这是孩子第一次惊厥发作或惊厥发作持续 5 分钟以上，请立即拨打急救电话。

有时，孩子在出牙期或接种疫苗后也会出现低热。发热伴有耳痛表明孩子可能存在中耳感染，请向医生咨询是否需要进行药物治疗。

让孩子多喝水。1 岁以下的婴儿可以饮用电解质水，也可以食用电解质冰棒。

如何给儿童测量体温？

不要使用水银体温计，因为水银可能意外泄漏。建议给儿童使用以下几种电子体温计。

直肠体温计。适用于婴儿及 4 岁以下的儿童。

- 用酒精或肥皂水清洗体温计的测量端，并在上面涂抹少许润滑油，如石蜡油；
- 让孩子保持俯卧位；
- 打开体温计并小心地将测量端插入孩子的肛门内 1.3~2.5 厘米；
- 握住体温计，让孩子保持静止约 1 分钟，直到体温计发出提示音，此时即可取出体温计并读数。

口腔体温计。适用于 4 岁及以上的儿童。

● 用酒精或肥皂水清洗体温计的测量端；

● 打开体温计，将测量端朝向孩子的口腔后部，放在舌下；

● 让孩子保持静止约 1 分钟，直到体温计发出提示音；

● 取出体温计并读数。

耳温计。一种用于测量耳内温度的仪器，适用于 3 个月至 4 岁的儿童。

● 将耳温计的测量端轻置于孩子的耳道中，并确保放置位置正确；

● 按下"开始"键，在数秒后即可读出数值。

颞动脉（前额）体温计。该体温计使用红外扫描仪来测量体温，扫描额头即可测温，适用于 3 个月以上的儿童。

疼痛

疼痛是生活的一部分。当手指被门夹到、手背被炉子上的锅烫到或脚踝扭伤时，人都会感到疼痛。疼痛分为急性疼痛和慢性疼痛。

急性疼痛是暂时的。它可能是轻微的、短暂的，如刺痛，也可能是严重的，需要数周或数月才能痊愈，这主要取决于受伤的严重程度及痊愈需要的时间。烧伤、肌肉拉伤或骨折等都会产生急性疼痛。

慢性疼痛是持续的。它可能在伤口愈合后依然持续存在，也可能在人体未受到损伤时持续存在。通常，持续时间超过 6 个月的疼痛即为慢性疼痛。许多老年人都存在慢性疼痛导致的失眠问题。

慢性疼痛可能是难以忍受的，不过你可以学习如何应对慢性疼痛，以保证日常生活正常进行，并使日常生活更加充实、愉悦。充分了解疼痛，进行药物治疗和其他治疗都有助于缓解疼痛。

控制疼痛的重点是了解疼痛。

为什么疼痛不会停止？

当人体受伤或感染时，皮肤、关节、肌肉或内脏的特殊神经末梢会向大脑发送信息，告诉它人体受到了伤害或负面

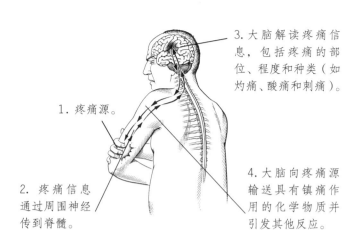

3. 大脑解读疼痛信息，包括疼痛的部位、程度和种类（如灼痛、酸痛和刺痛）。

1. 疼痛源。

2. 疼痛信息通过周围神经传到脊髓。

4. 大脑向疼痛源输送具有镇痛作用的化学物质并引发其他反应。

刺激。特殊神经纤维会立即告诉大脑疼痛的部位、程度和种类（如灼痛、酸痛和刺痛）。

大脑会解读这些信息，并发出指令阻止身体继续做出会导致疼痛的事情。例如，你如果触摸到灼热的东西，大脑就会给肌肉发出收缩的指令，这样你的手就会缩回来。

在引起疼痛的原因消失（如伤口愈合）后，大脑就会向神经细胞发送信息，让神经细胞停止发送疼痛信息。不过，这种机制有时会失灵，就像一扇本应关闭的门长期打开一样。由于某种原因，神经系统在伤口愈合后的数月甚至数年内仍然持续向大脑传递疼痛信息，这就会导致慢性疼痛。

情绪和行为在疼痛中的作用　疼痛不仅是生理上的感觉，还是心理上的感受。不同的人对疼痛的敏感程度不同，因此对疼痛的反应也不尽相同。

长时间被疼痛折磨会使人产生强烈的消极情绪，如恐慌、害怕、悲伤、焦虑和愤怒。疼痛会使人变得沮丧、易怒，带来抑郁和失望的情绪。这些情绪和疼痛一样挥之不去，会使人仿佛变成另一个人。

言语和行为的变化不仅会影响人们的自我价值感、人际关系和身体状态，还会消耗体力，加剧疼痛。

寻找积极的方法来应对疼痛，对生理和心理都有益处。

■ 慢性疼痛的常见形式

慢性疼痛会使人变得虚弱无力，不过很多方法都可以有效地控制慢性疼痛。控制慢性疼痛的关键在于仔细地寻找引发慢性疼痛的原因并接受相应的治疗。对急性疼痛（如在手术后或患带状疱疹后出现的疼痛）进行及时、有效的治疗通常可以预防慢性疼痛。如果已经患有慢性疼痛，你依然有许多治疗方法可以选择。以下是慢性疼痛常见的形式。

背痛（back pain）。在美国，腰痛是工伤致残最常见的原因，也是失业的主要原因。顽固的背痛存在多种原因，包括肌肉劳损和痉挛、身体功能减退、脊柱病变（如椎间盘突出症）和退行性疾病（如骨关节炎）等（详见第 86 页"背部和颈部"）。

头痛。最常见的头痛是**紧张性头痛**（tension-type headache），不过医生也无法确定它是否由肌肉紧张引发。紧张性头痛的发生和发展并非全部与压力有关。**偏头痛**（migraine）引发的搏动性疼痛可能与大脑血管的变化有关。遗传因素、药物、酒精、某些食物、劳累、焦虑和抑郁都可能引发偏头痛（详见第 132 页"头痛"）。

关节炎。关节炎是各种关节炎症的总称。**骨关节炎**（osteoarthritis）通常影响膝盖、手部、臀部和脊柱的关节中的软骨。**类风湿性关节炎**（rheumatoid arthritis）指关节周围和关节内部的炎症，通常影响手部和脚部的关节（详见第 248 页"关节炎"）。

纤维肌痛。**纤维肌痛**（fibromyalgia）主要表现为全身出现广泛性疼痛并存在压痛。与关节炎不同，纤维肌痛会引起关节周围的肌肉和组织疼痛，而不会引起关节本身疼痛。其症状可能突然出现或消退，不过通常不会完全消失（详见第 146 页"纤维肌痛"）。

神经痛。神经痛是由周围神经损伤引起的。周围神经从脊髓一直延伸到手臂、手部、腿部和脚部。**周围神经病变**（peripheral neuropathy）可能发生在受伤或患上慢性疾病（如糖尿病）后。神经痛是最难治疗的疼痛类型之一。

肠易激综合征（irritable bowel syndrome）。肠易激综合征是一种复杂的下消化道疾病，可导致腹痛、腹胀和反复发作的腹泻或便秘（详见第 108 页"肠易激综合征"）。

如何刺激人体释放天然止痛物质？

研究结果表明，有氧运动可以刺激内啡肽的释放，而内啡肽是人体内的天然止痛物质。它是一种类似吗啡的止痛物质，能向神经细胞发送止痛的信息。有氧运动的时间似乎比强度更加重要，每周 5~6 天、每天 30~45 分钟的低强度有氧运动即可产生减轻疼痛的效果。注意，要逐渐增加运动量，每周运动 3~4 天也能起到一定的止痛效果。

你如果属于下列人群，在实施某项强度高于步行的运动计划前，请向医生咨询。

- 年龄超过 40 岁；
- 经常久坐不动；
- 存在患冠状动脉疾病的风险；
- 患有慢性疾病。

自我照护

在排除或治疗严重的疾病后，以下方法可以帮助你更好地控制慢性疼痛。

- **适当运动**。专注地做力所能及的事情，寻找新的兴趣爱好和休闲活动，每天适当运动。在初期，运动可能引起一些疼痛，不过这不会给人体造成更多损伤或加重慢性疼痛。对关节炎患者来说，运动可以扩大关节的活动范围。锻炼背部和腹部的肌肉有助于缓解或预防背痛。注意，运动要循序渐进，最终增加到每周 3~4 次、每次 20~30 分钟。

- **与他人保持联系**。如果能获得来自关心你的家人和朋友的支持，你就能更加容易地控制慢性疼痛。与家人和朋友保持联系，例如参加家庭聚会、参加子女或孙辈举行的活动、与朋友一起参加社交活动、参加社区活动或其他志愿活动等。

- **关注个人的健康状况**。保持健康的体重、充足且规律的睡眠和健康的饮食。增加营养物质的摄入、减少热量的摄入的最佳方法是多吃植物性食物，如蔬菜、水果和谷物。

- **学会减压和放松**。在疼痛时，人应对生活压力的能力会减弱。压力会使人做出一些加剧疼痛的行为，如绷紧肌肉。简而言之，疼痛会加重压力，压力又会加剧疼痛。不过，压力来源于人对事物的反应，而非来源于事物本身。你可以采取一些措施以更好地减压，也可以学习放松的技巧，如进行呼吸放松练习、尝试逐渐放松肌肉或想象令你感到轻松的视觉画面。此外，一次恰到好处的按摩也可以让肌肉放松，并让你获得舒适感（详见第336页"如何控制压力"）。

医疗救助　如果慢性疼痛的性质发生变化，如程度增加或出现刺痛、麻木等新的症状，请及时就医，让医生重新评估病情。

如何安全地服用止痛药？

有些非处方药，如阿司匹林、布洛芬和对乙酰氨基酚，可以有效地控制慢性疼痛。它们能通过干扰疼痛信息的产生、传递或解读等多种方式来控制慢性疼痛。

为了安全地服用止痛药，请注意以下事项。

● 在服药前仔细阅读药物说明、注意事项和警告事项，切勿超量服药。

● 若无医嘱，成人不得连续服药超过10天，儿童和青少年则不得超过5天。

● 若无医嘱，处于孕期最后3个月的孕妇不得服用阿司匹林、布洛芬或萘普生。阿司匹林可能导致孕妇和胎儿出血。若无医嘱，儿童也不得服用阿司匹林。

● 如果对阿司匹林过敏，请向医生或药剂师咨询自己适合服用何种止痛药。关于止痛药的更多信息详见第391页。

■ 慢性疼痛的治疗

医学的进步为控制慢性疼痛提供了多种的疗法。

手术治疗。在某些情况下，手术有助于减轻慢性疼痛。然而，在很多情况下，手术并不适用。

介入治疗。在某些情况下，医生可以在放射线的引导下向慢性疼痛部位的附近注射药物以减轻慢性疼痛。不过，在进行介入治疗前，医生通常会优先尝试其他疗法。介入治疗还包括在人体内植入一个小型装置，如神经刺激器或药物泵，以帮助控制慢性疼痛。

药物治疗。根据疼痛的严重程度和病因选用不同类型的药物来控制慢性疼痛。

物理治疗。物理治疗侧重于通过进行规律的运动以减轻慢性疼痛，患者可以选择柔韧性训练、有氧运动和力量训练。物理治疗基于人体力学，可以通过帮助患者学习正确使用肌肉和关节的方法来控制慢性疼痛。

认知行为疗法。这种疗法侧重于分析慢性疼痛对认知、行为、感受和人际关系的影响，并采取积极的方法来应对这些问题。

综合治疗。综合治疗包括瑜伽、按摩、冥想和针灸等方法。

康复治疗。康复治疗包括恢复运动功能和学习新技能。

跨学科疼痛治疗计划。它有时被称为多学科疼痛康复计划，其中包括各种非手术治疗，如上述的许多疗法。它以多个学科门诊合作的方式帮助患者寻找疼痛源、控制慢性疼痛和改善人体功能。

睡眠障碍

■ 失眠

浅睡眠
身体动作减少，人易惊醒。

快速眼动睡眠
人常会做梦，心率加快。在第一个睡眠周期大约持续 10 分钟，在最后一个睡眠周期持续 20~30 分钟。

睡眠周期
通常，人在每晚有 4~6 个睡眠周期，每个周期持续 70~90 分钟。

过渡期睡眠
人在睡眠的大多数时间都处于这个阶段。

深睡眠
人难以被唤醒，处于恢复精力的阶段。在前几个睡眠周期持续 30~40 分钟，在后几个睡眠周期持续时间较短。

在 70 多种睡眠障碍中，**失眠**（insomnia）是最常见的一种。失眠包括入睡困难、浅眠或早醒后再难入睡。它可能是短期的，也可能是长期的。它既可能是某种疾病的症状之一，也可能是一种单独的疾病。失眠常见的原因有以下几点。

● 与工作、学习、健康或家庭有关的压力；

● 行为性失眠——常发生在过度担心无法入睡、努力尝试入睡时；

● 抑郁和焦虑；

● 服用兴奋剂（含咖啡因或尼古丁）、某些草药、某些处方药或某些非处方药；

- 过量摄入酒精；
- 生活环境或工作时间发生变化；
- 长期服用安眠药；
- 慢性疾病，如纤维肌痛、复杂的神经和肌肉疾病。

自我照护

- 制订规律的睡眠时间表，并认真执行。
- 睡前避免进行剧烈运动。
- 不要在床上工作，也不要睡前玩手机或电脑。
- 在睡前的 1~2 小时洗个温水澡。
- 避免或减少摄入咖啡因、酒精和尼古丁。午后喝咖啡或抽烟可能导致晚上无法入睡。酒精虽然会让人困倦，但也可能导致睡眠过浅或频繁醒来。
- 睡前避免暴饮暴食。晚饭吃得太晚会影响睡眠，睡前少饮水以避免起夜。
- 保证睡眠环境黑暗、安静、温度适宜。在必要时，可使用眼罩和耳塞。轻微的环境声音，如风扇转动的声音，可能有助于入睡。
- 尝试运用缓解压力的小技巧（详见第 339 页）。
- 避免服用含咖啡因的药物或其他兴奋剂，如伪麻黄碱。查阅药物说明或向医生咨询，以了解你正在服用的药物是否影响睡眠。
- 如果在上床 30 分钟后仍然无法入睡，可以起床，直到困意来袭再回到床上，不过不要改变起床时间。
- 记录睡眠情况。如果持续 1~2 周无法入睡，请向医生咨询。
- 如果疼痛影响睡眠，请向医生咨询。

儿童照护

尿床（bed-wetting，也称"遗尿"）会让孩子在夜间醒来。在 7 岁前，孩子在夜间控制排尿的能力还不完善。如果孩子持续尿床，要理解孩子并保持耐心，在必要时向儿科医生咨询。

噩梦（nightmares）可能是对白天感到的压力或受到的创伤的反应。在孩子做噩梦后，应该安抚孩子。

夜惊（night terrors）相对比较少见，通常有家族遗传倾向。睡着的孩子可能惊叫着醒来，却不记得梦到了什么。情绪紧张会增加夜惊的发生概率。在孩子出现夜惊后，可以向医生咨询，不过不必过分担忧。

梦游（sleepwalking）有家族遗传倾向，表现为在熟睡时四处走动。如果孩子在梦游时可能做出危险的举动，要提前做好保护措施，如锁上大门。在必要时，请向医生咨询。

如何正确小睡？

如果晚上失眠，中午最好不要小睡。不过，如果小睡能让你恢复精力，那么请注意以下事项。

● **时间要短**。小睡的时间应限制在 20~30 分钟。小睡的时间过长会影响夜间睡眠。

● **如果无法入睡，就闭目养神**。躺一会儿，想些其他事情。

● **不要依赖小睡**。保证晚上睡眠充足很重要，不要依赖小睡来补足睡眠时间。

■ 其他睡眠障碍

如果睡眠期间呼吸时而暂停，你可能患有**睡眠呼吸暂停**（sleep apnea）。如果晚上睡眠期间打鼾声音很大，且白天极度困倦，你则应就医。你可能没有意识到自己患有睡眠呼吸暂停，实际上这是一种严重的疾病，它会增大患高血压、心脏病和脑卒中的风险。当喉部的肌肉松弛时，气道会变得狭窄或发生阻塞，从而导致阻塞性睡眠呼吸暂停。减重、俯卧位或侧卧位睡眠、睡前避免饮酒都有助于减少阻塞性睡眠呼吸暂停。医生可能建议你在睡觉前戴上特制的口鼻面罩，这种面罩能提供正压空气，让你的气道保持通畅。

在睡觉时磨牙或咬牙（**磨牙症**，bruxism）与压力有关。你可以请牙医判断是否需要调整牙齿的咬合关系并戴上磨牙牙套以避免牙齿继续磨损。同时，寻找压力的来源，并学习缓解压力的小技巧（详见第 339 页）。

嗜睡可以通过白天小睡和实施规律的睡眠计划来控制。你应清淡饮食，多吃蔬菜，早上或上午喝一些含咖啡因的饮料（如咖啡或茶）。白天嗜睡表明你可能患有睡眠障碍，如睡眠呼吸暂停。在必要时，请向医生咨询。

不宁腿综合征（restless legs syndrome，RLS）表现为难以控制地不停地移动双腿，通常发生在刚准备睡觉时，甚至可能持续整夜，这会严重影响睡眠质量。你可以起床走动，尝试运用放松肌肉的方法或睡前洗个热水澡。如果症状严重，请及时就医。此外，你可以检查血液中铁的含量，因为缺铁也可能引发或加重不宁腿综合征的症状。

出汗和体味

出汗（sweating）是人体散热的正常反应。出汗的多少因人而异，许多女性在更年期出汗较多，饮用热饮或含酒精、咖啡因的饮料也可能短暂地导致出汗增多。

对大多数人来说，出汗仅是个小问题。不过，对有些人来说，腋窝、手脚出汗却是个大麻烦。汗液一般是无味的，不过当细菌繁殖并将人体的分泌物分解时，汗液散发的味道则会令人不快和反感。情绪、活动、激素和某些食物（如咖啡因）都会影响出汗和体味。

出冷汗通常是人体对严重疾病、焦虑或剧烈疼痛做出的反应。如果出冷汗伴有头晕、胸痛或胃痛，应立即就医。

自我照护

● **选用天然材料制成的贴身衣物**，特别是棉质衣物。

● **每天洗澡**。抗菌肥皂可能有助于减轻体味，不过它有一定的刺激性。

● **尝试使用含氯化铝或硫酸铝的非处方产品，如止汗喷雾和止汗剂。**

● **汗脚**患者可选择透气的天然材料制成的鞋子，如皮鞋。穿合适的袜子以保持双脚干燥，如穿吸汗能力较强的棉袜或羊毛袜。每天更换 1~2 次袜子，每次更换前都要将脚部彻底擦干。在洗完澡后也要将脚部擦干，因为脚趾之间的潮湿环境有利于细菌繁殖。可以用药店售卖的爽足粉来吸汗，也可以将双脚晾干。在适当的时候，可以不穿鞋或时常脱下鞋子晾脚。女性应该穿棉质的连裤袜。

● **在腋窝出汗时**，可以使用止汗剂，不过止汗剂可能造成局部刺激。此外，0.5% 的氢化可的松乳膏（非处方药）可能有所帮助，不过要向医生咨询如何涂抹。

● **睡前在出汗的手掌或脚掌上涂抹止汗剂**，如无香止汗剂。

● **尝试采用离子导入法**。这种疗法指用以电池供电的设备将低电流传送到出汗部位，可能对止汗有一定的帮助。不过，其效果可能并不优于止汗剂。

● **避免食用含咖啡因等物质的食物**及具有强烈气味的食物，如大蒜和洋葱。

医疗救助　　医生可能给你开具处方止汗剂。此外，多次注射肉毒毒素可降低汗腺的活性。在极少数情况下，如果仅是腋下大量出汗，可以考虑通过手术切除腋下的汗腺。当症状严重时，可以考虑进行内窥镜下胸交感神经切除术——由神经外科医生主刀，切断脊椎旁刺激汗液过量分泌的交感神经。

当没有明确原因而大量出汗或夜间出汗时，请向医生咨询。感染、甲状腺功能障碍和某些癌症都可能导致人体出汗异常。

如果大量出汗伴有气短，需要立即就诊，因为这可能是心脏病发作的警示信号。

在少数情况下，体味变化是人体患病的表现之一。例如，水果味的体味可能是患糖尿病的表现，氨味的体味可能是患肝脏疾病的表现。

异常的体重变化

在大多数情况下，体重变化的原因是显而易见的。通常，体重变化的原因是进食量或活动量发生变化。此外，疾病也会影响体重。体重在6个月内不明原因地变化5%~10%即属于显著的异常变化。如果出现不明原因的体重变化或体重变化得很快，请及时就医。

■ 体重增加

成人的体重增加是很常见的，且多为逐渐增加——每年增加几千克。控制饮食和规律运动可以阻止这种趋势。

如果体重快速增加，可能存在以下原因。

1. 饮食变化。 含酒精的饮料或苏打水的饮用量增加；大量食用高热量食品，如冰激凌、甜品和油炸食品；通过吃零食来加餐；大量食用快餐或熟食。

2. 活动量减少。 受伤导致活动受限；工作性质改变，由走动较多的变为久坐不动的；生活习惯改变，如不再爬楼梯上楼或不再步行上班。

3. 开始服用新药。 开始服用某些抗抑郁药、激素类药物（如雌激素、黄体酮和可的松）或其他药物。

4. 情绪变化。 过度焦虑、抑郁或压力过大都会影响活动量和进食量（详见第305页"抑郁"）。

5. 体液潴留。 可能导致体液潴留的疾病包括心力衰竭、肾衰和甲状腺疾病。留意组织出现水肿的表现，如感到戒指或鞋子变紧、踝关节变肿、出现不明原因的气短或夜尿增多。

自我照护

如果你存在以上第1~2种情况，请改善饮食习惯并增加运动量（详见第314页"体重：什么样才算健康？"、第320页"健康饮食"和第327页"体育运动与健康"）。如果在4~6周后仍未好转，或者开始服用新药、出现情绪变化或存在体液潴留（即以上第3~5种情况），则应就医。

■ 无法解释的体重下降

无法解释的体重下降（unexplained weight loss）指

体重在半年左右的时间内下降 10 %或更多，且原因不明。这种情况应引起重视，你需要考虑以下可能性。

1. 饮食变化。节食、吃饭太快、脂肪的摄入量显著减少、烹饪方法改变、进食时间改变或独自用餐都可能导致体重下降。

2. 活动量增加。工作变更、实施新的运动计划、日程较多且紧凑或季节更替都可能导致体重下降。

3. 食欲下降。压力、焦虑或潜在的疾病都可能导致体重下降。

4. 开始服用新药。开始服用某些抗抑郁药、兴奋剂等药物（含咖啡因或某些草药）都可能导致体重下降。

5. 情绪变化。抑郁、焦虑等都可能导致体重下降。

6. 其他情况。口腔问题、伴有口渴或多尿的尚未被控制的糖尿病、甲状腺功能过度活跃（甲状腺功能亢进）、消化功能紊乱（如消化不良）、伴有腹痛的消化性溃疡、引起腹泻和便血的炎症性肠病（如克罗恩病和溃疡性结肠炎）、癌症及感染（如人类免疫缺陷病毒感染或结核病）等都可能导致体重下降。

自我照护	你如果存在以上第 1~2 种情况，且不存在其他情况，请改善饮食习惯。要做到一日三餐均衡饮食，如需加餐或由于某些原因没有吃好正餐，可尝试服用一些膳食补充剂（具体情况请向医生或营养师咨询）。此外，可尝试用牛奶冲服营养粉，这是一种既方便快捷、营养均衡又比服用膳食补充剂更加实惠的方法。如果体重下降的趋势在 2 周后没有逆转或减缓，或者开始服用新药、出现情绪变化等，请及时就医。
儿童照护	孩子体重下降或生长迟缓表明其可能存在消化系统的问题。消化系统疾病会影响营养物质的消化和吸收，而营养物质摄入不足会导致生长发育迟缓和其他问题。此外，孩子可能患有其他疾病或存在饮食失调的情况。如果孩子出现不明原因的体重下降，请带孩子就医。

饮食失调：厌食、贪食和暴食

神经性厌食症（anorexia nervosa）是一种饮食失调，通常表现为限制进食量或在暴食后排空（主动诱发呕吐或滥用泻药）已经食用的食物，从而导致体重显著下降。**神经性贪食症**（bulimia nervosa）患者通常体重正常，因为他们会通过暴饮暴食和滥用泻药来控制体重。**暴食症**（binge eating disorder）患者通常会食用大量的食物。

饮食失调（eating disorders）常见于十几岁的女孩和年轻女性，也可见于男性和老年人。

厌食症

症状和体征如下。
- 体重急剧下降，体形消瘦；
- 极度害怕变胖；
- 过度节食或过量运动，抑或两者兼具；
- 否认饥饿，拒绝进食；
- 月经停止；
- 头发稀疏、质脆、易断或脱发；
- 急需进食和补充能量；
- 暴食并排空已经食用的食物，如通过催吐、滥用泻药或利尿剂、灌肠来排空食物。

厌食症的病因尚不明确，可能与生理和心理因素有关。若不加以干预，厌食症甚至会导致死亡。厌食症常规的治疗包括心理治疗、饮食指导和家庭干预。病情严重的患者需要住院治疗。厌食症在数年内通常会复发，因此患者需要持续或定期接受治疗。

贪食症

症状和体征如下。
- 反复进行暴饮暴食；
- 催吐或滥用泻药；
- 体重通常在正常范围内；
- 担心变胖。

贪食症患者通常会先食用大量的食物，再通过催吐或滥用泻药的方法来清肠，这是一种强行制造饥饿的方法。

人体丢失大量的水和钾可能导致死亡。贪食症患者通常有抑郁情绪，因为他们对自己的要求非常严苛。贪食症的治疗通常包括行为调整和心理干预。医生会建议部分患者进行抗抑郁治疗，病情严重的患者需要住院治疗。

暴食症

症状和体征如下。
- 通常独自进食，即使已经产生饱腹感，仍会快速、大量地进食；
- 自己无法控制进食量；
- 囤积食物并隐藏空的食物容器；
- 频繁节食，体重却并未减轻。

暴食症的治疗通常为心理治疗，以个人或群体为单位进行，旨在引导患者改掉不健康的生活习惯并采用健康的生活方式。如果患者存在抑郁情绪，医生通常会给予抗抑郁药。

常见问题

- 背部和颈部
- 消化系统
- 耳朵和听力
- 眼睛和视力
- 头痛
- 四肢、肌肉、骨骼和关节损伤
- 肺部、胸部和呼吸
- 鼻和鼻旁窦
- 皮肤、头发和指甲
- 咽喉和口腔
- 男性健康
- 女性健康

　　大多数疼痛和疾病并不严重，通常经过简单的处理就能治愈，无须就医。当然，如果问题长时间未解决或简单的处理对其无效，则需要寻求医疗诊治。

　　本章依次介绍了人体的各个系统及其常见的症状或疾病，并给出了有关自我照护和何时就诊的建议。此外，本章介绍了儿童的相关疾病和儿童照护的相关内容。

背部和颈部

每个人几乎都会在某个时期出现背部问题，每年都有很多患者因背痛而就诊。幸运的是，你可以通过采取一些措施以预防背部问题。你如果能深入地了解背部，就可以有效地预防背部问题。

背部支撑着人体，保护着脊柱和神经，这些神经负责向大脑和人体的其他部位传递信息。此外，肌肉和韧带也附着在背部。

解剖学

脊柱俗称脊梁骨，它不是一根骨头，而是由很多骨头组成的。从侧面看，健康的脊柱在颈部和腰部的位置向内弯曲，在上背部和骨盆的位置向外弯曲。

椎骨：组成脊柱的骨头被称为椎骨，它们由坚韧的纤维组织（即韧带）连接在一起。正常成人的椎骨包括 7 块颈椎（颈部）、12 块胸椎（胸部）和 5 块腰椎（腰部）等。腰椎的单块体积是最大的，因为它们承担着人体的大部分压力。骶椎位于腰椎之下，由 5 块椎骨融合而成。剩余的 3 块椎骨也是融合在一起的，被称为尾椎。

脊髓：脊髓是中枢神经系统的一部分，通过椎管从颅底延伸到下背部。每块椎骨水平延伸出 2 条脊神经。脊髓延伸到腰部上方，马尾神经则继续沿着椎管向下延伸。脊神经从椎管两侧的椎间孔伸出，一束向人体左侧延伸，一束向人体右侧延伸。人体的背部和颈部共有 31 对脊神经。

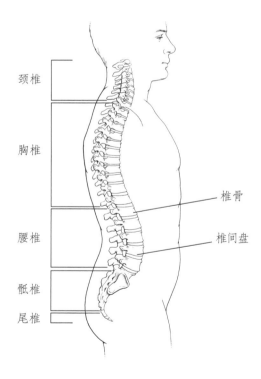

颈椎

胸椎

椎骨

腰椎

椎间盘

骶椎

尾椎

　　椎间盘：椎间盘位于椎骨之间，靠近伸出脊神经的椎间孔。在人走路、跑步和跳跃时，椎间盘不仅可以防止椎骨之间发生碰撞，还可以帮助人体完成转身、弯腰和伸展的动作。椎间盘由一圈坚韧的纤维组织组成，中心呈啫喱状。

　　肌肉：肌肉像松紧带一样在背部的上下各处支撑着脊柱，它们在收缩和放松时能帮助人体完成站立、转身、弯腰和伸展的动作。肌肉通过肌腱与骨骼连接在一起。此外，腹部和躯干的其他肌肉也有助于支撑和保护脊柱。

　　疼痛问题

　　随着年龄的增长，脊柱会变得越来越僵硬，椎间盘会出现磨损，椎骨的间距也会变窄。这些变化都是衰老的一部分，不过并不一定会引起疼痛。随着具有缓冲作用的软骨日益被磨损，骨骼之间的摩擦逐渐加剧，这时出现关节疼痛的可能性会越来越大。因为背部的结构复杂，所以通常很难判定引起背痛的原因。

■ 背部和颈部的常见问题

　　腰部承担着人体大部分的重量。对 40 岁以上的人来说，腰部是最容易出现**背痛**（back pain）的部位。不过，颈部和背部的任何部位都可能出现拉伤或扭伤。

　　引起背部和颈部疼痛的原因如下。

　　● 提举动作不正确（详见第 93 页"提举重物的正确姿势"）；

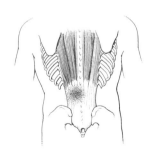

下背部是腰部转动的支点，该部位的肌肉容易拉伤。

　　● 突然用力做出动作，或者因运动、跌倒等而受伤；

　　● 肌肉缺乏力量；

　　● 体重过重，尤其是腰部、腹部过胖；

　　● 睡觉姿势不合适，尤其是以俯卧位睡觉；

　　● 保持同一姿势久坐，或者坐姿、站姿不正确；

　　● 枕头高度不合适，导致颈部无法正常屈曲；

　　● 习惯用肩膀和头部夹住电话听筒；

　　● 提过重的手提包或背过重的背包；

- 在坐下时，裤子的后口袋中有厚钱包；
- 保持前倾姿势的时间过长；
- 压力过大和过于紧张；
- 处于妊娠期，肌肉和韧带松弛。

"没有疼痛就没有收获"是不正确的

在肌肉受伤后，你可能立刻感到疼痛，也可能在数小时后才感到疼痛。受伤的肌肉会不自主地发紧或"打结"（痉挛），这是在提醒你要放慢动作，防止进一步受伤。严重的肌肉痉挛会持续 48~72 小时，并使你在随后的数天甚至数周内持续感到轻微疼痛。在肌肉受伤后的 3~6 周内，如果剧烈活动受伤的肌肉，会再次引起疼痛。一般来说，肌肉的疼痛会在几周内消失。

随着年龄的增长，肌肉力量会逐渐减弱，背部更加容易出现疼痛或受伤。维持身体的柔韧性和力量、保持腹部肌肉的强健可以有效避免背痛出现。每天花 10~15 分钟进行强度适中的伸展运动和力量训练是有所帮助的。

自我照护

在尽量避免使受伤的肌肉发生疼痛的前提下，每天进行适当的运动有助于受伤的肌肉痊愈。避免长时间卧床，因为这会使疼痛加剧，并使你的身体更加虚弱。

如果处理得当，拉伤、扭伤通常会在 2 周之内有所好转，严重的疼痛大多会在 4~6 周之内有所好转。如果韧带扭伤或肌肉拉伤严重，则通常需要 12 周才能痊愈。背痛一旦出现，就容易在一段时间内反复发作。

在发生背痛后，你可以按照以下步骤进行处理。

- 进行冷敷以缓解疼痛。将冰袋或包裹着冷冻蔬菜的布包敷在疼痛部位，每天 4 次，每次 15 分钟。注意，不要将冰块或冷冻蔬菜直接放在皮肤上，以防冻伤。
- 平躺在地板上，屈曲臀部和膝盖，抬高双腿，这会使你感觉舒服一些。多休息，不过不要长时间卧床，因为卧床 1~2 天以上会减慢你的康复速度。进行适当的运动能维持肌肉的强健和柔韧性，不过要避免做出会导致拉伤或扭伤的动作，如提举、推拉重物和频繁地弯腰、转身。

自我照护

● 在 48 小时后，可以通过热敷来放松肌肉、缓解肌肉酸痛和痉挛。热敷可以采用温水浴、热敷包、电热垫或电热灯等形式进行。注意，热敷温度不宜过高，以免烫伤皮肤。你如果感觉冰敷比热敷更能有效地放松肌肉，则可进行冰敷，或将冰敷和热敷结合进行。

● 逐步进行温和的拉伸运动，避免进行猛拉、跳跃等会引起疼痛或需要花费很大力气的运动。

● 使用非处方止痛药（详见第 394 页）。

● 按摩有助于缓解肌肉疼痛，尤其是对肌肉痉挛患者来说。不过，要避免直接用力按压脊柱。

● 需要久站或久坐的人可考虑使用护腰或束身衣。若穿戴得当，它们可以减轻肌肉疼痛并起到保暖、支撑的作用。不过，长时间依赖这类物品会使自身的肌肉得不到足够的运动，从而导致肌肉逐渐衰弱、无力。

医疗救助

虽然不常见，但背部和颈部疼痛也可能是由严重的疾病引起的，这些疾病包括癌症、感染、炎症性关节炎等。如果背部和颈部疼痛持续 1 个月以上或疼痛逐渐加剧，应及时就医。

如果背部或颈部出现以下情况，应立即就医。

● 剧烈疼痛、疼痛逐渐加剧或疼痛持续 1 个月以上。

● 受伤引起疼痛。不要试图移动颈部严重疼痛的人及因发生事故而造成双手或双腿不能自主活动的人，因为移动可能对他们造成进一步的损伤。

● 单侧或双侧上肢或下肢乏力、疼痛和麻木。

● 新发疼痛并伴有不明原因的发热或体重减轻。

● 夜间持续疼痛或疼痛更加剧烈。

● 疼痛伴有血压不稳、腹主动脉瘤、癌症、大小便失禁等。

人体的大多数神经都穿过背部，因此背部和颈部疼痛可能是由人体其他部位的疾病引起的，进行医学检查有助于确定疼痛的病因。

儿童照护　　　　处于青少年时期之前的孩子很少会出现背部和颈部疼痛，引起背痛的常见原因是运动损伤、跌伤或负重。你应确保孩子在运动时做到以下几点。

- 穿戴适当的防护装备；
- 有专业的教练在场；
- 在运动前充分热身。

　　如果孩子在受伤后没有出现神志不清的症状，仍活动自如，也没出现麻木、虚弱等症状，可按照第 88 页的自我照护方法进行处理。不过，要避免热敷或冷敷的温度过高或过低，在使用非处方止痛药时控制用药量，且不要让孩子服用阿司匹林。

　　如果背部和颈部疼痛不是由运动损伤或其他已知原因引起的，则需要请医生检查孩子是否存在感染的迹象（尤其是当孩子发热时）或其他可能引起疼痛的因素。

　　孩子存在严重的背部问题的警示信号包括背痛持续数周或夜间持续背痛，背痛影响正常的学习、玩耍和运动，背痛伴有背部肌肉僵硬和升温。

■ 背部和颈部的其他问题

骨赘

变窄的
骨缝

骨关节炎

压缩的
椎骨

骨折

骨质疏松症

　　背部和颈部疼痛通常不是由一次受伤引起的，而是它们常年受到压迫的结果。

　　如果你患有慢性背痛，医生会检查你是否患有以下疾病。

　　骨关节炎（osteoarthritis）是最常见的关节炎，多见于老年人。随着年龄的增长，覆盖在椎间关节上的保护组织退化，椎间盘磨损，骨缝变窄，骨赘（骨刺）就会长出。不过，骨赘不一定会引起疼痛。慢慢地，脊柱就会变得僵硬，失去柔韧性。

　　骨质疏松症（osteoporosis）指骨骼由于钙质流失而变得脆弱的疾病。脆弱的椎骨容易因受压而骨折。药物治疗可以减缓骨质疏松症的恶化。50 岁以上的人，尤其是女性，容易患骨质疏松症。

椎间盘膨出（bulging disk）指髓核向外膨出但未突破椎间盘坚韧的外层纤维结构。椎间盘膨出十分常见，一般是无痛的，它被视为年龄增长的必然结果。**椎间盘突出**（herniated disk）指椎间盘的外层纤维结构破裂导致髓核流出，当其挤压附近的神经，如坐骨神经（由臀部延伸至脚跟）时，就会引发疼痛。疼痛在数天或数周内会得到缓解，不过这种情况也可能发展为慢性疾病，导致腿部无力和麻木。类似的情况也可能发生在颈部，并引起上肢、下肢或两者同时疼痛（如刺痛）、无力、麻木。

挤压神经

椎间盘突出

椎间盘突出

手术治疗

如果背部或颈部的神经受到挤压并可能造成永久性无力或大小便失禁，医生就会对你进行手术治疗。如果神经未受损伤，一般不必进行手术治疗。在进行其他治疗超过 6 周后，如果上肢和下肢仍然持续乏力和疼痛，也可以通过手术治疗来缓解。

■ 预防工作造成的背部问题

遵从以下建议可预防很多背部问题的出现。

● 经常改变姿势。

● 不穿高跟鞋。在需要长时间站立的情况下，应每隔一段时间就将一只脚放在小盒或小凳上休息一会儿。

● 使用可调节高度的办公桌椅，并将其调节到舒适（而非极端）的高度。

● 不要长时间低头工作，可将书本放在与视线同一高度的位置。

● 避免多次重复做出同一动作。在工作时，应该经常舒展身体、放松肌肉，即使只是每 10~15 分钟休息 30 秒也大有益处。

- 避免做出不必要的弯腰、转身和伸展动作。
- 站起来接电话。
- 调整座椅的高度，使双脚平放在地面上，并时常改变双腿的姿势。
- 使用可以支撑腰部的椅子，或者在椅子上放一条卷起的毛巾或枕头以支撑腰部。不要让座椅压迫膝盖后侧的肌肉。
- 提举重物的姿势要正确，让重物靠近身体（详见第 93 页"提举重物的正确姿势"）。
- 保持健康。身体素质差、体重过重和吸烟都会增大背部受伤的风险，并降低人体的自愈能力。

■ 预防常见的背痛和颈痛

坚持进行规律的运动是解决背部和颈部问题最有效的方法。适当运动的好处如下。

- 维持并增强肌肉、肌腱和韧带的柔韧性。
- 强化支撑背部的肌肉。
- 增强上肢和下肢的力量，减小跌倒和发生其他意外的风险。注意，要用最佳的姿势提举和搬运重物。
- 改善体态，提高骨密度。
- 减掉多余的脂肪，减轻背部的压力。

年过 40 岁、患有疾病或受过伤的人在开始运动前应向医生咨询。如果身体状况不佳，应逐步增加运动量。有益于背部的运动如下。

- 腹部和腿部的力量训练。
- 在健身单车、踏步机或越野滑雪机上进行非剧烈运动。骑健身单车是一个不错的选择，不过你要将座椅和把手调节到合适的位置，以保持舒适的姿势。

即使是在腰部和颈部疼痛发作之后，适当的运动也能显著减小两者再次突然发作的风险。存在背部问题、体形过胖或过瘦的人应该避免进行需要快速开始和停止及需要多次扭转身体的运动。在坚硬的地面上进行高强度运动，如慢跑、网球、壁球、篮球，可能进一步损伤背部肌肉。此外，应尽量避免跌倒和进行接触性运动。

提举重物的正确姿势

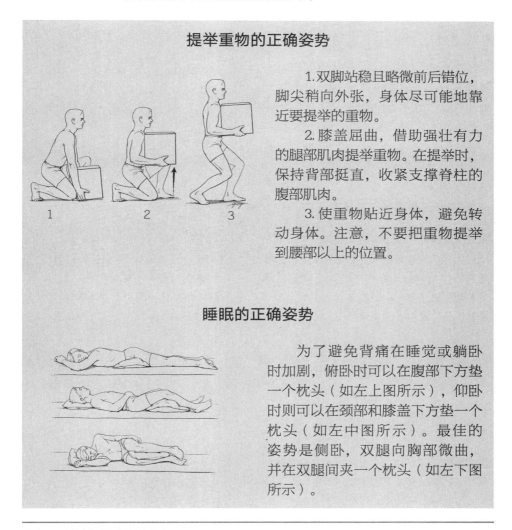

1.双脚站稳且略微前后错位，脚尖稍向外张，身体尽可能地靠近要提举的重物。

2.膝盖屈曲，借助强壮有力的腿部肌肉提举重物。在提举时，保持背部挺直，收紧支撑脊柱的腹部肌肉。

3.使重物贴近身体，避免转动身体。注意，不要把重物提举到腰部以上的位置。

睡眠的正确姿势

为了避免背痛在睡觉或躺卧时加剧，俯卧时可以在腹部下方垫一个枕头（如左上图所示），仰卧时则可以在颈部和膝盖下方垫一个枕头（如左中图所示）。最佳的姿势是侧卧，双腿向胸部微曲，并在双腿间夹一个枕头（如左下图所示）。

■ 日常的背部练习

以下练习能伸展和强化背部肌肉。在练习过程中，以身体舒适、无痛为宜。先试着每天至少用 15 分钟进行以下背部练习，每项练习进行 3~4 次，再逐步提高练习强度。如果背部曾经受伤或存在骨质疏松症等健康问题，你应在练习前向医生咨询。

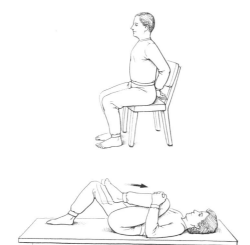

挤压肩胛骨。端坐在椅子上，下颌微收，双肩放松。肩胛骨向后、向内拉伸，上背部保持挺直。保持这个姿势数秒，然后放松身体。重复几次这项练习。

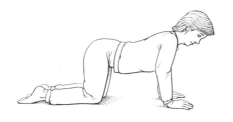

膝盖－胸部伸展运动。仰卧在地板或其他坚硬的物体上，膝盖屈曲，双脚平放。用双手将左膝拉向胸部，保持 15~30 秒，然后回到起始位置。另一条腿重复以上动作。每条腿重复练习 3~4 次。

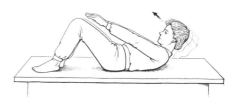

半仰卧起坐。仰卧在地板或其他坚硬的物体上，膝盖屈曲，双脚平放。伸展双臂，将双手伸向膝盖，直到肩胛骨悬空。注意，双手不要抓住膝盖。保持这个姿势几秒，然后慢慢地回到起始位置。重复几次这项练习。

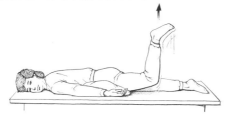

猫式伸展。第一步，双手撑地，双膝跪地，慢慢地让背部和腹部向下压。

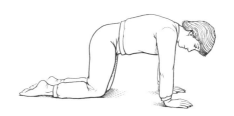

第二步，慢慢地将背部拱起，使其远离地板。重复几次这项练习。

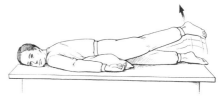

后踢腿。第一步，俯卧在地板上，在臀部和小腹下方垫一个枕头。左膝屈曲，左腿略微抬离地面并保持约 5 秒钟。另一条腿重复以上动作。每条腿重复练习几次。

第二步，伸直左腿，使其略微抬离地面并保持约 5 秒钟。另一条腿重复以上动作。每条腿重复练习几次。

消化系统

消化系统是一个极其复杂的系统，它的任何部位都可能出现问题，从而破坏整个系统的平衡。因为消化系统具有复杂性，所以不要尝试自行诊断消化系统出现的问题，如不明原因的疼痛和出血。

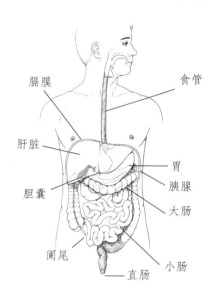

膈膜

肝脏

胆囊

阑尾

食管

胃

胰腺

大肠

小肠

直肠

消化过程从咀嚼食物开始。在咀嚼过程中，食物被牙齿分割成多个小块，并与唾液腺分泌的唾液充分混合。唾液中的唾液淀粉酶会将食物中的淀粉转化成糖。

随后，在肌肉收缩、管道蠕动的作用下，食物先从食管进入胃部，再进入肠道，这个过程就叫作消化。食物的消化是在胃腺、胰腺和胆囊分泌的消化液（胃酸、胆汁和酶）的帮助下完成的。消化液可以分解食物，从而使食物中的营养物质能被人体吸收。无法消化的食物和细菌会形成粪便，由直肠排出体外。

■ 腹部疼痛和不适

腹部疼痛可能是局部疼痛，也可能是整体疼痛；疼痛程度可能比较轻微，也可能十分剧烈；持续时间可能很长，也可能很短。腹部疼痛可能是由暴饮暴食造成的，也可能是某些严重疾病的征兆，你如果属于后者的情况，需要立即进行治疗。

幸运的是，通过自我照护和医学治疗，许多消化系统的不适都能得到缓解。如果腹部疼痛伴有以下症状，可参见相关内容：便秘，详见第98页；腹泻，详见第99页；胀气痛，详见第100页；胃炎，详见第103页；痔疮，详见第104页。

注意事项　　　　虽然大多数腹部疼痛并不严重，但如果出现以下症状，应立即就医。相关症状包括剧烈疼痛持续 1 分钟以上或疼痛逐渐加剧，疼痛伴有呼吸急促、头晕、胸痛、体温升至 38.3 ℃以上、便血等严重症状。

阑尾炎是什么？

阑尾是一条连接在大肠上的蠕虫状的盲管。这个微小的结构可能发炎、肿胀或充满脓液，这种情况就称为阑尾炎。

阑尾炎引起的腹部疼痛通常从肚脐周围产生，然后转移到腹部右下方，通常会在 12~24 小时内逐渐加剧。

患者还可能出现纳差、恶心、呕吐及想放屁、排便的感觉。

所有年龄段的人群均可能患阑尾炎，10~30 岁的人群属于阑尾炎的高发人群。

阑尾炎可能引起阑尾穿孔并导致严重的腹腔感染。你如果怀疑自己患有阑尾炎，请立即就医。

■ 腹绞痛

每个人都可能面对**腹绞痛**（colic）的问题，即使是看似很健康的婴儿也可能出现这种令人烦恼、原因不明的症状。腹绞痛最常见于 6 周左右的婴儿，在婴儿 3~4 个月的时候就会消失。

腹绞痛对每个人来说都是煎熬，有一位医生曾经这样说："孩子哭的时候，父母也跟着哭。"

虽然人们常说婴儿哭闹可能是因为出现腹绞痛，但真正的腹绞痛通常有以下特征。

● **可预测的哭闹**。腹绞痛的婴儿几乎每天都在同一时间哭闹，通常是在晚上。腹绞痛发作可能持续几分钟，也可能持续 2 小时，甚至更长时间。

● **特殊的动作和姿势**。许多腹绞痛的婴儿在哭闹时会把腿部蜷到胸前或扭来扭去，看起来很痛苦。

● **剧烈或无法安抚的哭泣**。腹绞痛的婴儿会比平时哭闹得更厉害，而且很难安抚。

腹绞痛的诊断是一种排除性诊断，也就是医生在排除婴儿可能存在的其他问题后，才会做出腹绞痛的诊断。因此，腹绞痛婴儿的父母常会被告知，婴儿哭闹并不是患有严重疾病的征象。

腹绞痛的原因可能包括过敏、消化系统尚未发育成熟、腹胀、激素分泌失调、母亲焦虑和抚摸方式不当。目前，尚不清楚为什么只有部分婴儿会出现腹绞痛。

自我照护

如果医生诊断你的孩子患有腹绞痛，以下措施有助于缓解孩子的不适和你的焦虑。

- 让孩子腹部朝下趴在你的大腿或手臂上，并轻柔、缓慢地摇晃孩子。此举有助于孩子排出粪便和腹中的气体。
- 抱着孩子轻摇、走动，避免做出快速、猛烈的动作。
- 在孩子的附近播放稳定、不间断的白噪声，如具有柔和噪声的电机（如烘干机的电机）声音，这也许能对孩子起到安抚作用。
- 把孩子放在婴儿摇篮中。
- 给孩子洗热水澡，或者让孩子腹部朝下趴在温热的水瓶上。
- 在抱着孩子轻摇、走动时唱歌或哼歌。柔和的歌曲能让孩子和你的心情都平静下来。
- 尝试让孩子使用安抚奶嘴，即使是母乳喂养的孩子也可以尝试这个方法。
- 采用不同的食谱。改变食物可能对缓解腹绞痛有所帮助，不过最好提前向医生咨询。
- 驾车带孩子出去兜风。
- 请其他人照看孩子 10 分钟，你独自放松一下。

医疗救助

目前，没有药物可以安全、有效地缓解腹绞痛。在给孩子服用任何药物之前，你都需要向医生咨询。

如果你对孩子的病情感到担忧，或者你和其他照看孩子的人因孩子的哭闹而感到烦躁、生气，请联系医生或带孩子去医院就诊。

■ 便秘

便秘（constipation）是常见的问题，患者却经常处理不当。便秘患者通常排便频率较低（每周少于 3 次）、粪便干硬或排便困难。实际上，排便情况因人而异，从每天 3 次到每周 3 次都属于正常情况。便秘有时伴有腹胀，偶尔伴有腹部痉挛。

便秘只是一种症状，而非一种疾病。很多原因都会造成食物残渣通过大肠的速度减慢而引起便秘，这些原因包括液体摄入量不足、食物的膳食纤维含量过低、排便不规律、年龄较大、缺乏活动、怀孕或患有某些疾病。此外，很多药物也会引起便秘。

便秘虽然非常麻烦，但一般不严重。便秘长期持续可能导致一些并发症，如痔疮和肛裂。

自我照护　　有助于避免便秘的方法如下。

● 按时吃饭（包括早餐），多吃富含膳食纤维的食物，如新鲜的水果、蔬菜和全麦面包。

● 每天喝大量的水或其他液体。

● 增加体育运动。

● 不要忽视便意。

● 不要过度依赖某些泻药（详见下文）。

医疗救助　　如果便秘严重或持续 3 周以上，请及时就医。在极少数情况下，便秘可能表明你患有某些严重的疾病（如肿瘤）或激素水平紊乱。

儿童照护　　便秘少见于婴儿，尤其是母乳喂养的婴儿。健康的、母乳喂养的婴儿每周可能只排便 1 次。

孩子可能因不愿花时间上厕所而出现便秘，蹒跚学步的孩子在接受如厕训练时害怕或不愿使用厕所也可能出现便秘。压力和焦虑有时也会导致排便习惯改变。无论怎样，每周至少排便 1 次对孩子来说是正常的。

如果存在便秘问题，可以让孩子多喝水以软化大便。进行温水浴也可以帮助孩子放松并促进排便。

若无医嘱，不要让孩子服用导泻剂。

过度服用泻药有害身体健康

过度服用某些泻药可能是有害的，这会让你的排便情况变得更糟。刺激性泻药（如酚酞、蒽醌类药物）刺激性大，不适合长期服用。过度服用泻药的后果如下。

● 导致一些维生素和其他营养物质在被人体吸收前就被排出体外，破坏肠道中盐分和营养物质的平衡。

● 干扰其他正在服用的药物的药效。

● 可能导致懒肠综合征，即一种肠道功能紊乱的疾病。由于肠道过度依赖泻药的刺激以进行排泄，当停止服用这些泻药时，便秘情况可能恶化。

每种泻药的效果因人而异。一般来说，容积性泻药，也被称为膳食纤维补充剂（如补充甲基纤维素），对人体来说最温和，可长期服用。

■ 腹泻

腹泻（diarrhea）表现为排出稀便或水样便，通常伴有腹绞痛。有时，腹泻伴有流感的症状和体征，如低热、肌肉疼痛或痉挛、头痛。

腹泻分为急性腹泻和慢性腹泻。几乎每个人都会经历急性腹泻，它通常会在几天内好转、痊愈。急性腹泻最常见的原因是消化道出现病毒感染。由感染引起的腹泻具有极强的传染性，恶心和呕吐可能先于腹泻出现。细菌和寄生虫也能引起腹泻，这种腹泻有时伴有便血和高热。此外，腹泻也可能是由药物（特别是抗生素）的副作用所致。

慢性腹泻通常会持续4周以上，可能表明你存在比较严重的潜在疾病，如慢性感染、炎性肠病、肠易激综合征、显微镜下结肠炎或某些肿瘤。

腹泻也可能是由乳糖不耐受或食用添加人工甜味剂（如山梨糖醇和甘露糖醇）的食品导致的。在这些情况下，停止食用这类食物，腹泻就会改善。

自我照护

　　由感染引起的腹泻虽然会使你感觉不适，但通常可自行痊愈，不必使用抗生素进行治疗。在非处方药中，盐酸洛哌丁胺、碱式水杨酸铋和白陶土等只能缓解腹泻，不能加快痊愈的速度。以下方法可有效预防脱水，并减轻腹泻的症状。

●大量喝水，如饮用水、苏打水（不含咖啡因）、肉汤和淡茶。

●随着腹泻的好转，逐渐食用更多半固体和膳食纤维含量低的食物，如苏打饼干、吐司、鸡蛋、米饭和鸡肉。

●在短期内避免食用乳制品、富含脂肪的食物和口味较重的食物。

●避免摄入咖啡因、酒精和尼古丁。

医疗救助

　　如果腹泻持续 1 周以上，出现脱水的症状（极度口渴、口干、少尿或无尿、严重虚弱和眩晕），或者大便带血，应立即就医。如果腹泻伴有严重腹痛、体温超过 38.3 ℃或在喝水后脱水的症状仍未消失，也应立即就医。

　　医生可能开具抗生素以缩短由某些细菌或寄生虫引起的腹泻的持续时间。不过，不是所有由细菌引起的腹泻都可以使用抗生素进行治疗，例如抗生素对治疗最常见的感染性腹泻——病毒性腹泻来说并没有帮助。

儿童照护

　　腹泻在婴儿中很常见，可能导致婴儿脱水。如果腹泻持续 12 小时以上且婴儿出现以下症状，应立即就医。

●超过 8 小时未排尿。

●体温超过 38.9 ℃。

●大便带血。

●嘴唇干燥，在哭闹时不流眼泪。

●异常困倦、疲劳或反应迟钝。

■ 腹胀和胀气痛

嗳气

　　嗳气（belching，呃逆）是人体排出胃里多余气体的方式。进食或饮水过快、边进食边说话、喝碳酸饮料或用吸管喝水都可能吞入过多的空气。对有些人来说，吞咽空气是一种在神经紧张时的习惯动作。嗳气可以缓解消化不良和烧心（详见第 107 页）的症状。

放屁

大多数**肠气**（gas）在结肠中产生，这些气体通常是由食物（如富含膳食纤维的植物）发酵而产生的。同时，某些没有被消化系统完全分解的食物成分（如麸质和糖）也会产生气体。此外，服用某些药物、肠道内细菌种类改变、吞咽空气等也可能引起放屁。

腹胀和胀气痛

如果气体没有通过嗳气或放屁的方式排出体外，就会造成**腹胀**（bloating）。腹胀通常伴有腹痛，腹痛可能是轻微且持久的，也可能是剧烈且短暂的。通过放屁把腹部的气体排出体外可以缓解腹痛。腹胀也可能是由肠易激综合征或乳糖不耐受引起的。

任何引起腹胀或腹泻的原因都可能引起**胀气痛**（gas pains），胃肠感染和腹泻也会引起胀气痛。

自我照护

减少嗳气的方法如下。

- 不要狼吞虎咽，不要使用吸管喝水。
- 不喝碳酸饮料和酒。
- 不嚼口香糖，不吮吸硬糖。
- 不吸烟。
- 减轻压力，压力会增加习惯性吞咽空气的次数。
- 检查假牙，不合适的假牙会导致在进食时吞咽空气。
- 在进餐后不要立即躺下，这可以减少烧心的产生。

减少放屁的方法如下。

- 避免食用会导致胀气的食物，包括黄豆、豌豆、扁豆、甘蓝、洋葱、花椰菜、香蕉、葡萄干、梅干、全麦面包、谷糠、松饼和碳酸饮料。

● 暂时减少富含膳食纤维的食物的食用量，在数周后逐渐恢复正常食用量。

● 在富含膳食纤维的食物中加入 α - 半乳糖苷酶以减少气体的产生。

● 少食用富含脂肪的食物，因为这种食物消化得比较慢。

● 细嚼慢咽，适当活动，如饭后散步。

● 乳糖不耐受的人可尝试食用低乳糖或无乳糖的乳制品。

● 服用一些非处方药（如乳糖酶片）有助于消化乳糖，二甲硅油片可以分解胃肠中的气泡。

减少腹胀的方法如下。

● 少食用富含脂肪的食物，因为这种食物消化得比较慢。

● 少食用会产生气体的食物，如烤豆、甘蓝、花椰菜、碳酸饮料、苹果、口香糖和硬糖。

■ 胆结石

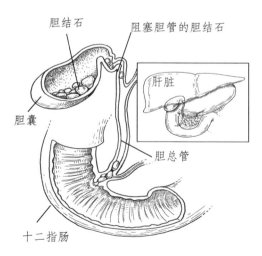

胆结石阻塞胆管可能导致胆结石发作。

许多人都有**胆结石**（gallstones），不过胆结石本身并不会引起症状，只有阻塞胆管的胆结石才可能造成疼痛并引发危险。

胆囊是存储胆汁的器官，胆汁是一种由肝脏分泌的消化液。在正常情况下，胆汁通过胆管进入小肠，以帮助消化脂肪。在健康的胆囊中，胆汁酸和胆固醇的含量是均衡的，当胆固醇的含量过高时，就会形成胆结石。

胆结石发作会引起突发、剧烈的腹痛。腹痛可能持续数小时，通常发生在进食后不久，先出现于腹部右上方，再转移到背部或右肩胛骨，并伴有发热和恶心。在剧烈的腹痛消退后，腹痛可能变为腹部右上方轻微疼痛或酸麻。当胆结石阻塞胆管时，皮肤和眼白可能变黄（黄疸），并伴有发热，出现白陶土样大便。

老年人和女性胆结石发作的概率较大，尤其是孕妇和服用雌激素、避孕药的女性。

如果你存在以下情况，胆结石发作的风险就会更大。

- 体重超重或近期体重大幅下降；
- 有胆结石发作家族史或患有小肠疾病。

自我照护	避免高脂饮食。尽量少食多餐，以减小胆结石发作的概率。
医疗救助	如果出现反复或剧烈的腹部疼痛，请及时就医。在胆结石发作期间，如果发热或皮肤发黄，应立即就医。

■ 胃炎

胃炎（gastritis）指胃黏膜发炎。上腹部不适、恶心、呕吐都是胃炎的常见症状。胃炎还可能造成呕血或便血。在大多数情况下，胃炎比较温和，没有危险性。酸性物质损伤胃黏膜会造成胃炎，抽烟过多、酗酒和滥用阿司匹林等药物会诱发胃炎，某些感染（如幽门螺杆菌感染）也会导致胃炎。有时，胃炎会发展为胃溃疡，并增大患胃癌的风险。

自我照护	• 不吸烟，不喝酒，不食用和饮用会刺激胃的食物和饮料。 • 服用抗酸药，如法莫替丁、西咪替丁和雷尼替丁。注意，过量服用含镁的抗酸药会导致腹泻，过量服用以钙或铝为主要成分的抗酸药会引起便秘。 • 服用含对乙酰氨基酚的止痛药。避免服用阿司匹林、布洛芬、酮洛芬和萘普生钠等止痛药，因为这些药会引起或加剧胃炎。
医疗救助	如果胃部不适持续 1 周以上，应及时就医。

■ 痔疮和直肠出血

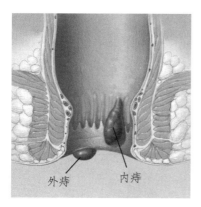

外痔　内痔

内痔通常是无痛的，不过会引起出血。外痔可能引起不适，如疼痛或瘙痒。

大约一半的人在 50 岁前都患过**痔疮**（hemorrhoids）。肛门周围瘙痒、灼热和疼痛可能就是痔疮存在的信号。此外，卫生纸上或马桶中出现少量鲜血也可能意味着你患有痔疮。

直肠静脉扩张可能引起痔疮，经常用力排出干硬的粪便或长时间坐在马桶上也可能导致痔疮形成。痔疮可能是内痔，长在肛管上方或内部，也可能是外痔，突出于肛管外部。提举重物、肥胖、怀孕、分娩和腹泻也会增大直肠静脉的压力，引发痔疮。痔疮具有遗传性。

除痔疮外，引起直肠出血的原因还有很多，有些原因可能造成严重的后果。例如，干硬的粪便可能划伤直肠内壁，直肠黏膜感染或肛管内壁出现微小的裂缝（肛裂）也会导致直肠出血。如果存在以上情况，你会在粪便、卫生纸或马桶中发现鲜红的血滴。

黑色大便、栗色大便或鲜红色大便都可能表明消化道出血。突出于大肠的小囊（憩室）、溃疡、息肉和肿瘤也可能导致消化道出血。肛管内壁的裂缝可能导致肛门剧痛和出血。

自我照护

虽然痔疮会带来一些不适，但它并非严重的疾病。大多数痔疮经过自我照护都可好转。

● 每天多喝水，多食用富含膳食纤维的食物，如麦麸、全麦面包、新鲜的水果和蔬菜。

● 每天洗澡，并用温水轻柔地清洗肛门周围的皮肤。在此过程中，不一定要使用肥皂，因为肥皂可能加重病情。

● 避免久坐。如果需要坐着工作，应间歇地进行短时间的活动，如散步。

● 在排便时不要过于用力，不要在马桶上坐得太久。尽量将排便时间限制在 5~10 分钟。

● 洗热水澡或进行坐浴以减轻不适。使用防过敏湿巾或湿润的卫生纸擦拭肛门周围的皮肤，不过要避免过度擦拭，将水擦干即可。

● 冰敷肛门周围的皮肤。

● 如果痔疮引起疼痛或其他不适，可涂抹含有金缕梅或局部麻醉剂的药膏，并使用柔软的坐垫，它们有助于缓解轻度的瘙痒和疼痛。

● 服用膳食纤维补充剂以保持大便柔软、排便规律。

医疗救助

当直肠静脉扩张形成血凝块时，痔疮会出现剧痛。这时，医生可能建议你使用氢化可的松乳膏以减轻疼痛。此外，某些严重的内痔则可能需要通过手术或其他方法进行缩小或去除。

诊断直肠出血的原因有时比较困难，医生可能先让你在医院进行相关检查，再根据检查结果做出诊断。如果出现直肠大量出血、头晕、虚弱、心动过速（每分钟超过 100 次）的情况，应立即就医。

■ 疝气

疝气指某个器官或组织通过相对薄弱的区域进入另一个区域而产生的凸起。有些疝气并无明显的疼痛症状。

疝气的种类

腹股沟疝（inguinal hernia）指在腹股沟形成的疝气，约占所有疝气的 75%，男性多发于女性。腹股沟疝沿着腹股沟管形成。对男性来说，腹股沟管是精索在腹腔和阴囊之间的通道；对女性来说，它是固定子宫韧带的通道。腹股沟疝患者的大腿和腹股沟交界处可见由肠道和其他组织形成的凸起。对男性患者来说，凸起的肠道可能进入阴囊，从而引起疼痛和肿胀。腹股沟疝的首要症状就是腹股沟出现凸起和肿块。腹股沟疝患者在弯腰、咳嗽和提举重物时会感到不适，产生沉重和被拖曳的感觉。

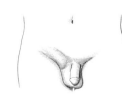

腹股沟疝会导致大腿和腹股沟交界处形成圆形或椭圆形的凸起。

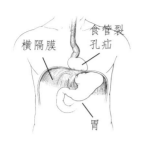

食管裂孔疝指胃的一部分组织通过横隔膜上的裂孔凸起进入胸腔的疾病。

当从腹壁凸出的组织因受到挤压而导致血液供应被阻断时，就会形成绞窄性疝。受到影响的组织会坏死并出现肿胀，导致剧烈疼痛，甚至可能危及生命。你如果怀疑自己患有绞窄性疝，应立即就医。

食管裂孔疝（hiatal hernia）在横隔膜的裂孔处形成。食管通过横隔膜上的裂孔与胃部相连，如果这个裂孔过大，胃的一部分组织就会凸起进入胸腔，形成食管裂孔疝。食管裂孔疝很常见，多见于 50 岁以上的人群。小的食管裂孔疝大多不足为虑，如果食管裂孔疝过大，使胃酸反流进食管，则会出现烧心、嗳气、胸痛和恶心等症状。在身体前倾、紧张、提举重物和平躺时，这些症状会加剧。此外，肥胖也会加剧这些症状。

自我照护

腹股沟疝患者

腹股沟疝无法通过自我照护进行预防和治疗。如果腹股沟形成肿块且医生将其诊断为腹股沟疝，不过你没有出现不适，可暂不处理。不需要穿束身衣或有支撑效果的内衣，它们对预防和治疗腹股沟疝均无效。

食管裂孔疝患者

● 如果体重超重，则应减重。
● 如果出现烧心，详见第 107 页关于烧心的自我照护方法。

医疗救助

当疝气引起不适时，应及时就医。向医生咨询是否需要进行药物治疗或其他治疗，如手术治疗。

注意事项

如果平躺并按压疝气无法使其减小，则表明这段肠道的血液供应可能已被阻断。这时，可能出现的症状包括恶心、呕吐和剧烈疼痛。如果不及时进行治疗，就会导致肠梗阻。在极少数情况下，甚至可能出现威胁生命的感染。如果出现以上症状，应立即就医。

■ 消化不良和烧心

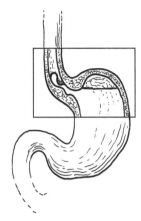

当胃酸反流进食管并引起刺激时，就会出现烧心。

消化不良（indigestion）是一个宽泛的概念，指在进食后胃部产生不适的现象。消化不良不是一种疾病，而是一系列症状，包括恶心和饱胀感。其中，嗳气可缓解饱胀感。引起消化不良的原因很多，有时很难确定。对某些人来说，食用某些食物或饮酒都会引起消化不良。

烧心（heartburn）是消化不良的常见症状，通常由胃食管反流引起。多达10%的成人每周至少会出现1次烧心。烧心是由胃内的酸性物质反流进入食管导致的，致使酸味和食物残渣的味道涌入口中，并使胸骨后部产生灼烧感。

为什么胃酸会反流呢？在正常情况下，当人吞咽食物时，连接食管和胃部的括约肌（一圈环形肌肉）就会打开，使食物进入胃中；当人不吞咽食物时，括约肌就会闭合，防止胃酸反流进食管。如果括约肌松弛，胃酸就会反流并刺激食管。

很多因素都会导致胃食管反流。食管裂孔疝会增大胃食管反流的风险，体重超重会给胃部带来较大的压力，某些药物、食物和饮料会刺激食管或使括约肌松弛，暴饮暴食或在进食后立即躺卧也会引起胃食管反流。

自我照护

改善饮食结构和饮食方式是预防烧心的基础措施。

● 如果体重超重，应进行减重。减少5%~10%的体重有助于减轻烧心，并减小患心血管疾病的风险。

● 少食多餐。

● 避免食用和饮用会造成括约肌松弛或刺激食管的食物和饮料，如富含脂肪的食物、酒精、含咖啡因的饮料、碳酸饮料、低因咖啡、胡椒、薄荷、大蒜、洋葱、肉桂、巧克力、柑橘类水果和番茄制品。

● 在睡前的2~3小时内不要进食。

● 戒烟，减少尼古丁的摄入量。

● 不穿紧身衣，不把腰带系得过紧。

● 在饭后的 1 小时内避免过度弯腰和用力拉伸全身。

● 服用抗酸药能暂时中和胃酸，缓解轻度烧心。不过，长期或过量服用含镁的抗酸药会引起腹泻，以钙和铝为主要成分的抗酸药会引起便秘。

法莫替丁、奥美拉唑和雷尼替丁等药物能通过抑制胃酸的分泌来缓解和预防烧心。这些药物有非处方药，也有处方药。你应遵循药物说明里关于饮食的要求，以最大限度地提高药物的效果。

医疗救助

大多数消化不良和烧心都是偶尔出现的，且症状并不严重。不过，如果出现严重不适或频繁感到不适，则应予以重视。如果不及时进行治疗，长期烧心会导致食管下段形成溃疡和瘢痕，进而引起吞咽困难。在极少数情况下，严重的烧心会导致巴雷特（Barrett's）食管，这将增大患癌症的风险。

消化不良和烧心也可能是你患有严重疾病的信号，如果症状持续、病情严重或出现吞咽困难等症状，应及时就医。

■ 肠易激综合征

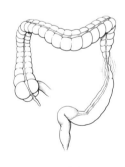

肠道痉挛可能导致腹痛和其他与肠易激综合征有关的不适症状。

肠易激综合征（irritable bowel syndrome，IBS），也被称为痉挛性肠病或结肠痉挛，是一种病因尚未完全明确的常见疾病。肠易激综合征在发病时令人烦恼，不仅会引起疼痛，有时还会带来尴尬。不过，它与癌症无关，也不会危及生命。

年轻女性更加容易患上此病，其患病率约是男性的 2 倍。此外，有肠易激综合征家族史的人也更易患病。研究人员正在研究此病是与遗传因素有关还是与家庭生活方式有关，抑或与两个因素皆有关。

目前，虽然肠易激综合征的病因不明，但研究人员认为它很可能与小肠、结肠的肌肉痉挛有关。肠易激综合征患者对肠道肌肉收缩的反应更加强烈，持续时间更长，常可通过排便来缓解。肠易激综合征的症状可能由某些食物、药物或情绪波动引发。

肠易激综合征的症状和体征个体差异很大，可能与许多其他疾病的相似。腹痛、腹泻或便秘、腹胀、大便沾有黏液都是常见症状。这些症状有时很轻微，有时却会导致残疾。肠易激综合征是一种慢性疾病，重症期与轻症或无症状期交替出现。

自我照护

你可以通过控制饮食、改善生活方式和减轻压力来缓解肠易激综合征的症状。

● 不吃或少吃会加重症状的食物。

此类食物包括含酒精的饮料、巧克力、含咖啡因的食物和药物、碳酸饮料、低因咖啡、辛辣食物、浓缩果汁、生的蔬菜和水果、富含脂肪的食物、乳制品和无糖甜味剂（如山梨糖醇和甘露糖醇）。

● 多吃富含膳食纤维的食物，如新鲜的水果、蔬菜和全麦食物。你可以通过逐渐增加膳食纤维的摄入量以尽可能地减少腹胀的发生。

● 多喝水——每天喝 8~10 杯水。

● 尝试服用膳食纤维补充剂，以缓解便秘和腹泻。

● 通过运动和培养兴趣爱好等方式放松心情、缓解压力。

● 尝试服用某些非处方药，如盐酸洛哌丁胺或碱式水杨酸铋，以缓解腹泻。

医疗救助

如果自我照护方法无效，医生可能建议你服用一些能缓解肌肉痉挛、腹痛和其他症状的处方药。如果相关症状与抑郁或焦虑等情绪问题有关，则应优先解决情绪问题。

肠易激综合征的症状和肿瘤、胆囊疾病、溃疡等严重疾病的症状相似，如果在自我照护几周后病情未见好转，应及时就医。如果出现以下情况，需要及时就医并进行进一步检查。具体情况包括在 50 岁后首次发病、体重大幅减轻、直肠出血、发热、恶心或反复呕吐、腹痛（特别是当排便不能完全缓解腹痛时）或持续腹泻。

■ 恶心和呕吐

恶心和呕吐（nausea and vomiting）是常见的症状，大多数都不严重，很多疾病都会引发这两种症状。

出现恶心和呕吐可能是患病毒性**胃肠炎**（gastroenteritis）的信号。病毒性胃肠炎可能伴有腹泻、腹绞痛、腹胀和发热等。其他可能出现恶心和呕吐的情况包括食物中毒、怀孕、服用某些药物和患有胃炎（详见第 103 页）。**胃轻瘫**（gastroparesis）也会导致恶心和呕吐，这是一种胃无法正常排空的情况。

自我照护

胃肠炎引起的恶心和呕吐会持续数小时，甚至 2~3 天。腹泻和轻微的腹绞痛也是胃肠炎常见的症状。在康复期内，为了保持舒适、预防脱水，你可尝试以下方法。

- 在数小时内不要喝水和进食，直到胃部不适有所缓解。
- 尝试吮吸冰块，饮用淡茶、苏打水、肉汤或不含咖啡因的运动饮料以预防脱水。每天喝 8~16 杯水，少量多次。
- 逐步增加半固体和膳食纤维含量低的食物的食用量，如果再次出现呕吐，则停止进食。此类食物包括苏打饼干、凝胶食品、吐司、鸡蛋、米饭和鸡肉。
- 在几天内避免食用乳制品和富含脂肪、重口味的食物，不要饮用咖啡和酒，不要摄入尼古丁。

医疗救助

呕吐可能导致脱水（如果持续呕吐）、呕吐物堵塞气管（误吸）。在极少数情况下，呕吐会造成食管中的血管撕裂，引发呕血。婴儿、老年人和免疫系统较弱的人在呕吐时更易出现并发症。如果出现以下情况，应立即就医。具体情况包括在 24 小时内无法饮水、持续呕吐 2~3 天、脱水或呕血。脱水的症状包括极度口渴、嘴唇干燥、少尿或无尿、极度虚弱、眩晕。呕吐也可能是你患有潜在的严重疾病（如胆囊疾病、溃疡、肠梗阻）的警示信号。

儿童照护

大多数婴儿都会偶尔吐奶，但呕吐对婴儿的影响很大。如果婴儿持续呕吐，可能造成脱水和体重下降。

为了预防脱水，可先让婴儿的肠胃休息 30~60 分钟，再喂食少量液体。母乳喂养的婴儿可少食多餐，喝奶粉的婴儿则可喝一些特殊配方的奶粉或电解质饮料。

如果婴儿不再呕吐，可以每隔 15~30 分钟给婴儿喂食少量液体。如果呕吐持续 12 小时以上或出现以下症状，应立即联系急救人员。

- 在 8 小时内未排尿；
- 腹泻或大便带血；
- 口干或在哭闹时不流眼泪；
- 异常困倦、疲劳或反应迟钝。

有些婴儿患有**幽门狭窄**（pyloric stenosis），会反复、剧烈且持续地呕吐。这种情况通常在婴儿出生后的第 3 周出现，需要进行手术治疗。

■ 消化性溃疡

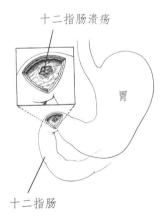

十二指肠溃疡

胃

十二指肠

最常见的消化性溃疡发生在十二指肠，被称为十二指肠溃疡。

消化性溃疡（peptic ulcers）指胃壁（胃溃疡）或小肠最上部（十二指肠溃疡）发生的溃疡。

大多数消化性溃疡都是由幽门螺杆菌引起的，幽门螺杆菌感染是胃癌的危险因素之一。过量服用阿司匹林也可能导致胃溃疡。目前没有证据表明压力会引发消化性溃疡，不过压力会使消化性溃疡的症状加重。

消化性溃疡会带来一定程度的痛苦，症状包括上腹部的胸骨下方出现灼烧感、饥饿感、疼痛和恶心。有时，消化性溃疡还会引起嗳气和腹胀。这些症状在饥饿、空腹的情况下更易出现。进食可以暂时缓解这些症状，不过这些症状在 1~2 小时后可能复发。严重的消化性溃疡可能引起呕血或便血。在极少数情况下，消化性溃疡会导致胃或十二指肠穿孔，引起剧烈腹痛。

自我照护

采用正确的饮食方式、生活方式和服用正确的药物有助于预防和控制消化性溃疡。

● 如需服用止痛药，可选择对乙酰氨基酚（如泰诺林）。注意，阿司匹林、布洛芬、酮洛芬会引起消化性溃疡。

● 避免食用、饮用含酒精和咖啡因的食物、饮料和药物。

● 戒烟。

● 少食多餐，避免长时间空腹。

● 避免食用辛辣和富含脂肪的食物，因为它们可能使病情加重。

● 服用抗酸药以中和胃酸，或者服用法莫替丁、奥美拉唑、西咪替丁和雷尼替丁等药物抑制胃酸的分泌。

医疗救助

有些消化性溃疡经过自我照护即可痊愈。如果症状在 1 周后没有好转或反复发作，应及时就医。医生可能为你安排一些检查，如粪便抗原检测、X 线检查或内镜检查。内镜检查借助安装在一根柔软管子顶端的微型照相机，可以直接观察消化道内的情况。

消化性溃疡出血可能造成大量失血。一旦出现呕血、大便带血或剧烈疼痛等症状，应立即就医。

消化性溃疡的治疗

许多消化性溃疡源于幽门螺杆菌感染，因此治疗方法就是杀死这种细菌并减少消化系统中的酸性物质，以减轻疼痛并促进溃疡愈合。

治疗通常涉及 3 种药物，即 2 种用于杀死幽门螺杆菌的抗生素和 1 种用于减少胃酸的质子泵抑制剂，如奥美拉唑、兰索拉唑、埃索美拉唑或泮托拉唑。抗生素通常需要服用 2 周，其他药物则通常需要服用更长时间。

耳朵和听力

耳朵的结构比我们能看到的要复杂得多。我们能看到的部分是外耳，它与颅内的中耳和内耳相连。耳朵的各个部分协同工作，以保证我们能听到声音和保持平衡。

耳朵的工作原理

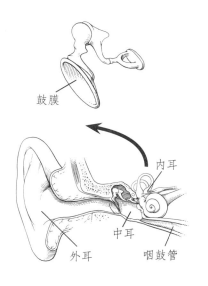

鼓膜

内耳

中耳

外耳

咽鼓管

耳朵是一个精密的器官，它能将声音信号传递给大脑。当声波进入耳道时，鼓膜及与鼓膜相连的3块耳骨便会产生振动。振动会穿过中耳到达内耳，触发大脑的神经冲动，从而被感知为声音。

空气经过咽鼓管进入中耳。中耳必须与外耳保持同样的气压，才能使鼓膜和耳骨自由振动并传导声波。如果中耳内存在液体，鼓膜和耳骨就不能正常振动，这就是耳部感染会引起暂时性听力问题的原因。

本节将介绍关于耳部疼痛和耳部疾病的信息。

■ 航空性中耳炎

航空性中耳炎（airplane ear）在医学上被称为耳气压伤或中耳气压伤，指因气压变化造成的耳部损伤。在乘坐飞机或潜水时，尤其是当你同时存在鼻塞、过敏、感冒或咽喉感染时，就可能出现航空性中耳炎。航空性中耳炎的症状为单耳疼痛、轻微的听力障碍和耳内有堵塞感，这是由气压变化引起鼓膜向外突出或向内收缩造成的。因此，患严重感冒或耳部感染的人尽量不要乘坐飞机。

自我照护	● 在飞机起飞和降落前的 1 小时内，可服用减充血剂以预防咽鼓管阻塞。不过，你如果患有心脏病、心律失常或高血压，或者正在服用的药物与减充血剂可能发生相互作用，则不要服用减充血剂。 ● 在飞行期间，吮吸糖果或嚼口香糖可以促进吞咽，有助于打开咽鼓管。 ● 在飞机降落时，如果感到耳部堵塞，可以先吸气，用手捏紧鼻孔，闭紧嘴巴，再慢慢地呼气。如果同时做出吞咽动作，则效果更佳。 ● 可尝试佩戴专门为飞行而设计的、可以预防或减轻耳部疼痛和其他不适的耳塞。
医疗救助	如果耳部不适的症状在数小时内一直未消退，应及时就医。
儿童照护	在飞机起飞和降落时，确保婴幼儿正在饮水（做出吞咽动作）。可以给他们奶瓶或安抚奶嘴，以促使他们做出吞咽动作。注意，不要给婴幼儿服用减充血剂。

■ 耳内异物

异物堵塞耳道可能引起疼痛和听力丧失。在一般情况下，人们可以察觉到有异物入耳，不过年龄较小的孩子可能意识不到。

自我照护	如果异物堵塞耳道，可尝试以下方法。 ● 不要试图用棉签、火柴或其他工具探查异物。这样做反而可能将异物向耳内进一步推进，从而损伤中耳。 ● 如果异物清晰可见且质地柔软，可用镊子轻轻地夹出异物。 ● 尝试借助重力，将头部偏向存在异物的耳朵的方向，不要拍打头部，而要轻轻地向地面的方向摇晃头部，使异

物自行掉出。

- 如果异物是昆虫，可让进入昆虫的耳朵朝上，向其中滴入矿物油、橄榄油或婴儿油，从而使昆虫浮起。油的温度为温热即可，不宜过高。在倒油时，可将耳垂向后下方拉扯，以保持耳道伸直，使油顺利流入。昆虫在浸死后会随油一起流出耳道。
- 如果异物不是昆虫，不要使用倒油的方法。如果怀疑鼓膜破裂（症状为耳部疼痛、出血或有分泌物从耳内流出），也不要使用这种方法。

医疗救助　　如果上述方法都无效，且耳部持续疼痛、听力减弱或耳内仍有堵塞感，应立即就医。

■ 鼓膜破裂

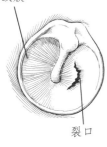

鼓膜

裂口

感染和外伤都可能造成鼓膜破裂（撕裂）。**鼓膜破裂**（ruptured eardrum）的症状包括耳痛、部分听力丧失、轻微出血和有分泌物从耳内流出。对耳部感染者来说，一旦鼓膜破裂且裂口流出液体，疼痛就会消失。通常，鼓膜破裂可自行愈合，不会引发其他并发症，也不会造成永久性听力丧失。不过，较大的裂口可能反复引起感染。一旦怀疑鼓膜破裂，应立即就医。同时，你可尝试采用以下自我照护的方法。

自我照护
- 服用阿司匹林或其他止痛药以缓解耳部疼痛。
- 用一个温热（不烫）的加热垫对耳朵进行热敷。
- 不要冲洗耳朵。

医疗救助　　医生可能建议你服用抗生素以防止中耳发生感染。有时，在鼓膜愈合的过程中，医生会在裂口上放一个小纸片以密封裂口。鼓膜通常会在3个月内愈合，如果未能愈合，则可能需要通过外科手术来修补裂口。

■ 耳部感染

对许多幼儿家长来说，处理孩子的耳部感染就像给孩子换尿布一样平常。根据数据估计，在3岁的儿童中，每6名儿童就有5名至少出现过1次**中耳感染**（middle ear infection，中耳炎）。许多儿童会多次出现中耳感染。耳部感染是婴幼儿常见的疾病之一。

每年都有数百万名儿童因中耳感染而就诊，其中也有数百万名儿童因此接受抗生素治疗——然而，其中许多儿童并非必须接受抗生素治疗。大多数耳部感染不会导致永久性听力损失。不过，未经治疗的中耳感染可能扩散到耳部的其他部位，如内耳，从而造成更多损伤。例如，未经治疗的中耳感染会破坏鼓膜、耳骨和内耳的结构，甚至导致永久性听力丧失。

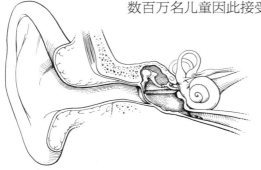

中耳内的液体
（灰色部分）

耳部感染常由呼吸道感染（如感冒）引起。感冒可能引起鼻旁窦和咽鼓管肿胀和发炎。儿童的咽鼓管比成人的更短、更窄，因此一旦发炎就很可能完全堵塞耳道，导致因炎症产生的液体留存在中耳内。这些液体会引起耳部疼痛，并为细菌的滋生提供理想的环境，最终导致中耳感染。

自我照护	● 考虑服用非处方止痛药，如布洛芬或对乙酰氨基酚。如果孩子小于2岁，请在医生的指导下服用此类药物。 ● 用一个温热（不烫）的湿布或加热垫对耳朵进行热敷。
医疗救助	如果孩子耳部疼痛持续1天以上或伴有发热，应及时联系儿科医生。在大多数情况下，孩子的耳部感染会自行痊愈，无须接受抗生素治疗。不过，如果孩子小于2岁、中耳感染多次复发或孩子患有高危疾病，则应让其接受抗生素治疗。及时、全面地接种疫苗有助于减小患中耳炎的风险。

人造耳道的利弊

如果儿童反复出现耳部感染或出现分泌性中耳炎，医生有时会通过外科手术将人造耳道——一根小塑料管穿过鼓膜，以清除中耳内的积液。不过，这个方法不常用于成人。

优点

- 听力能立即改善。
- 有助于中耳内的空气流通，从而减小中耳内膜因长期感染而发生永久性损伤的风险。

缺点

- 在手术时需要进行短暂的全身麻醉。
- 在使用人工耳道的 6 个月或更长时间内，需要避免任何液体流入耳中。
- 在极少数情况下，人工耳道会给鼓膜留下严重的瘢痕或永久性孔洞。

有关儿童耳部感染的常见问题

引起耳部感染的危险因素有哪些？

虽然所有儿童都容易出现耳部感染，但存在以下情况的儿童患病风险更大。

- 性别为男；
- 兄弟姐妹有反复出现耳部感染的病史；
- 第一次耳部感染出现在 4 月龄之前；
- 生活在托儿所；
- 经常处于有人吸烟的环境中；
- 印第安人、阿拉斯加人或因纽特人的后代；
- 经常患上呼吸道感染；
- 患有易引起中耳感染的疾病；
- 用奶粉喂养而不用母乳喂养。

耳部感染的症状是什么？

除了耳痛和耳内出现压迫感及堵塞感外，有些儿童可能出现暂时性听力丧失。其他耳部感染的症状为易怒，食欲不振，在感冒数天后开始发热、恶心、呕吐，以及喜欢以直立的姿势睡觉。此外，孩子的耳内可能流出分泌物，孩子也可能经常拉扯耳朵。

耳部感染需要进行抗生素治疗吗？

大多数耳部感染都能自愈，因此医生可能优先建议你对孩子进行密切的观察，特别是在孩子几乎没有出现症状的情况下。在其他情况下，医生可能选择使用抗生素来治疗孩子的耳部感染。在开始治疗后的 2~3 天内，症状通常就会得到缓解。

请严格按照医嘱的剂量和疗程使用抗生素。如果在症状刚被控制住时就停用抗生素，残留的细菌很可能大量繁殖并再次导致耳部感染。而且，这些细菌还可能携带着抗药基因。

在服用抗生素后，如果症状没有消退或孩子小于 15 月龄，请按照医生的建议进行复诊。如果孩子年龄较大且症状已得到缓解，尤其是在感染没有复发的情况下，则可能不需要复诊。

你能做什么？

虽然耳部感染不是急症，但其发病后的 24 小时内是疼痛和其他不适最强烈、孩子最易被激怒的时候。请按照第 70 页儿童照护的方法来照顾孩子，并拥抱、安慰孩子，使孩子更加舒适。

耳部感染反复出现怎么办？

使用抗生素通常可以治愈耳部感染。偶尔，耳部感染可能发展为慢性疾病。此时，你应该立即带孩子就诊，并向医生咨询是否需要使用人造耳道。耳部积液长期存在可能导致暂时性或永久性听力丧失，还可能导致语言发展迟缓。

耳部感染可以预防吗？

预防耳部感染很困难，不过以下方法有助于减小孩子出现耳部感染的风险。

- 尽量用母乳喂养，而不用奶粉喂养。
- 在使用奶瓶时，让孩子保持直立的姿势吃奶。
- 避免让孩子处于有人吸烟的环境中。
- 及时让孩子接种最新的疫苗。某些疫苗，如肺炎球菌疫苗，可以减小耳部感染的风险。

孩子在长大后还会出现耳部感染吗？

随着孩子的成长，咽鼓管会变得更宽、更倾斜，分泌物和液体会更容易从耳中排出。虽然耳部感染仍然可能发生，但它可能不再像婴幼儿时期那样频繁发生。

研究人员在进行哪些关于耳部感染的研究？

研究人员正在研究许多不同类型、剂量的抗生素和其他药物。改进疫苗（开发新的和更好的疫苗）可能是减少孩子耳部感染频率的最佳途径。

■ 耳鸣

耳鸣指在周围没有声响时听到耳中有蜂鸣声或嗡嗡声。很多原因都可能造成耳鸣，这些原因包括耳垢、耳内异物、耳部感染或曾处于噪声环境中等。此外，耳鸣可能是大量服用阿司匹林或大量摄入咖啡因造成的。如果**耳鸣**（tinnitus）伴有听力丧失和眩晕，则表明你可能存在严重的耳部疾病。

自我照护

- 当医生建议服用大量阿司匹林时，应咨询是否有替代药物。你如果自行服用阿司匹林，应少量服用或改用其他止痛药。
- 尼古丁、咖啡因和酒精会使耳鸣加剧，因此应避免摄入。
- 尝试找出耳鸣的原因，如曾处于噪声环境中。可以的话，尽量远离噪声环境或戴上耳塞。
- 在处于噪声环境中时，如在使用割草机或除叶机时，应戴好耳塞或其他保护听力的设备。
- 用其他更容易接受的声音来掩盖耳鸣声，如在睡前听音乐或广播。
- 戴上耳机，借助耳机产生的白噪声来掩盖耳鸣声。

医疗救助

如果耳鸣加剧、持续或伴有听力丧失和眩晕，应考虑就医，进一步接受医疗检查。虽然引起耳鸣的原因大多数都是良性的，但治疗耳鸣却很不容易。

■ 游泳耳

游泳耳（swimmer's ear）是一种外耳道感染。除疼痛和瘙痒外，症状还包括清亮的或黄绿色的液体从耳内流出，以及暂时性听力丧失。游泳耳是耳内长时间积水或在被污染的水中游泳造成的。此外，在掏耳朵时划伤耳道，或者耳内进入发胶或染发剂也会引起类似的炎症和感染。有些人易受到细菌和真菌感染，因此也可能出现游泳耳。

自我照护

如果耳部只是轻微疼痛，没有液体从耳内流出，可按以下方法处理。

- 用一个温热（不烫）的热敷包热敷耳朵。
- 服用布洛芬或其他止痛药。

预防游泳耳的方法是尽量保持耳道干燥，避免接触可能刺激耳部的物体。除非在医生的指导下，否则不可自行清理耳道。

医疗救助　　　　如果耳部剧烈疼痛或肿胀，且伴有发热、耳内流出液体或患有糖尿病等疾病时，应及时就医。耳鼻喉科医生会用专业的工具为你清理耳道，还可能建议你使用滴耳液或其他药物来控制感染和缓解疼痛。在治疗期间，应保持耳道干燥。

■ 耵聍栓塞

　　　　耵聍（耳垢）是人体防御系统的一部分，它能通过聚集污垢和抑制细菌生长来保护耳道。不过，过多的耵聍会堵塞耳道，引起听力下降或耳鸣。当耵聍在耳内积聚、变得坚硬且难以自然清除时，就会造成**耵聍栓塞**（earwax blockage）。耵聍栓塞会随着耵聍数量的增多而逐渐影响听力。

自我照护　　　　如果出现耵聍栓塞的症状，可向医生咨询自我照护的方法。如果没有做过人造耳道手术，也没有出现鼓膜破裂，可按照以下方法清理耵聍。

　　● 在耳道内滴入几滴婴儿油、矿物油或甘油以软化耵聍，每天 2 次，不超过 5 天。

　　● 在耵聍变软后，准备一碗加热至体温的水。如果水温过高或过低，你可能在后续过程中感到眩晕。

　　● 坐直，一只手将耵聍栓塞的耳朵向上拉，另一只手用一个 3 盎司（约 88 毫升）的球形橡胶注射器将温水轻轻地注入耳道，然后把头部转向一侧，让里面的水流出。

　　● 重复以上过程数次，直至所有耵聍都被洗出。

　　● 用毛巾轻轻地擦干或用吹风机吹干外耳。

　　● 商店售卖的耵聍清除工具同样有效。如果不确定哪个工具更加适合自己，应向医生咨询。

医疗救助　　　　许多人即使按照上述自我照护的方法进行操作，也难以将耵聍清洗干净。如果耵聍没有带来任何不适，则无须理会和处理，因为它们反而可以对耳道起到保护作用。不过，如果耵聍已经影响鼓膜及听力，请及时就医。医生会用与上述自我照护的方法类似的方法清洗你的耳道，并使用专业的工具挖出或吸出耵聍。如果耵聍栓塞反复出现，医生可能建议你每 4~8 周使用一次清除耵聍的药物。

注意事项　　清除耵聍由医生进行操作是最安全的。耳道和鼓膜都非常脆弱，极易受到损伤。不要用棉签或发夹戳耳道，尤其是在曾经做过耳部外科手术、发生过鼓膜破裂，或者耳部疼痛且存在分泌物的情况下。这些物品会使耵聍更加深入耳道，损伤耳道内膜，甚至损伤鼓膜。

　　如果曾经发生鼓膜破裂或做过耳部外科手术，除非医生允许，否则不可自行清理耳道。即使担心耳部感染，也不可自行清洗耳道。

　　有些人会用耳烛清除耵聍。具体方法是在耳道内插入一个点燃的、中空的锥形蜡烛，通过耳烛燃烧让耳道内形成真空，从而使耵聍吸附在耳烛上被清除。不过研究结果表明，耳烛不仅没有实际效果，反而可能造成耳道损伤，如耳道烧伤、耳道堵塞，甚至鼓膜破裂。

■ 噪声性耳聋

　　衡量噪声大小的单位是分贝。人们正常交谈的声音约为 60 分贝，在拥挤的建筑物中大声交谈的声音约为 70 分贝。长时间处于 85 分贝或以上的环境中，会导致听力逐渐丧失。

自我照护　　你如果即将进入噪声环境，如大功率设备产生噪声的环境、播放喧闹音乐的环境、不断产生枪炮声的环境等，可采取以下预防措施。

　　● **佩戴耳塞或耳罩**。选用符合政府商业标准的护耳产品，这些产品能将噪声降到耳朵可接受的范围内。在耳中塞入棉球是没有作用的，反而可能堵塞耳道。此外，可佩戴根据你的耳道定做的塑胶或橡胶的耳塞，以阻挡噪声。

　　● **测试听力**。尽早发现听力下降有助于预防日后不可逆转的听力损失。

● **规避风险**。进入发出爆炸性声响（如枪炮声或烟火声）的环境中可能立即引起永久性听力丧失。其他噪声较大的娱乐活动包括驾乘雪橇、摩托车，以及听喧闹的音乐等。在用耳机听音乐时，如果将耳机的音量调高到足以掩盖其他噪声（如割草机的声音），可能导致永久性听力丧失。如果孩子在用耳机听音乐时，你在他身边也能听清音乐，就说明耳机的音量过高。你应告诉孩子只有保护好听力，才能终身享受音乐。

常见噪声的分贝	
分贝	**噪声来源**
	安全范围
45	冰箱运行
60	正常对话
	危险范围
85	拥挤的城市道路
95	摩托车行驶
105	MP3 播放器的最大音量
	受损范围
120	警报器
130	鞭炮和枪支

来源：美国国家耳聋与其他交流障碍研究所（2017）

法律允许的最大工作噪声	
分贝	**每日时长**
90	8 小时
92	6 小时
95	4 小时
97	3 小时
100	2 小时
102	1.5 小时
105	1 小时
110	30 分钟
115	15 分钟及以下

来源：美国劳工部职业安全与健康管理局（2008）

■ 年龄相关性听力损失（老年性耳聋）

随着年龄的增长，**听力损失**（hearing loss）是很常见的，这种情况被称为老年性耳聋。研究人员认为，遗传因素和长时间处于噪声较大的环境中都会造成听力损失。不过，老年性耳聋是不可逆转的。佩戴助听器和采取一些有效的措施，如关掉背景音乐、将注意力集中在交谈上等，都能帮助老年人改善生活质量。如果你或你的家人怀疑你患有严重的听力障碍，请及时就医或向听力矫正专家咨询。

如何选购助听器？

如果你正在考虑尝试或购买助听器，你会惊喜地发现，新型助听器不仅技术先进、操作简单，而且体积很小。

助听器有5种基本款式，如下图所示。通常，助听器越小，功率就越小，产生反馈（高分贝的噪声）的可能性也就越大。此外，数字助听器在微调声音、减少反馈和降低背景噪声的方面性能更佳。

重要提示

选购助听器的注意事项如下。

● **进行医学听力检查**。在购买助听器前，请接受耳鼻喉科医生的听力检查。最好在购买助听器前的6个月内进行此项检查，以明确你的身体状况是否适合佩戴助听器。

● **从信誉较高的听力矫正专家那里购买助听器**。听力矫正专家将对你的听力进行评估，以确定你的听力损失的程度和类型。此后，听力矫正专家会推荐并帮助你选择最合适的助听器，然后将其调整至适合你使用。挑选助听器是一个复杂的过程。对于只销售一个品牌的助听器的销售商给出的建议，你需要多加甄别。

● **警惕带有误导性的宣传**。多年来，一些制造商和分销商声称自家生产的助听器可以消除背景噪声。实际上，在嘈杂的环境中，某些新型助听器也只能减小响亮的背景噪声，使佩戴者更加舒适。没有哪种助听器可以放大你想听到的声音，并消除其他声音或噪声。

● **咨询助听器的试戴事宜**。让销售商以书面形式说明试戴费用，以及该费用是否计入助听器的最终价格中。

● **测试助听器**。在佩戴助听器后，重新进行听力测试，以确保听力达到最佳的状态。

● **了解保修事宜**。助听器保修期应为1~2年，保修内容包括零部件和人工服务。

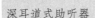

深耳道式助听器　　耳道式助听器　　耳内式助听器　　耳背式助听器　　开放耳背式助听器

眼睛和视力

眼睛对人类来说很重要，因此眼部问题需要被多加关注。幸运的是，很多眼部问题虽然麻烦，但并不严重。

每个人的视力几乎都会随着年龄的增长而逐渐下降，年龄也会增大患严重眼部疾病的风险。虽然有些眼部问题是无法预防的，但药物或手术治疗可以减缓或阻止其发展。本节将介绍比较常见的眼部问题，并讨论视力下降的原因。

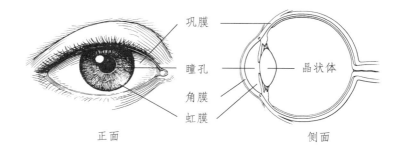

正面　　　　　　　　　　　　　　　　侧面

■ 熊猫眼

熊猫眼（black eye）是由眼睛周围的皮下组织出血引起的。熊猫眼可能是人体存在严重损伤的信号，甚至可能意味着颅骨骨折，特别是当双眼周围有瘀伤或头部有外伤时。虽然大多数情况并不严重，但眼内出血（前房积血）却是严重的，会降低视力并损伤角膜，有时甚至会导致青光眼（详见第 130 页）。

自我照护

● 将冰块或冰袋放在眼睛周围，轻轻按压，冷敷 10~15 分钟。注意，不要直接按压眼睛。在受伤后，应立即冷敷眼睛周围，以减轻肿胀。

● 检查眼睛内部是否出血，如果出血，请尽快就医。

医疗救助

如果熊猫眼伴有视力问题（如复视、视物模糊）、剧烈疼痛、眼睛或鼻子出血等症状，请立即就医。

保护视力的方法

- 定期检查视力。检查视力的频率取决于年龄、健康状况和眼部问题的严重程度等。
- 治疗高血压、糖尿病等慢性疾病。
- 了解眼部疾病的症状。一只眼睛突然失明，眼睛突然视物模糊，眼前出现闪光、黑点或视野中的光源周围出现光晕、彩虹，则表示可能存在眼部疾病。

- 保护眼睛免受阳光灼伤，如佩戴能阻挡紫外线的太阳镜。
- 多吃富含维生素 A 和 β－胡萝卜素的食物，如胡萝卜、山药和哈密瓜。
- 佩戴合适的眼镜。
- 在光线适宜的环境中活动。
- 如果视力受损，请使用低视力辅助工具，如放大镜和大号字体的书。

■ 干眼症

干眼症（dry eyes）指眼睛在眨眼时会产生灼烧感、刺激感和异物感，且可能轻微发红的疾病。随着年龄的增长，泪液的分泌会越来越少。干眼症通常是双眼发病，多见于绝经的女性。某些药物（如安眠药、抗组胺药和某些降压药）会引发或加重干眼症。此外，有些疾病也会引发干眼症。

自我照护

- 尝试使用不含可消除红肿的成分的非处方人工泪液，因为这些成分可能加重症状。若眼睛对防腐剂比较敏感，可使用一次性的不含防腐剂的人工泪液；若夜间感觉眼睛干涩，可在睡前使用凝胶状的人工泪液。向医生咨询以选择最适合自己的人工泪液。
- 不要让吹风机、空调和电扇等的出风口直接对着眼睛吹风。
- 经常眨眼，使泪液在眼中分布均匀，不要揉眼睛。
- 在刮风时应佩戴防风镜，在游泳时应佩戴泳镜。
- 在冬天可使用加湿器来提高室内的空气湿度。

医疗救助

如果自我照护的方法无效，症状持续存在，则应就医。医生可能开具一些治疗慢性干眼症的药物，在需要时还会将你转至专业的眼科医院就诊。

■ 泪液过多

当眼睛干涩或受到刺激时，泪腺就会分泌泪液。**泪液过多**（watery eyes）常发生在眼睛感染时，即红眼病（详见下文），也可能是由眼睛对眼药水或隐形眼镜浸泡液中的防腐剂过敏造成的，还可能是由鼻泪管（将泪液引流至鼻腔内的管道）堵塞造成的。泪液过多会进一步刺激眼睛，使泪腺分泌出更多泪液。

自我照护

- 闭着眼睛进行热敷。每天 2~4 次，每次 10 分钟。
- 不要揉眼睛。
- 至少每 3 个月更换一次睫毛膏。睫毛膏很容易被使用者皮肤上的细菌污染。
- 在使用隐形眼镜时，应严格按照说明进行佩戴、清洗和消毒。

■ 飞蚊症

位于晶状体后方的果冻状物质（玻璃体）被一层纤维结构包围和支撑着，均匀分布在眼球里。随着年龄的增长，这些纤维结构逐渐变厚，聚集成束，造成视野中出现移动的斑点状、线条状的阴影，这就是**飞蚊症**（floaters）。症状逐渐出现并随着时间的推移变得不再明显的飞蚊症通常是无害的，不需要进行治疗。不过，突然出现的飞蚊症则表明你可能患上更加严重的眼部疾病，如眼内出血或视网膜脱落。视网膜是一层位于眼内后方的感光组织，负责将视觉信息传递给大脑。

医疗救助

你如果发现眼前出现云雾状斑点或蜘蛛网状阴影，特别是当其伴有闪光时，应立即就医。这些症状表明你可能出现视网膜撕裂或脱落，你应及时进行手术治疗，以防失明。

■ 红眼病

红眼病指单侧或双侧眼睛发红、发痒的疾病，还可能伴有视物模糊、对光敏感、眼内出现异物感和眼内分泌物增多（夜间甚至可能结痂）的症状。

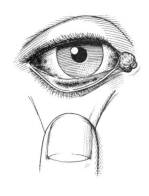

红眼病（pink eye）属于眼部细菌或病毒感染，在医学上被称为**结膜炎**（conjunctivitis）。结膜是一层覆盖眼睑内壁和部分眼球的黏膜。

红眼病的炎症会刺激眼睛，不过通常不会影响视力。由于红眼病具有传染性，你应尽早就医并进行治疗。偶尔，红眼病会诱发其他眼部疾病。

病毒性结膜炎和细菌性结膜炎极易传染，在儿童中很常见，成人也可能发病。病毒性结膜炎通常会产生水样分泌物，而细菌性结膜炎通常会产生大量黏稠的黄绿色分泌物，不过两者有时难以分辨。

变应性结膜炎通常表现为双眼同时发病，是变应原（如花粉）引起的，而不是感染引起的。除眼睛剧烈发痒、流泪、炎症外，变应性结膜炎还可能伴有不同程度的鼻子发痒、打喷嚏和流清水样鼻涕的症状。

自我照护

● 热敷眼睛。将一块干净的棉布浸入温水中并拧干，轻轻地闭上眼睛，将其放在眼睛上。

● 对变应性结膜炎来说，冷敷眼睛效果更好。

预防措施

由感染引起的红眼病极易传染，注意个人卫生是预防和治疗红眼病的有效方法。如果你或你的家人被诊断出患红眼病，以下措施将有助于控制病情。

● 不用手触摸眼睛；

● 勤洗手；

● 每天更换毛巾和手绢，且不和其他人共用它们；

● 衣服在穿 1 次后就清洗；

● 每晚更换枕套；

● 眼部化妆品，尤其是睫毛膏，在使用 3 个月后就应丢弃，不再使用；

● 不使用其他人的隐形眼镜浸泡液、眼部化妆品、手绢和其他个人物品。

医疗救助　　　　如果出现红眼病的症状，应及时就医。医生会对你的眼内分泌物进行培养，以确定导致感染的病原体。如果你患的是细菌性结膜炎，医生可能开具抗生素眼药水或眼药膏；如果你患的是病毒性结膜炎，可待其自行痊愈；如果你患的是变应性结膜炎，医生可能建议你使用药物来治疗过敏和缓解眼部症状。

儿童照护　　　　红眼病具有传染性，因此应让患红眼病的孩子远离其他孩子。许多学校会让患红眼病的孩子回家，以尽量减缓感染的蔓延。

■ 畏光

当光线射入眼睛时，眼睛就会产生光感。人在昏暗的环境中容易畏光，这是因为在昏暗的环境中瞳孔会放大，从而使更多光线进入眼睛。**畏光**（sensitivity to glare）可能是患白内障（详见第 129 页）的信号。为了更好地诊断病情，医生可能分别在弱、中、强的光线下对你的视力进行检查。

自我照护　　　　● 佩戴支架不透明、镜框较宽的偏光太阳镜，以减少眼睛在白天受到的强光照射。
● 准确矫正远视，以减少入眼的强光。

■ 其他眼部问题

眼睑下垂

如果负责抬起上眼睑的肌肉变得无力，上眼睑就会出现下垂。衰老、外伤、神经功能和肌肉功能异常都会引起**眼睑下垂**（drooping eyelid）。如果眼睑下垂已经影响视力，眼科医生可能建议你进行眼部提肌手术。注意，突然出现的眼睑下垂可能与脑卒中或其他神经系统急症有关，应立即就医并进行治疗。

睑缘炎

眼睑边缘的慢性炎症被称为**睑缘炎**（blepharitis），常伴有干眼症。有些人睫毛附近的腺体会分泌过多的油脂，而油脂会促进细菌生长，导致皮肤发炎、发痒和发红。此外，眼睑边缘可能出现细小的鳞屑，它们会进一步刺激皮肤。自我照护的方法为闭眼热敷，每天2~4次，每次10分钟。在热敷后，用温水或经过稀释的婴儿洗发水洗去鳞屑。如果你患的是由感染引起的睑缘炎，医生可能建议你使用眼药膏或服用抗生素。

眼睑痉挛

眼睑不受控制地痉挛常使人烦恼。这种眼睑肌肉不自主的痉挛通常不超过1分钟。引起眼睑痉挛的原因尚不明确，不过有些报道称，眼睑痉挛可能是由摄入咖啡因、神经紧张和疲乏引起的。在极个别情况下，**眼睑痉挛**（eyelid twitching）可能是肌肉疾病或神经疾病的症状。眼睑痉挛通常无害，不需要专门进行治疗。自我照护的方法为轻轻地按摩眼睑，放松肌肉。

麦粒肿

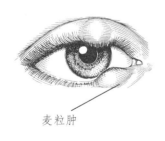

麦粒肿

麦粒肿（sty）指眼睑边缘出现的红色的、存在压痛的肿块，是由眼睑腺体阻塞引起的炎症或感染导致的。麦粒肿内通常充满脓液，在大约1周内会自行破裂、愈合。如果麦粒肿持续未好转，医生可能建议你使用抗生素眼药膏。自我照护的方法为清洗、热敷眼睛，每天4次，每次10分钟，以减轻疼痛。当麦粒肿自行破裂后，应彻底冲洗眼睛。

■ 常见的眼部疾病

白内障

白内障（cataract）指因晶状体浑浊而影响视力的疾

病。单侧或双侧眼睛都可能发生白内障。随着年龄的增长，出现一定程度的白内障是正常的，不过某些情况会加速这一进程。例如，长期暴露于紫外线下、吸烟、糖尿病、既往眼部损伤、暴露于 X 线下和长期使用皮质类固醇药物都会增大患白内障的风险。当白内障已经影响日常活动时，可以通过手术摘除浑浊的晶状体并植入人工晶状体。

自我照护 减少强光对眼睛的照射。在阳光下应佩戴防紫外线的太阳镜，以预防白内障或防止白内障恶化。不过，在日常生活中要保证照明光线是充足的。

当白内障恶化时，晶状体会变得非常混浊。光线在穿过浑浊的晶状体后会分散，无法在视网膜上聚焦而形成清晰的图像，从而造成视物模糊。

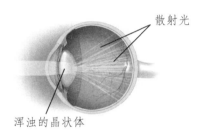

散射光

浑浊的晶状体

青光眼

青光眼（glaucoma）是由眼内压对视神经造成损伤引起的。当可以让眼内液体流出的小孔发生堵塞时，眼内压就会升高。在视神经受损后，视野两侧会逐渐变窄，如果不加以治疗，就可能导致失明。注意，青光眼的早期症状很不明显，因此定期进行眼科检查是非常必要的。慢性青光眼通常可通过使用眼药水、服用药物或进行手术得到控制。你如果突然出现剧烈头痛、眼睛或眉毛处疼痛、恶心、视物模糊和夜间虹视等症状，应立即就医，你可能需要接受紧急手术治疗。

黄斑变性

黄斑变性（macular degeneration）分为干性和湿性，会导致中心视力下降或视野中心出现盲点。黄斑变性通常不会影响侧面视野，也不会导致完全失明。黄斑变性是由视网膜中心（黄斑）的组织退化引起的。尽早就医和治疗黄斑变性有助于预防或减缓视力丧失。例如，你可以进行针对湿性黄斑变性的注射治疗、光动力治疗或激光治疗，以及针对干性黄斑变性的特定维生素和矿物质治疗。

针对视力障碍人士的出行建议

● 如果你的视力未达到所在地区对驾驶员的视力要求，请勿开车。

● 避免在驾驶条件不佳的情况下开车，如在夜间、交通繁忙的路段、天气恶劣时或在高速公路上开车。

● 夜间尽量乘坐公共交通工具或请家人开车。

● 联系当地的相关机构，了解除自驾外的交通方式，如乘坐班车、出租车，寻找代驾或进行拼车。

● 佩戴合适的眼镜以提高视力。

● 定期复查视力。

■ 与框架眼镜、隐形眼镜有关的问题

许多人在 40 岁左右视力会出现变化。近处本来很容易看清的物体变得模糊起来，报纸和书本上的字似乎变小了，人们在阅读时会下意识地将书报拿得更远一些，这种情况被称为**老花眼**（presbyopia，远视眼）。老花眼指随着晶状体变厚和变硬而出现的视近困难。老花眼的另一个症状就是视疲劳，包括眼干、眼涩、眼酸、眼胀和头痛。

远视患者可能更早出现老花眼，他们需要佩戴矫正性更强的眼镜。近视患者也会患老花眼，他们在阅读书本上比较小的字时需要摘下近视眼镜，而且在阅读后眼睛特别疲劳。

在配老花眼镜前，应去眼科就诊，以排除其他眼部问题。

医疗救助　　如果经常头痛，你应向眼科医生或验光师咨询。眼科医生或验光师会对你的视力进行检查，如果需要，则会为你配备合适的眼镜。

注意以下症状，如视物模糊、视野发黄、对光敏感和视野两侧缩小，这些都可能是患白内障或青光眼的信号。

隐形眼镜和激光手术

目前，隐形眼镜经过不断改进，许多以前无法佩戴隐形眼镜的人已经可以舒适地佩戴它。在某些情况下，佩戴隐形眼镜比佩戴框架眼镜益处更大。例如，佩戴隐形眼镜可以显著提高角膜畸形患者的视力。

正确佩戴隐形眼镜能让你尽可能清晰地看到事物，并使镜片对眼睛表面的影响降至最低。你如果想佩戴隐形眼镜，请向经验丰富的专业人士咨询，并进行全面的眼科检查。此外，在配镜后进行复查对监测视力变化和判断是否需要更换镜片来说非常重要。

眼科激光手术可以改变角膜的形状，让眼睛更加精确地聚焦。准分子激光原位角膜磨镶术（LASIK）指先在角膜上切出一个薄的圆形切口，再取出角膜瓣并用特殊的激光重塑角膜。

准分子激光手术（LASIK eye surgery）有助于矫正近视患者的中低度散光，不过对散光的远视患者来说，治疗效果并不好。

长戴型隐形眼镜和一次性软性隐形眼镜

你如果佩戴的是长戴型隐形眼镜，每个晚上都需要将其取下并消毒。你如果佩戴的是一次性软性隐形眼镜，佩戴时间不要超过眼科医生建议的时间。长时间持续佩戴隐形眼镜可能导致角膜缺氧，进而导致视物模糊、眼睛疼痛、流泪、眼睛发红和对光敏感，且更易使角膜受到感染。一旦出现上述症状和体征，你应立即取下隐形眼镜。请定期进行眼科检查，以尽早发现因长期佩戴隐形眼镜而出现的眼部问题。

头痛

头痛（headache）是最常见的主诉，它可能是某些严重疾病的征象，不过这种情况很少见。

大多数头痛并不意味着患有潜在疾病，这与原发性头痛的差别很大。研究人员正在研究更多在头痛时发生的生理问题。

■ 头痛类型

原发性头痛常见的 3 个类型如下。

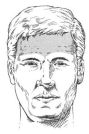

紧张性头痛

- 男性患者和女性患者的症状几乎相同；
- 颈部、前额或头皮部位逐渐出现钝痛、紧绷感或压迫感；
- 在普通人群中最常见的头痛类型。

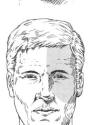

偏头痛

- 中度至重度，甚至影响日常生活的头痛，常是搏动性的；
- 女性患者的数量是男性患者的 3 倍；
- 大多在童年或青少年时期发病，少见于 40 岁以上的人群；
- 在发作前可能出现视力变化、单侧面部或身体刺痛，以及表现出对某种食物的偏好；
- 常伴有恶心（伴有或不伴有呕吐）、对光和声音敏感。

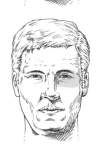

丛集性头痛

- 起源于眼睛及其周围的持续性钝痛，常在白天或晚上的固定时间发作；
- 导致单侧眼睛流泪、发红和鼻塞；
- 定时发作，且发作时间与光线或季节的变化有关；
- 男性患者偏多，尤其是重度吸烟和饮酒的男性；
- 可能被误诊为鼻窦炎或牙齿疾病；
- 通常持续 15 分钟到 3 小时。

偏头痛的发病机制

偏头痛可能是由脑干及其与三叉神经的相互作用发生变化引发的，也可能与大脑内的化学物质（如调节疼痛的 5- 羟色胺）失衡有关。在偏头痛发作期间，5- 羟色胺水平下降，这可能导致三叉神经释放一种叫作神经肽的物质。这种物质进入大脑皮层就会引发偏头痛。

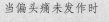

当偏头痛未发作时　　　　当偏头痛发作时

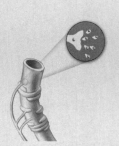

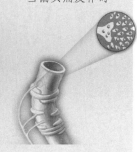

大脑皮层的神经正常释放化学物质（神经递质）。

大脑皮层的神经释放更多化学物质，使大脑皮层和其他疼痛敏感区域受到刺激。

自我照护

针对偶尔的紧张性头痛

尝试进行按摩、热敷或冷敷、洗热水澡、休息等。如果这些措施不起作用，可尝试服用少量阿司匹林（仅限成人）、对乙酰氨基酚（如泰诺）或布洛芬（如雅维）。此外，适度运动可能有助于缓解**紧张性头痛**（tension headache）。

针对复发性头痛

- 你可以写一份头痛记录表，其应包括以下内容。
  - 严重程度。头痛是严重影响日常生活还是仅会造成困扰？
  - 频率和持续时间。头痛是什么时候发作的？是逐渐发作的还是突然发作的？总是在一天中的某个固定的时间发作吗？是以月为周期还是以季节为周期发作？持续时间是多久？是如何消失的？
  - 相关症状。你能预感头痛将要发作吗？头痛是否伴有恶心、头晕？在头痛发作时，你能看到闪光或白斑吗？
  - 部位。疼痛通常会出现在头部的一侧吗？颈部肌肉感觉如何？疼痛会出现在某只眼睛的周围吗？
  - 家族史。其他家庭成员是否有类似的头痛经历？
  - 触发因素。头痛的发作是否可以与特定的食物、活动、天气、时间或环境联系起来（详见第 135 页"避开头痛的触发因素"）？
- 尽量避开头痛的触发因素，这可能需要你改变生活方式。
- 保证充足的睡眠和运动。

针对特殊的偏头痛

当你预感**偏头痛**（migraine）即将发作时，请立即开始治疗，因为这是阻止偏头痛发作的最好时机。

服用推荐剂量的对乙酰氨基酚、布洛芬或阿司匹林（仅限成人）以缓解偏头痛。此外，可以通过在黑暗的房间里睡觉或饮用含咖啡因的饮料（如咖啡或可乐）来缓解偏头痛。

医疗救助　　　　如果在自我照护 1~2 天后头痛仍未好转，你就要及时就医。医生会尝试诊断头痛的类型和原因，排除其他可能的疾病，并让你做一些相关的检查。医生可能为你开具止痛药，不同的药物用于治疗不同类型的头痛。

对于严重的偏头痛，医生可能开具一种类似 5- 羟色胺的药物。5- 羟色胺是一种人体内的神经化学物质。对于频繁发作的偏头痛，医生可能开具需每天服用的预防性药物。

注意事项　　　　不要忽视不明原因的头痛。如果出现以下情况，请立即就医。

- 突发且严重的头痛；
- 头痛伴有发热、颈部僵硬、皮疹、精神错乱、癫痫、复视、虚弱、麻木或说话困难；
- 在进行体力活动或性生活时出现头痛；
- 头痛在头部受伤、跌倒或碰撞后出现或加重；
- 头痛新发、剧烈或逐渐加重。

避开头痛的触发因素

某种特定的食物、饮料或活动会引发你的头痛吗？有些人可以通过避开头痛的触发因素来预防头痛。头痛的触发因素因人而异，可能包括以下几种。

- 喝红酒或其他酒精饮料。
- 吸烟。
- 压力过大或疲劳。
- 过度用眼。
- 姿势不良。
- 睡眠时间或用餐时间改变。
- 食用可能触发头痛的食物。
  - ▸ 发酵或腌制的食物；
  - ▸ 含咖啡因的食物；
  - ▸ 陈年奶酪；
  - ▸ 巧克力；
  - ▸ 香蕉；
  - ▸ 柑橘类水果；
  - ▸ 果干（如葡萄干）；
  - ▸ 食品添加剂（如热狗、香肠、午餐肉中的亚硝酸钠，以及加工食品中的味精）和调味料；
  - ▸ 坚果和花生酱；
  - ▸ 酵母面包。
- 天气、海拔或时区改变。
- 在月经期或更年期发生激素变化，服用避孕药或接受激素替代治疗。
- 看到强烈或闪烁的灯光。
- 闻到某些气味，包括香水、

鲜花或天然气的气味。
- 空气污染或房间闷热。
- 听到过大的噪声。

儿童照护

复发性头痛在儿童晚期和青春期的孩子身上很常见，不过他们很少出现严重的疾病。

头痛与许多病毒性疾病有关。然而，如果孩子在身体健康的时候也时常发生头痛，请向儿科医生咨询。

偏头痛可能发生在儿童身上，特别是有偏头痛家族史的孩子。孩子的偏头痛通常伴有呕吐、对光敏感、疲劳和嗜睡。

头痛可能代表学校、朋友或家庭对孩子造成了压力，也可能是孩子对药物，特别是可减轻充血的药物产生的反应。

如果怀疑是紧张性头痛，可以查看第134页的自我照护方法。如果这种情况经常发生，请帮助孩子写头痛记录表。请谨慎让孩子服用对乙酰氨基酚（如泰诺）或布洛芬（如雅维）。

如果孩子持续头痛、没有任何原因突然头痛或头痛持续加重，请联系医生。头痛加重可能与耳部感染、牙痛、链球菌性咽炎或其他感染有关，如果孩子存在以上情况，请告知医生。如果孩子有偏头痛家族史，也一定要告知医生。这些信息可以帮助医生诊断头痛的类型和原因。

咖啡因和头痛之间的联系

咖啡因确实可能在早晨引发头痛，特别是对每天都要饮用4杯或更多含咖啡因的饮料的人来说。咖啡因戒断性头痛可能在一个没有摄入咖啡因的晚上出现。

不过，对某些类型的头痛来说，咖啡因反而可能起到治疗作用，因为它是许多治疗头痛的药物的关键活性成分。对成人来说，如果阿司匹林或对乙酰氨基酚（如泰诺）无法缓解头痛，可以尝试服用含咖啡因的药物或饮料，不过不要过量。过量摄入咖啡因会导致紧张、心动过速、出汗，当然也可能导致咖啡因戒断性头痛。

四肢、肌肉、骨骼和关节损伤

人的身体非常复杂。当身体正常工作时，它通常不会被你关注。当每个部位都很协调时，人体可以自如地活动。当人体出现问题时，它才会引起你的关注。

本节主要讨论与四肢有关的问题。有些疾病，如拉伤、扭伤、骨折、滑囊炎、肌腱炎、纤维肌痛和痛风，在人体的许多部位均可能出现。本章的其余部分提供了与特定部位相关的疾病的补充信息，这些部位包括肩膀、肘部和前臂、手腕、手掌和手指、手臂、腿部（尤其是膝盖）、脚踝和脚部。下面是一些关于人体的基本信息。

■ 解剖学

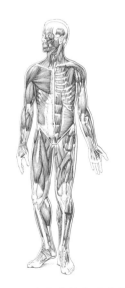

人体内的许多骨骼肌都是成对的，它们负责维持人体运动。肌腱将这些肌肉连接到骨骼上。

肌肉和肌腱

人体共有 650 块肌肉，其中的大部分肌肉都可以帮助人体运动。每一块骨骼肌都通过肌腱附着在骨骼上。成对的肌肉通过牵拉骨骼使关节活动，当一块肌肉收紧时，对应的另一块肌肉就会放松。

肌肉让你能行走、跑步、跳跃、游泳、爬楼梯、骑自行车、跳舞、修剪草坪和用键盘打字。当运动过量时，肌肉就会疼痛和僵硬。

肌肉损伤常见的原因包括事故、拉伸过度、突然运动、运动量过大和炎症。遵循以下建议基本上可以避免肌肉和肌腱出现疼痛。

● 定期、适度地运动。运动量要逐渐增加。例如，如果平时没有进行规律的跑步，就不要跑马拉松。如果在运动时过于投入或运动量过大，即使是布置庭院和打扫卫生也会造成肌肉损伤。

● 在运动前后轻轻地拉伸肌肉。对某些人来说，在运动前通过热敷和按摩来放松肌肉也很有帮助。

● 喝大量的水。每天喝 6~8 杯水可以使水合作用正常进行。在运动的时候需要补充更多水分，尤其是在炎热的夏天。

● 通过进行阻力运动以强化肌肉。

● 用弹性绷带和支撑物来固定受伤的部位。

● 在工作场所使用符合人体工程学原理的座椅。

骨骼——坚硬而有活性

虽然你看不见，但人体内的 206 块骨骼确实在不断地变化。蛋白质构成了骨骼的框架，而矿物质，特别是钙和磷酸，则填充在骨骼中以使其能承受重量。鉴于骨骼对矿物质的需求，你可以多补充富含矿物质的低脂牛奶和绿叶蔬菜。

常见的骨骼疾病如下。

● 骨折，即骨骼由于无法承受远超其承受能力的压力而发生断裂；

● 骨骼擦伤，通常是由开放性损伤造成的；

● 矿物质流失，如骨质减少和骨质疏松。

儿童的骨骼比成人的更柔韧，在受到压力时不太可能发生骨折。随着人体逐渐发育成熟，骨骼会变得越来越坚硬。

真实存在的生长痛

蹒跚学步的幼儿、学龄前儿童和学龄儿童都可能出现生长痛。生长痛通常出现在青春期人体快速生长的时候，多发生在腿部，且多在夜间出现，通常在持续几小时后缓解。

生长痛不会持续整个晚上，也不会引起红肿或皮温升高。

如果孩子出现生长痛，处理方法如下。

● 轻轻地按摩疼痛的肢体。用不插电、可预热的电热宝对疼痛部位进行热敷或让孩子洗个热水澡。

● 让孩子服用与其年龄、体重相匹配的剂量的儿童非处方止痛药，如对乙酰氨基酚（如泰诺）或布洛芬（如雅维、儿童美林）。

● 如果疼痛部位出现肿胀、皮温升高、压痛，疼痛持续到第二天早上，骨骼长时间疼痛，或者孩子出现发热或跛行的情况，请及时就医。

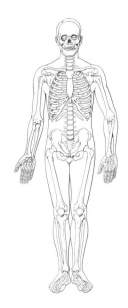

骨骼是活组织，在不断地变化。

关节——机械的杰作

骨骼在关节处相互连接。每根骨骼的末端都覆盖着一层光滑的软骨，它们可以充当减震器。坚韧的带状组织（韧带）将关节连接在一起。

人体内有多种类型的关节，本章将介绍以下两种关节。

● 屈戌关节，如指间关节和膝关节，它们可以进行前后运动（屈伸运动）；

● 球窝关节，如肩关节和髋关节，它们可以向多个方向运动。

本章将介绍关节疼痛的以下原因。

● 创伤性损伤或关节脱位（关节被推出关节窝）；

● 滑囊炎；

● 痛风；

● 扭伤。

神经——交流的网络

本章的大部分内容都在介绍骨骼、肌肉和关节。此外，四肢中存在神经网络，它能将信息传递给大脑并传回大脑的指令。神经能使人感到疼痛并定位疼痛源，能指挥人体做出动作，也能感知肌肉的疲劳或损伤。神经支配肌肉进行工作，并帮助肌肉避免损伤。

出现关节疼痛应何时就医？

如果你或你的孩子出现关节疼痛并伴有下列症状，请联系医生。

● 发热或出现皮疹；

● 关节肿胀、肢体僵硬、腹痛或不明原因的体重减轻；

● 颈部淋巴结肿大且存在压痛；

● 跛行或无法正常活动；

● 关节疼痛影响睡眠。

你如果能说明关节疼痛是如何发生的，如发生事故、多次做出重复的动作或患有某种疾病，医生就能更加容易地进行诊断和治疗。

■ 肌肉拉伤：过度活动

当过度拉伸或突然拉伸时，肌肉就可能拉伤，甚至可能撕裂。肌肉拉伤也经常发生在肌肉突然收缩或剧烈收缩时。在冰上滑倒或以不当的姿势举重都可能导致肌肉拉伤。

肌肉**拉伤**（strains）的严重程度差异很大。

● **轻度**：轻度拉伤会导致肌肉疼痛和僵硬，症状可能持续几天。

● **中度**：中度拉伤会导致肌肉轻度撕裂，引发严重的疼痛、肿胀和瘀血，症状可能持续 1~3 周。

● **重度**：重度拉伤会导致肌肉撕裂，可能有明显的内出血、肌肉周围肿胀和瘀血，肌肉可能完全丧失功能。一旦出现这种情况，请立即就医。

自我照护

● 按照"RICE"原则进行处理，详见下文。治疗得越早，肌肉功能恢复得越快、越完整。

● 对于大范围的肿胀，在恢复过程中要每天进行数次冷敷。

● 当肿胀未消退时，不要进行热敷。

● 在恢复过程中，避免进行容易再次导致拉伤的活动。

● 根据需要服用非处方止痛药（详见第 394 页）。避免在拉伤后的几小时内服用阿司匹林，因为阿司匹林可能加重出血。

医疗救助

如果拉伤部位迅速肿胀并出现严重疼痛，请立即寻求医疗救助。

在肌肉拉伤后的 2~3 天内，如果疼痛、肿胀和僵硬没有好转或怀疑肌肉撕裂或骨折，请立即就医。

"RICE"原则：治疗肌肉和关节损伤的最佳方法

"RICE"原则在本节中经常被提到，其含义如下。

● **R: 休息**。休息可以促进组织愈合。在受伤后，避免进行可能引起疼痛、肿胀等不适的活动。

● **I: 冷敷**。即使正在等待医疗救助，也要立即冷敷受伤部位。在每次冷敷时，使用冰袋或进行泥浆浴约15分钟。在最初的48~72小时内，每2~3小时冷敷1次。降温可以减轻受伤的肌肉、关节和结缔组织的疼痛、肿胀和炎症。如果发生肌肉撕裂，冷敷也可以减缓出血速度。

● **C: 压迫**。用弹性绷带包扎受伤部位，直到肿胀消退。不要包扎得太紧，以免阻碍血液循环。从距离心脏最远的受伤部位开始包扎。如果疼痛加重、包扎部位变得麻木或包扎部位开始肿胀，则需松开弹性绷带。

● **E: 抬高**。将受伤部位抬至心脏的高度以上，尤其是在夜间休息时。这样可以借助重力排出组织内多余的液体，从而减少肿胀。

小贴士

● 在48小时后，如果肿胀消退，可以进行热敷。热敷可以提高血液流动速度，加速组织愈合。

● 在运动后，即使没有受伤，也可以在酸痛部位进行冷敷，以预防炎症和肿胀。

● 考虑采取某些措施以保护受伤部位免受进一步的伤害，包括使用弹力绷带、悬臂带、夹板或拐杖。

■ 关节扭伤：韧带的损伤

严格地说，当韧带过度拉伸或撕裂时，人体就会发生扭伤。韧带是一种坚韧的、有弹性的带状组织，它附着在骨骼上以固定关节。通常，扭伤这个词被用来描述关节超出其正常活动范围的各种情况。

扭伤（sprains）通常是由关节过度扭转引起的，最常发生于脚踝、膝盖和足弓。真正的扭伤会导致关节迅速出现肿胀。一般来说，疼痛越剧烈，扭伤就越严重。扭伤的严重程度可分为以下3种。

● **轻度：**韧带过度拉伸或轻微撕裂。轻度扭伤会导致受伤关节出现轻微疼痛，尤其是在运动时，不过不会出现明显的肿胀，受伤关节仍然可以负重。

● **中度：**韧带中的部分纤维撕裂，不过没有完全断裂。

受伤关节会出现疼痛并存在压痛，难以活动，局部可能因出血而导致肿胀、皮肤变色。

● **重度：** 一个或多个韧带完全撕裂。重度扭伤会导致受伤关节不能正常活动，也不能负重，局部出现疼痛和明显的肿胀，且皮肤颜色改变。重度扭伤可能很难与骨折或关节脱位区分开来，需要进行医疗救治，如用石膏固定受伤关节。如果韧带撕裂导致关节不稳，可能需要进行手术治疗。

自我照护	● 按照 "RICE" 原则进行处理（详见第 141 页）。 ● 按照建议服用非处方止痛药（详见第 394 页）。 ● 在 2 天后，逐渐尝试活动受伤关节。轻度到中度的扭伤通常会在 1 周内明显好转，不过痊愈可能需要 6 周。 ● 避免做出会加重受伤关节的压力的动作。多次的轻度扭伤会削弱关节的稳定性。
医疗救助	在出现下列情况时，请立即就医。 ● 关节在扭伤时发出爆裂声，且关节无法活动。注意，在去医院的路上，要对受伤关节进行冷敷。 ● 发热或受伤关节红肿、升温。这表明其可能已经出现感染。 对上述的重度扭伤来说，治疗不充分或不及时都可能导致受伤关节长期不稳或出现慢性疼痛。 如果受伤关节在自我照护 2~3 天后仍然无法承重或在 1 周内没有太大的好转，则应就医。

如何防止运动损伤？

● 谨慎选择运动方式。例如，如果患有慢性背痛或膝盖疼痛，就不要选择慢跑。

● 在正式运动前进行 5~10 分钟的热身运动。先低强度、慢速度地进行运动，再逐渐提高其强度和速度。

● 在决定停止运动后，继续运动 5 分钟，逐渐降低运动的强度。

● 在进行新的运动时，要在几周内逐渐提高其强度。

● 交替运动。交替进行高强度运动（如慢跑）和低强度运动（如步行和游泳）可避免重复性压力造成的运动损伤。

● 如果感觉自己受伤或意识模糊、头晕、失去知觉，即使这种感觉或症状非常短暂，也应立即停止运动。

● 在受伤后逐渐提高运动的强度，或者在损伤痊愈后再开始运动。

■ 骨折

你如果怀疑自己发生骨折，应立即就医。有时，断裂的骨骼可能刺穿皮肤，这种骨折被称为开放性骨折。闭合性骨折则与之相反。闭合性骨折可根据骨折的形式进行分类，例如粉碎性骨折指骨骼破碎成多块。

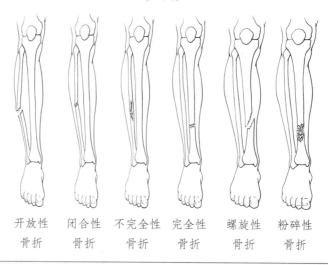

| 开放性骨折 | 闭合性骨折 | 不完全性骨折 | 完全性骨折 | 螺旋性骨折 | 粉碎性骨折 |

紧急处理

在严重受伤后，如出现下列情况，应立即就医。

● 失去知觉或无法活动。

● 呼吸或脉搏停止。此时，请立即对患者实施心肺复苏（详见第 12 页）。

● 大量出血。

● 即使是轻压或略微活动受伤部位，也会产生疼痛。

● 肢体或关节变形，或者骨骼已经刺穿皮肤。

● 距离心脏最远的肢体末端出现麻木或受伤部位的皮肤呈蓝紫色。

自我照护

请采取以下自我照护方法，并寻求医疗救助。

● 保护受伤部位，以免其受到进一步损伤。

●如果伤口出血，尽量尝试止血。用无菌绷带、无菌纱布或干净的衣服按压伤口，如果附近没有以上物品，可以直接用手按压伤口，直到出血停止。

●使用夹板或悬臂带固定受伤部位。可以用木头或塑料当夹板，将其置于受伤骨骼的两侧。注意，夹板应超出受伤骨骼的两端。用布条、胶带或绳子固定夹板，不过不能太紧，以免阻碍血液循环。

●不要尝试自行将骨骼复位。

●如果有冰，可以用布把冰包裹起来，将其放在夹板上。

●尽量将受伤部位抬到心脏的高度以上，以减少出血和肿胀。

●患者如果非常虚弱或呼吸急促，可能发生休克。让患者平躺，且头部略低于身体的其他部位。

儿童照护

儿童的手臂和腿部的骨骼末端有生长板，它可以使骨骼随着儿童的生长而变长。如果生长板受损，骨骼可能无法正常生长。如果孩子受伤，请和医生一起检查孩子是否发生骨折。

■ 滑囊炎

滑囊
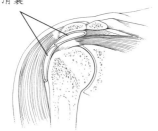

人体内共有150多个滑囊。这些充满液体的滑囊能为周围的骨骼、肌腱和肌肉起到润滑和缓冲的作用，以帮助人体轻松地活动。当滑囊发炎时，关节运动和承重都会产生疼痛，这种情况被称为**滑囊炎**（bursitis）。滑囊炎通常是由关节被过度使用、创伤、反复碰撞或长时间遭受压力（如长时间跪着）引起的，甚至可能是由感染、关节炎或痛风所致。滑囊炎常发生于肩关节、肘关节和髋关节。不过，膝关节、踝关节，甚至姆趾根部，也可能发生滑囊炎。

自我照护

●服用非处方止痛药（详见第394页）。

●避免受力。使用弹性绷带、悬臂带或软泡沫垫来保护发炎关节，直到肿胀消退。

●疼痛时，冰敷发炎关节10~15分钟，直到其麻木。

● 单纯性滑囊炎通常会在 2 周内痊愈。此后，应逐渐恢复发炎关节的活动。

预防措施

● 增强肌肉力量有助于保护关节。在疼痛和炎症消失前，不要活动发炎关节。

● 在进行重复性动作时，要多休息。其间，可以每隔一段时间就休息或进行其他活动。此外，应利用符合人体工程学原理的方法来办公和搬运物品。

● 在运动前，要保护好关节，如穿戴护膝或护肘。当臀部发生滑囊炎时，可以将泡沫垫或其他软垫盖在较硬的床垫上。

医疗救助

如果发炎关节皮肤发红、皮温升高或疼痛一直没有缓解，或者关节在发炎的同时出现皮温升高或皮疹，请及时就医。

■ 肌腱炎

肌腱炎（tendinitis）会导致关节周围产生疼痛并出现压痛。这种疼痛常与某个特定的动作（如抓取动作）有关。肌腱炎大多意味着关节出现炎症或肌腱撕裂。肌腱炎通常是由过度使用关节或关节受到轻伤造成的，常见于肩关节、肘关节和膝关节。

肌腱炎引发的疼痛很可能限制关节的活动。在患肌腱炎后，休息很重要，让发炎关节进行全方位的活动也很重要。如果不对肌腱炎进行认真的治疗，关节周围的肌腱和韧带可能在几周内逐渐变硬，从而导致运动受限。

自我照护

● 按照"RICE"原则进行处理（详见第 141 页）。

● 轻轻地活动发炎关节，每天 4 次，其他时间则进行休息。使用悬臂带、弹性绷带或夹板可能有助于发炎关节痊愈。

● 服用抗炎药。

● 如果发炎关节的疼痛在 2 周内没有明显缓解，应及时就医。

预防措施

● 在运动后进行放松练习，加强力量训练。

● 在运动前进行热身，在运动后对关节进行冷敷。

● 在正式实施新的运动计划前，先每隔 1 天试行 1 次。

医疗救助　　　　如果出现发热与炎症，请立即寻求医疗救助。

有时，医生会在肌腱周围的组织中注射药物以治疗肌腱炎。注射可的松可以减轻炎症并快速缓解疼痛。不过，药物必须谨慎使用，因为反复注射可能削弱肌腱的功能或出现意想不到的不良反应。此外，新的治疗方法已经出现。

■ 纤维肌痛

纤维肌痛（fibromyalgia）是一种慢性疾病，其特征是肌肉、韧带、肌腱及其周围的软组织广泛疼痛，并伴有疲劳、失眠、记忆障碍和情绪障碍。所谓"广泛"，指疼痛发生在人体的两侧和腰部上下。纤维肌痛引起的疼痛类型很多，不过通常被描述为持续性钝痛。

女性比男性更易患上此病。如果亲属患有纤维肌痛，那么你也很可能患上此病。

纤维肌痛的症状如下。

● 广泛疼痛，且疼痛持续 3 个月以上。

● 疲劳，即使睡眠充足也无法恢复精力。

● 认知困难，如注意力无法集中、无法专注地进行脑力工作。

● 伴有头痛（详见第 132 页）、肠易激综合征（详见第 108 页）和盆腔痛。

虽然纤维肌痛患者会感到肌肉疼痛，但这种疾病并非肌肉疾病。关于纤维肌痛的科学研究仍在进行，目前研究人员发现纤维肌痛可能是由神经系统出现感觉处理障碍造成的。在这种情况下，药物治疗的主要目的是影响大脑和脊髓中的化学受体，而不是治疗肌肉疾病。

抑郁症通常伴有纤维肌痛，这种情况一般需要对患者进行特殊治疗。此外，压力过大也会加重纤维肌痛。

自我照护　　　　● 与自己和解，减少自己的压力，避免长时间进行重复的活动，制订工作与休息交替的日常计划。

● 制订规律的、低强度的运动计划，进行步行、骑自行车、游泳和大量伸展运动。此外，可以通过增强支持性肌肉的力量来改善体态。

● 通过日常的体育运动改善睡眠。为了避免出现不良反应，尽量少吃安眠药。

● 参加一个致力维持身体健康的互助小组。

● 学习放松技巧。尝试进行按摩和热水浴。此外，练习瑜伽和太极拳也有助于减轻纤维肌痛的症状。

● 向家人和朋友寻求支持。

医疗救助　　　　　如果出现超过 3 个月持续广泛的疼痛，而且未能找到导致疼痛的潜在疾病，就可以被诊断为患有纤维肌痛。医生可能为你开具一些药物来减轻纤维肌痛引起的疼痛和改善睡眠，并且建议你做些运动。你如果认为自己在治疗纤维肌痛的过程中压力过大或感到抑郁，请与医生或心理咨询师联系（详见第 305 页"抑郁"）。

■ 痛风

痛风（gout）是关节炎的类型之一，发生在尿酸结晶聚集的关节。痛风表现为突发的关节疼痛，通常发生在姆趾根部，可能累及脚部、脚踝、膝盖、手部和手腕。痛风的症状为关节出现压痛、肿胀和充血。痛风的危险因素包括肥胖、高血压、利尿的降压药和痛风家族史。

自我照护　　　　　● 保持健康的体重，多喝水，减少或避免饮酒。

● 减少或避免食用动物内脏（如肝脏、大脑、肾脏、胰腺和胸腺）、红肉和海鲜，因为富含蛋白质的食物会增加人体内的尿酸。

● 减少或避免食用果糖含量高的玉米糖浆。

医疗救助　　　　　如果关节红肿、发炎，请立即就医。

■ 肩痛

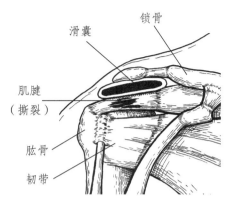

锁骨

滑囊

肌腱
（撕裂）

肱骨

韧带

肩痛（shoulder pain）的治疗方法取决于病因。滑囊炎、肌腱炎（详见第 145 页）、急性损伤和肩袖损伤（详见第 149 页）是肩痛的常见病因。请留意肩痛是如何开始及如何加重的，如果你需要医疗照护，下文中的信息会很有帮助。

大多数肩痛并不会危及生命。不过，肩痛也可能是心脏病发作的信号。如果出现以下情况，请立即拨打急救电话。

● 胸痛或胸部出现压迫感。疼痛可能突然发生，也可能逐渐发生。疼痛可能涉及肩部、背部、手臂、下颌和颈部。

● 伴有出汗过多、气促、昏厥、恶心和呕吐。

● 心脏病患者出现新发疼痛。

■ 急性肩痛

急性肩痛通常发生在上臂，可能延伸到上背部或颈部，也可能限制手臂的活动。急性肩痛的病因可能是过度使用肩部或肩部受到创伤。此时，肩部可能出现炎症。做出穿上衣、手臂向身体两侧伸直或伸向背后等动作会加剧肩痛。

自我照护

● 服用非处方止痛药（详见第 394 页）。

● 如果没有发生骨折或脱臼，每天全方位活动肩关节至少 4 次，这有助于避免肩部变得僵硬或出现肩周炎。

● 一旦肩痛得到缓解，就要每天活动手臂。

医疗救助

如果存在以下情况，请寻求医疗救助。

● 两侧肩部变得不对称或患臂无法抬起。

● 受到外伤，怀疑发生骨折。

● 肩部红肿或发热。

● 在进行 1 周的自我照护后，肩痛并未好转。

■ 肩袖损伤

肩袖由附着在肩部的若干条肌腱组成。由于肩部结构复杂，许多疾病都会被简单地诊断为肩袖损伤，包括肩部肌腱轻度撕裂、发炎和骨骼之间发生挤压（撞击）。由肩袖损伤引发的肩痛在夜间可能更加严重。肩袖损伤通常是由多次做出重复的动作（如粉刷天花板、游泳或投棒球）造成的。受到创伤，如摔到肩部，也可能导致肩袖损伤。对老年人来说，**肩袖损伤**（rotator cuff disorder）的出现可能仅是因为肩部肌腱功能退化。

自我照护

- 按照"RICE"原则进行治疗（详见第 141 页）。
- 服用非处方止痛药（详见第 394 页）。
- 每天做 4 次伸展运动，让肩部进行全方位活动。
- 在肩痛消失后，逐渐尝试再次做出造成肩袖损伤的动作，这可能需要 3~6 周。
- 改变拍球、投球、打高尔夫球或举重的姿势。

医疗救助

如果出现肩部皮温升高、炎症、发热、两侧肩部不对称或手臂完全不能活动，则需就医。

在采取自我照护的方法后，如果肩痛在 1 周内还未减轻，也需就医。

■ 肘部和前臂疼痛

滑囊炎和肌腱炎是肘部疼痛的常见病因（详见第 144 页和第 145 页）。滑囊炎可能使肘部顶端形成一个充满液体的卵状小囊，你可以佩戴柔软的泡沫护肘以确保肘部不再受力。

如果在经过几天的治疗后疼痛仍未减轻，疼痛部位对受力仍然非常敏感，或者疼痛部位的皮肤变红或疼痛加剧，请立即寻求医疗救助。

肘关节脱位（dislocated elbow）也被称为保姆肘，发生原因通常是成人突然拉动儿童（尤其是 6 岁以下的儿童）

的手臂，因为儿童的肘部还无法承受这种拉力。肘关节脱位非常疼痛，这会导致肘关节的活动受限。一旦出现这种情况，应立即就医。医生会把受伤的肘关节恢复到正常位置以减轻疼痛。此外，X 线检查可以排除其他可能出现的情况。

肘关节过伸（hyperextended elbow）发生在肘关节超出正常活动范围时，通常是由跌倒或挥网球拍的动作不正确造成的。肘关节过伸会导致肘部出现疼痛和肿胀。尝试按照"RICE"原则进行治疗（详见第 141 页），用夹板或悬臂带固定肘部，直到疼痛消失。如果疼痛在 2 天内没有缓解，则应就医。

医疗救助　　　　如果出现下列情况，应立即就医。

- 肘部变形；
- 在跌倒后，肘部变得僵硬且活动受限；
- 手臂出现严重疼痛。

■ 网球肘或高尔夫球肘

网球肘（tennis elbow）或**高尔夫球肘**（golfer's elbow）引起的复发性疼痛实际上是肌腱炎（上髁炎）的症状之一。这两种疾病类似，不过网球肘影响的是肘部外侧，高尔夫球肘影响的是肘部内侧。它们引起的疼痛可能延伸到前臂和手腕。这两种疾病可能是由连接前臂肌肉和肘部的肌腱反复出现轻微撕裂或过度使用肘部导致的组织炎症引起的。

导致网球肘或高尔夫球肘的常见原因包括挥舞球拍或球杆、投棒球、绘画、使用螺丝刀或锤子、编织、打字及做出其他需要扭动手臂或重复抓握的动作。

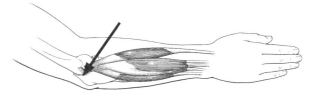

当活动肘部时，网球肘会导致靠近肘部的前臂外侧产生疼痛。肘部肌腱轻微撕裂或炎症（见箭头）会导致肘部不适。

自我照护

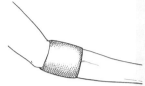

前臂固定带

- 按照"RICE"原则进行处理（详见第 141 页）。
- 服用抗炎药。
- 在经过 6~12 周的治疗后，肘部疼痛才可能消失。

预防措施

- 采用正确的运动姿势。请运动教练指导你的动作，并检查你的运动姿势是否正确、运动设备是否合适。
- 加强日常运动，为完成重复的、与工作相关的动作做好准备。
- 为比赛做好赛前训练。通过屈曲和伸展手腕来进行加强手部力量的练习。
- 在靠近肘部的前臂上佩戴前臂固定带。
- 适当热身、放松。在运动前后轻轻地拉伸前臂肌肉。
- 在运动前热敷肘部 5 分钟，在大量运动后冰敷肘部。
- 当提举重物，如进行重量训练时，保持手腕稳定，以减少传递到肘部的力量。

医疗救助

如果出现下列情况，应立即就医。

- 肘部皮温升高、发炎，伴有发热。
- 肘部完全不能活动或变形。
- 在跌倒或受伤后，疑似出现骨折或肌腱撕裂。

如果疼痛在约 1 周后仍没有好转，应及时就医以排除其他并发症。

■ 手腕、手掌和手指疼痛

我们每天都要用手腕、手掌和手指做很多事情。当用手转动钥匙时，你可能想不到许多神经、血管、肌肉和骨骼都在同时工作，直到这一动作引发疼痛。

受伤或过度使用可能导致手腕、手掌和手指产生疼痛和肿胀。这些症状可能逐渐出现，也可能突然出现。它们出现的原因可能包括以下几点。

● 拉伤或扭伤（详见第 140 页和第 141 页）

● 骨折、滑囊炎、肌腱炎或痛风（详见第 143 页、第 144 页、第 145 页和第 147 页）

● 纤维肌痛或关节炎（详见第 146 页和第 248 页）。

自我照护

● 按照"RICE"原则进行处理（详见第 141 页）。

● 服用非处方止痛药（详见第 394 页）。

● 如果 X 线检查没有显示骨折，在 1 周后却仍然存在疼痛，请再次进行相关检查。有些骨折可能需要进行特殊的 X 线检查才能被发现，也可能在受伤后的前几天内难以被发现。

● 如果疼痛一直未得到缓解，可能需要进行更多检查和治疗，如用夹板或石膏固定疼痛部位或进行物理治疗。

预防措施

● 使用手柄较大的工具，以避免用力过度。

● 在进行手工劳动前取下戒指。如果手指受伤，请在手指肿胀前摘除戒指。

● 在长时间的劳动过程中多次休息，以放松肌肉。注意，在劳动时记得经常变换动作。

● 进行灵活性训练和力量训练。

医疗救助

如果出现下列情况，应立即就医。

● 怀疑出现骨折。

● 由跌倒或意外受伤导致手腕、手掌或手指迅速肿胀，并且在活动时感到疼痛。

● 手腕、手掌或手指皮温升高、发炎，伴有发热。

● 手指皮肤突然变成蓝色的或白色的，伴有麻木。

■ 其他相关问题

腱鞘囊肿（ganglion cysts）是一种充满液体的肿块，通常出现在手腕上方，不过也可能出现在手腕下方、手掌上或手指关节上方。虽然它摸上去很坚硬，但其中充满了从关节或腱鞘中渗出的液体。腱鞘囊肿有时会引发疼痛，你如果感到不适，就需要进行治疗。如果腱鞘囊肿出现疼痛、炎症或穿透皮肤并破溃（通常发生在手指末端），请立即就医。

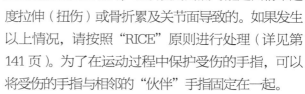

手指卡住通常发生在运动时，它引发的疼痛可能是由韧带过度拉伸（扭伤）或骨折累及关节面导致的。如果发生以上情况，请按照"RICE"原则进行处理（详见第141页）。为了在运动过程中保护受伤的手指，可以将受伤的手指与相邻的"伙伴"手指固定在一起。

如果出现下列情况，应立即就医。

腱鞘囊肿指皮肤下方产生的肿块，内部充满液体，外部衬有从关节或腱鞘突出的组织。

- 手指畸形。
- 手指无法伸直。
- 手指局部皮温升高、发炎，伴有发热。
- 手指的肿胀和疼痛严重且持续。
- 手指感到麻木或变成苍白色（而非粉红色）。

扳机指（trigger finger）指手指在从弯曲状态变为伸直状态时会突然发出"啪"的一声弹响的疾病。在严重的情况下，手指甚至不能完全伸直。这种疾病是由手掌上的结节阻碍肌腱顺利运动造成的，在晨起时或紧抓物体后更加明显。要注意改变手指的习惯性动作，避免过度使用手指。如果手指局部皮温升高、发炎，伴有发热，请立即就医。

■ 腕管综合征

手腕上狭窄的通道（腕管）用于保护正中神经，正中神经是手部的感觉神经。腕管发生肿胀会引发疼痛，正中神经受压也会引起麻木和疼痛。

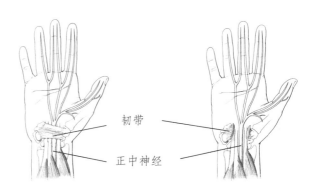

韧带

正中神经

腕管（carpal tunnel）是一条位于手腕和手部之间的

保护神经和肌腱的通道。当腕管内的组织肿胀或发炎时，正中神经就会受压，从而影响拇指、示指、中指和环指的知觉。当正中神经过度受压时，可能导致**腕管综合征**（carpal tunnel syndrome）。如果不加以治疗，此处的神经和肌肉都会发生损伤。

腕管综合征的危险因素包括某些职业、运动、手腕的习惯性不良动作、手掌受压及重复做出提举或抓握动作。此外，怀孕、肥胖、糖尿病、甲状腺疾病和关节炎等也是其危险因素。腕管综合征的症状和体征如下。

● 拇指、示指、中指和环指（不包括小指）刺痛或麻木。这可能发生在晚上并使人痛醒，也可能发生在开车或拿取物品时。

● 疼痛从手腕向上延伸到手臂，进而延伸到肩膀，或者从手腕向下延伸到手掌或手指，特别是在用力或重复做出同一动作后。

● 手部有无力感，仿佛拿不住物体。

自我照护

● **每工作 1 小时就休息 5 分钟**。轻轻地伸展手腕和手部。

● **不断变换手部的动作**。尽量交替进行不同的工作。

● **注意手部的姿势**。避免让手腕反复上下屈曲。

● **减少用力抓握**。在开车、骑自行车或写作时，避免手部过于用力。钢笔、铅笔和其他工具的超大握把可以省力。

● **在晚上使用腕关节夹板**。腕关节夹板有助于缓解手腕和手部的疼痛或麻木。腕关节夹板的松紧度应适中，不宜过紧。

● **考虑服用非甾体抗炎药（NSAIDs）**。例如，服用布洛芬以暂时缓解症状（详见第 392 页）。

医疗救助

如果症状持续几周未消退，请及时就医。医生可能建议你使用腕关节夹板、注射或服用处方药。在少数情况下，你可能需要进行手术治疗。

■ 拇指疼痛

拇指根部疼痛可能是手指骨关节炎，如**大拇指关节炎**（thumb arthritis）或**桡骨茎突狭窄性腱鞘炎**（de Quervain's tenosynovitis）的首发症状。在这种情况下，写字、开罐头、转动钥匙或抓握物体都会使拇指根部感到疼痛和肿胀。手指骨关节炎引发的疼痛可能仅限于一个关节，也可能延伸到多个关节。通常，这种疾病的女性患者多于男性患者。手指骨关节炎引发的疼痛可能是由以往的损伤、重复性动作或遗传因素导致的。患上桡骨茎突狭窄性腱鞘炎的常见原因之一是长期过度使用手腕。

自我照护

- 改变行为习惯，避免做出会引起拇指疼痛的动作。
- 让拇指休息。用夹板固定手腕和拇指，每天至少取下夹板 4 次，并活动、拉伸手部关节，以保持其灵活性。
- 服用非处方止痛药（详见第 394 页）。
- 每天在手部暖和的时候锻炼拇指，如用拇指画大圆圈、屈曲拇指及用拇指触摸其他手指。
- 使用专门为手指骨关节炎患者设计的工具。

医疗救助

如果疼痛限制拇指的活动或严重到大多数时间你都无法忍受，请立即就医。

注射可的松、服用治疗关节炎的药物和进行手术治疗都能有效减轻拇指疼痛。

■ 髋部疼痛

髋部疼痛（hip pain）多出现在跌倒或意外受伤后，也可能出现在进行剧烈的快步行走或有氧运动后。髋部疼痛的常见原因包括患滑囊炎、肌腱炎和关节炎（详见第 144 页、第 145 页和第 248 页），以及扭伤和拉伤（详见第 140 页和第 141 页）。髋部疼痛可能延伸到腹股沟或大腿。引起髋部疼痛的少见原因是一条腿短于另一条腿，因为两腿的长度即使相差 1 厘米也是正常的。

自我照护

- 按照 "RICE" 原则进行处理（详见第 141 页）。
- 避免做出会加重髋部疼痛的动作。
- 服用非处方止痛药（详见第 394 页）。
- 加强锻炼髋部肌肉（特别是髋外展肌，它可以使腿部做出外展动作）以缓解髋部疼痛并改善髋部功能。

医疗救助　　　如果出现下列情况，请立即就医。

●在跌倒或意外受伤后，疑似发生髋部骨折。

●在跌倒或意外受伤后，已按照上述的自我照护方法进行处理，然而第二天髋部疼痛加重了。

●患有骨质疏松症或从高处落下导致髋部损伤。

■ 腿部疼痛

腿部疼痛（leg pain）和其他腿部问题都可能是由过度运动、身体功能退化（力量减弱和灵活性变差）、体重超重、受到创伤和血液循环不良引起的。改变生活方式可以缓解腿部疼痛。在某些情况下，腿部的疼痛可能是从脊柱延伸过来的。

你可以通过进行以下练习来增强腿部肌肉的力量。

●**步行**。从小步步行开始，随着肌肉的放松逐渐扩大步伐。

●**骑自行车**。在几周内逐渐增加骑行的距离和速度。

●**游泳**。游泳有助于伸展和锻炼肌肉。

●**均衡锻炼成对的肌肉**。例如，确保大腿前部肌肉（股四头肌）与大腿后部肌肉（腘绳肌）得到相同程度的锻炼。

■ 腿部肌肉拉伤

运动员的腿部肌肉经常会拉伤，特别是在踢足球或进行田径运动时。如果在滑倒或进行剧烈运动后感到大腿后部疼痛，则可能发生**腿部肌肉拉伤**（pulled hamstring）。

自我照护

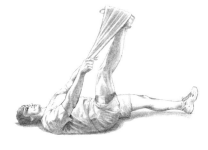

●按照"RICE"原则进行处理（详见第141 页）。如果腿部肌肉拉伤在自我照护 1 周后仍未改善，请及时就医。

预防措施

为了预防腿部肌肉拉伤，可以采取仰卧的姿势来练习腿部肌肉的拉伸动作。

● 仰卧，用一条毛巾拉住一只脚。抬腿，拉紧毛巾，腿部尽量保持伸直，背部保持放松，保持这个动作30秒。一条腿重复这个动作2~4次，然后换另一条腿练习。注意，膝盖不要过度伸直。

■ 肌肉痉挛

抽筋也被称为查理马（charley horse，美国俚语），实际上是一种肌肉痉挛。在运动时过度疲劳或脱水的运动员容易发生肌肉痉挛，特别是在天气由冷转暖的时候。每个人几乎都在某个时刻经历过**肌肉痉挛**（muscle cramp）。对大多数人来说，肌肉痉挛只会偶尔发生。

自我照护

● 轻轻地拉伸和按摩痉挛的肌肉。

● 当小腿痉挛时，可将重心放在抽筋的腿上并略微屈曲膝盖，或者做拉伸小腿的动作（详见第168页）。

● 当大腿痉挛时，可将双腿伸直，腰部前倾。在此过程中，你可以借助一把椅子稳住自己。此外，还可以做上述拉伸腿部肌肉的动作。

● 热敷以放松紧张、痉挛的肌肉。

● 冷敷在痉挛后出现疼痛的肌肉。

● 多喝水。水分有助于痉挛的肌肉恢复正常。

● 如果腿部严重痉挛，可以请医生开具相关药物。

预防措施

每天拉伸腿部肌肉，练习以下拉伸跟腱和小腿肌肉的动作（详见第168页的插图）。

● 站在离墙一臂远的地方，身体前倾，手部和前臂靠在墙上。

● 一条腿屈曲并向前迈出一步，以靠近墙壁，同时另一条腿保持伸直。两脚的足跟都紧贴地面，背部保持挺直，臀部向墙壁移动。保持这个动作 30 秒。

- 另一条腿重复上述动作，每条腿共重复 5 次。
- 在进行剧烈活动前，认真地拉伸腿部肌肉并进行热身。
- 如果腿部出现肌肉痉挛，立刻停止运动。

■ 胫前疼痛

小腿骨的（胫骨）前部内侧出现的疼痛可能是胫前疼痛。**胫前疼痛**（shin splints）的原因是连接胫骨肌肉的筋膜中的纤维受到刺激而发炎，有时还会发生肿胀。胫前疼痛常见于跑步者、篮球运动员、网球运动员及新兵。

自我照护

- 按照"RICE"原则进行处理（详见第 141 页）。
- 对疼痛部位进行冰敷和按摩。
- 尝试服用非处方止痛药（详见第 394 页）。
- 在胫前疼痛消失后才能继续运动。胫前疼痛可能持续数周，甚至数月。在此过程中，你可以通过骑自行车或游泳来保持身体的柔韧性和力量。

预防措施

- 在跑步前做伸展运动以放松腿部、脚部的肌肉。例如，上下轻踮脚部、左右活动脚跟。
- 使用更柔软的鞋垫以提供更好的缓冲。
- 平足者可能需要使用特殊的鞋垫（如足矫形器）。
- 请教练评估和纠正你的跑步姿势。

医疗救助

如果出现下列情况，请立即就医。

- 在跌倒或意外受伤后出现严重的胫前疼痛。
- 小腿皮温升高、出现炎症。
- 在休息、夜间或行走时出现胫前疼痛。

特殊的 X 线检查可以查出应力性骨折。

■ 腿部肿胀

偶尔出现**腿部肿胀**（leg swelling）很正常，腿部肿胀的原因包括体重超重、久坐或久站、体液潴留（常见于妊娠期或月经期的女性）、静脉曲张、过敏及暴晒。

以下情况可能导致腿部严重、持续肿胀。

● **静脉中存在血栓和炎症（静脉炎）**。静脉炎通常发生于小腿，可累及浅静脉和深静脉。静脉炎可能导致腿部酸痛、充血和肿胀，通常发生在一段时间不活动后，如坐长途汽车、飞机旅行或因手术卧床。发生于深静脉的静脉炎（**深静脉血栓**，deep vein thrombosis）是一种严重的疾病，需要立即进行治疗。

● **血液循环不良（跛行）**。当走路时，同样的部位总会出现痉挛性疼痛；在停下休息后，疼痛就会消失。这种疼痛是由腿部动脉狭窄或阻塞导致的，需要就医治疗。

● **静脉功能不全**。在这种情况下，血液无法从腿部流回心脏，常见于老年人和超重人群。关于弹力袜和其他治疗方法的具体信息，请向医生咨询。

● **淋巴水肿**。淋巴水肿（lymphedema）指因淋巴系统阻塞导致手臂或腿部的淋巴液无法充分回流而引起的肿胀。关于弹力袜和其他治疗方法的具体信息，请向医生咨询。

● **心力衰竭**。如果心脏功能不全，腿部就会出现体液潴留。这种情况会同时影响双腿，不过不会引发疼痛。然而，**心力衰竭**（heart failure）是一种严重的情况（详见第 275 页），需立刻就医。

● **肝脏或肾脏疾病**。两者都是很严重的疾病，需及时就医。

自我照护

偶尔出现的腿部肿胀

● 减重并限制盐的食用量。

● 每隔几小时将双腿抬到心脏的高度以上，保持 15~20 分钟，借助重力使血液向心脏回流。

● 在久坐和进行长时间的旅行时，要注意活动，多次伸展双腿。

● 考虑穿弹力袜，特别是当需要久站或乘飞机旅行时。

预防措施

下列措施虽然不能治疗疾病，但可以减小出现腿部肿胀的风险。

- 戒烟；
- 适度、定期锻炼；
- 控制血压；
- 达到并保持健康的体重。

医疗救助　　如果腿部出现不明原因的疼痛和肿胀，或者肿胀的腿部皮温升高、充血和发炎，请立即就医。

■ 膝关节疼痛

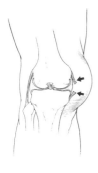

箭头指向处为撕裂的韧带，韧带撕裂是膝关节损伤的常见类型之一。韧带撕裂会使膝关节肿胀并变得不稳定。

膝关节损伤通常很复杂。平时，膝关节承受着很大的重量，而且没有承受侧向压力的结构。许多膝关节损伤是由运动或创伤导致的。有时，膝关节疼痛是由膝关节磨损和韧带撕裂造成的。疼痛或肿胀的程度并不总能用于判断膝关节损伤的严重程度，不过膝关节肿胀通常是其严重损伤的标志。膝关节需要承受人体的重量、维持人体的稳定，并拥有足够的活动范围。**膝关节疼痛**（knee pain）的原因可能有以下几点。

- **拉伤和扭伤**。这种情况常发生在膝关节突然扭转或受到撞击时。扭伤常发生在膝关节受到撞击的对侧。拉伤和扭伤引起的膝关节肿胀可能需要数天才能完全消退（详见第 140 页和第 141 页）。

- **肌腱炎**。高强度的骑行或爬楼梯都可能导致膝关节疼痛。跑步膝是由过度使用膝关节造成的肌腱炎，表现为膝关节前部疼痛。这种肌腱炎会造成膝关节在活动时疼痛（详见第 145 页）。

- **纤维肌痛**。膝关节疼痛是纤维肌痛的常见症状（详见第 146 页）。

- **滑囊炎**。滑囊炎可能发生在膝关节附近（详见第 144 页）。

- **骨关节炎**。当活动膝关节或增加膝关节的负重时，骨关节炎通常会引起膝关节疼痛（详见第 250 页）。

- **软骨或韧带撕裂**。这两种撕裂可由膝关节突然扭转或受到撞击造成。软骨撕裂是运动员和成人的常见损伤；韧带撕裂常见于滑雪者和篮球运动员，不过在老年人中并不常见。

● **软骨破碎**。破碎的软骨可能被挤压到膝关节中，导致极度疼痛和膝关节交锁。

● **膝关节后部出现囊肿**。腘窝囊肿或**贝克囊肿**（Baker's cyst）通常是膝关节炎的症状，会导致人在屈腿（如蹲或跪）时产生疼痛。

自我照护

● 按照"RICE"原则进行处理（详见第 141 页）。

● 短期服用抗炎药。切记，服用止痛药可能导致你感受不到提示关节受伤的疼痛。

● 每天轻轻地伸直腿部并保持一会儿。如果膝关节很难活动，可向其他人求助。

● 如果使用拐杖，应将其用在没有受伤的一侧，以减轻受伤的膝关节或腿部的承重。

● 避免进行剧烈的运动，直到膝关节痊愈。随后，可以慢慢地进行非冲击性运动。

● 避免蹲、跪或爬山。

预防措施

● 定期锻炼以强化膝关节周围的肌肉。在运动时，膝关节最多屈曲 90°，不要做深屈膝。

医疗救助

如果出现下列情况，应立即就医。

● 创伤导致强烈、突发的膝关节疼痛，且膝关节无法正常活动。

● 即使没有负重，膝关节也感到疼痛。

● 创伤导致膝关节发出爆裂声，且膝关节的疼痛伴有折断或卡住的感觉。发生韧带撕裂的膝关节可能需要进行手术治疗。

● 膝关节卡在某个位置或髌骨明显变形（脱臼）。

● 膝关节异常松动或不稳定。

● 膝关节出现迅速加剧的、无法解释的肿胀或皮温升高。

如果在经过 1 周的自我照护后，膝关节疼痛没有改善，请立即就医。

膝关节支具

如果膝关节不稳定，可以尝试使用以下几种膝关节支具。

● **橡胶护膝**。它可以覆盖膝盖，并为其留出一个透气孔。

● **廉价、非处方的膝关节支具**。它可以用于固定膝关节的一侧或两侧。

注意，这些膝关节支具还可以为膝关节提供更多帮助。它们虽然不能保护膝关节免受伤害，但可以起到保暖和固定的作用。你应在医生或治疗师的指导下使用它们。避免使用过紧的膝关节支具，因为这可能引起下肢肿胀。除非医生建议，否则不要在睡眠时佩戴膝关节支具。

■ 足踝疼痛

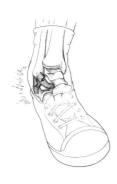

当支撑踝关节的韧带被过度拉伸或撕裂时，会发生踝关节扭伤。

踝关节是极易受伤的关节之一。踝关节是 3 块骨骼的连接处，可满足脚部运动的需求，它承受着全身的重量。

引起脚部或踝关节疼痛的常见原因如下。

● **拉伤和扭伤**（详见第 140 页和第 141 页）。

● **骨折**（详见第 143 页）。重复性或高强度的运动，如跑步、打篮球或有氧运动，都可能导致应力性骨折。应力性骨折指骨骼出现细微的裂缝，在受伤后的 10~21 天内，X 线检查通常无法将其查出。

● **滑囊炎和肌腱炎**（详见第 144 页和第 145 页）。

● **跟腱炎**。跟腱炎指连接小腿肌肉和根骨的肌腱发炎。进行剧烈运动可能导致跟腱发生微小的撕裂，从而引发局部钝痛，尤其是在跑步或跳跃时。肌腱也可能出现轻度肿胀或压痛。

● **蹈趾滑囊炎**。这是由穿不合脚的鞋子或遗传导致的。如果蹈趾向第二趾屈曲，有时会导致脚趾重叠或凹陷。因蹈趾根部外翻超出脚部的正常轮廓而形成肿块被称为蹈趾滑囊炎。鞋子对蹈趾滑囊的压迫会引起疼痛，导致皮下组织出现硬结。蹈趾关节发炎可发展为蹈外翻。

自我照护

● 按照"RICE"原则进行处理（详见第 141 页）。

● 在踝关节不稳定时行走会加剧疼痛，建议使用脚踝绷带、充气夹板或穿高帮系带鞋以稳定踝关节。

如果怀疑发生骨折，请向医生咨询。

如果发生应力性骨折，自我照护方法如下。

● 应力性骨折的愈合时间至少为 1 个月。如果应力性骨折发生在踝关节或脚部，可能需要穿石膏鞋或助行鞋。

● 根据应力性骨折的位置和医务人员的建议，在 6 周到数月内避免进行影响踝关节愈合的运动。

如果患有跟腱炎，自我照护方法如下。

● 穿软底跑鞋，避免跑步，不要步行上山或下山。

● 在几天内避免做出会使脚跟受到外力的动作。

● 每天轻轻地练习拉伸小腿的动作（详见第 157 页和第 168 页）。

如果患有踇趾滑囊炎（踇外翻），自我照护方法如下。

● 穿宽松且柔软的鞋子。

● 拉伸鞋头，使其更加宽松。

● 夏天穿凉鞋或其他轻便的鞋子。

预防措施

● 选择大小合适、优质的鞋子。鞋头宽的鞋子可以减轻脚趾的压力。避免穿紧绷的、薄底的高跟鞋。

● 在运动前拉伸跟腱。按照第 157 页和第 168 页的指导练习拉伸小腿的动作。

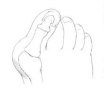

踇外翻的肿块是踇趾的基底部超出了脚部的正常轮廓造成的。

医疗救助

如果出现下列情况，请立即就医。

● 脚部出现严重疼痛或在意外受伤后出现局部肿胀。

● 脚部局部皮温升高、出现炎症或发热。

● 脚踝变形或异常弯曲。

● 脚部疼痛严重以致于无法活动。

● 在受伤 72 小时后仍无法负重。

■ 扁平足

婴幼儿没有足弓是正常的。在进入青少年期后，大多数孩子会发育出足弓。足弓同时横向和纵向延伸，有助于脚部均匀地承担身体的重量。

有些人没有足弓，有些人则在跑了几千米后足弓会消失，不过这都不代表他们患有疾病。

只有在出现以下情况时，**扁平足**（flatfeet）才被认为是一种疾病。

- 脚部的神经和血管受到压迫。
- 脚踝、膝盖、臀部或背部出现不平衡的情况和关节问题。

自我照护	● 尝试使用足弓支撑垫。选择大小合适的鞋子，因为它们能为足弓提供更好的支撑。 ● 如果脚部持续疼痛，请及时就医。

儿童照护

因为婴儿的脚部脂肪偏多，所以其脚部可能看起来是扁平的。从 5 岁开始，儿童的足弓就开始发育了。据统计，每 7 名儿童就有 1 名儿童未发育出形状正常的足弓。

扁平足分为以下两种。

- **柔韧性扁平足**。只有当儿童站立时，足弓才会消失。在踮起脚尖或放松脚部后，足弓就会出现。柔韧性扁平足不会导致疼痛，儿童能正常跑步，通常没有必要进行治疗。不过，有些医生会建议儿童使用足弓支撑垫以提高脚部的舒适度。

- **强直性扁平足**。它引发的症状比较严重。如果儿童出现脚部疼痛、僵硬或足弓完全消失，穿特殊的鞋子或进行手术可能有所帮助。

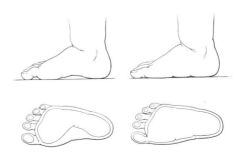

当足弓很小或没有足弓时，儿童就会出现扁平足。左侧的两个插图是一个正常的 5 岁以上的儿童的脚部和脚印。如果儿童的脚部和脚印更像右侧的两个插图，那么他可能有扁平足。

■ 烧灼样足

烧灼样足的症状包括脚部产生轻微或严重的灼烧感或刺痛，它们可能是持续的，也可能是暂时的。如果症状持续存在，应及时就医。烧灼样足在 65 岁以上的人群中最为常见。其原因尚不明确，可能包括以下几点。

- 接触有刺激性的纤维织物；
- 鞋子不合适；
- 受到真菌感染，如患上脚气；
- 接触有毒物质，如毒常春藤。

如果存在以下情况，应考虑是否患有神经或血管障碍。

- 灼烧感伴有刺痛、肌无力、下肢知觉或协调性改变，且在休息或卧床时更加明显；
- 伴有恶心、腹泻、失禁或阳痿；
- 其他家庭成员曾经出现类似症状；
- 灼烧感持续存在；
- 患有糖尿病。

自我照护
- 穿无刺激性的棉袜和用天然材料制作的鞋子。特殊的鞋垫可能也对此有所帮助。
- 避免进行会诱发或加重症状的活动，如久站。
- 用冷水进行足浴。
- 服用非处方止痛药（详见第 394 页）。

■ 槌状趾和锤状趾

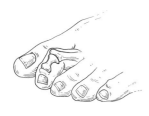

与影响姆趾的姆外翻不同，**槌状趾**（hammertoe）可能发生于任何脚趾（最常见于第二趾）。它会使脚趾呈弯曲状态，可能引发疼痛。一般来说，槌状趾的两个关节都会受到影响，即外观呈爪状。槌状趾可能是由鞋子太小导致的，不过糖尿病患者或由其他原因导致肌肉和神经损伤的患者也可能出现槌状趾。**锤状趾**（mallet toe）指因脚趾最末端过度向下弯曲而形成的畸形脚趾。

自我照护

● 特殊的脚趾垫有助于保护畸形的脚趾。跖骨垫可以减轻槌状趾带来的疼痛。

● 鞋子的长度、宽度和高度应与脚部适配。

如何选择合适的鞋子？

穿合适的鞋子可以避免脚趾、脚跟和脚踝可能出现的许多问题。以下是一些选择鞋子的建议。

● 选择鞋头的长度、宽度和高度与脚尖适配的鞋子。避免选择尖头鞋。

● 选择低跟鞋。

● 选择系带鞋，因为它的内部更宽敞且可以调节松紧。

● 选择舒适的运动鞋、系带的凉鞋或带有柔软的缓冲鞋垫的鞋子。

● 避免穿乙烯基鞋和塑料鞋。

当脚部出汗时，它们无法透气。

● 在下午或晚上买鞋。通常，脚部在早上更小，在下午和晚上则会发生肿胀。两只脚都要试穿要买的鞋子。

● 脚部的大小会随着年龄的增长而发生变化，因此适合你的鞋子的尺寸（长度、宽度和高度）也可能发生变化。

● 让鞋店的店员帮助你撑开鞋子较紧的部分。

■ 脚部肿胀

大多数人都会偶尔出现**脚部肿胀**（swollen feet）。其原因包括第 159 页"腿部肿胀"列出的所有原因。

自我照护

● 减少盐的食用量；

● 锻炼腿部；

● 中午平卧 30 分钟，其间将双脚抬到心脏的高度以上。

预防措施

● 借助弹力袜产生的恒定压力来减轻脚部和脚踝的肿胀。不过，袜子太紧反而会导致肿胀。

● 定期进行运动。

医疗救助

如果单脚迅速出现肿胀、发炎或皮温升高，请立即就医。

■ 莫顿神经瘤

莫顿神经瘤（Morton's neuroma）会导致脚掌产生尖锐的烧灼性疼痛，让你感觉就像行走在尖锐的石头上。此外，脚趾会出现刺痛、烧灼性疼痛或麻木。其原因是软组织在脚部的神经周围增生，从而形成神经瘤，它通常位于第三趾和第四趾之间。其症状在早晨并不明显，仅发生在穿鞋头太紧的鞋子站立时或行走后。

自我照护
- ●穿合适的鞋子，如凉鞋，以给脚趾留下足够的空间。
- ●使用足矫形器或跖骨垫可能对此有所帮助。
- ●近几周少做高强度的运动。

医疗救助
- ●注射可的松以缓解疼痛。
- ●如果疼痛持续且严重，可通过手术切除莫顿神经瘤。

■ 足跟痛

足跟痛是一种刺激性疼痛，不过通常不严重。虽然它可能由神经受压或慢性疾病（如关节炎和滑囊炎）引起，但最常见的原因是跖筋膜炎，即沿着脚底连接跟骨和脚趾的纤维组织发炎。

足跟痛通常是逐渐出现的，不过也可能是突发且严重的。当早晨跖筋膜变得僵硬时，情况会更糟。虽然双脚都可能受到影响，但足跟痛通常只发生在一只脚上。

在一般情况下，一旦脚部放松，足跟痛就会减轻或消失。如果长时间站立或从坐姿或躺姿变为站姿，足跟痛就可能再次发作。爬楼梯或踮脚也会导致足跟痛。跟骨压力过大可能诱发骨刺（通常无痛）。

跖筋膜炎可能发生于所有年龄段的人群。其风险因素包括体重超重、鞋子不合适、脚部畸形及长时间进行增大脚部压力的活动。足跟痛的治疗目标包括缓解疼痛和减轻炎症。快速治愈足跟痛非常困难，缓解症状可能需要 6 个月或更长时间。

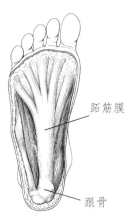

跖筋膜

跟骨

足跟痛通常是由跖筋膜受压导致的。

自我照护

● 减少步行或慢跑，进行减轻脚跟负重的运动，如游泳和骑自行车。

● 在活动后冰敷疼痛部位 20 分钟。

● 拉伸可以增强跖筋膜、跟腱和小腿肌肉的灵活性。在早上起床前做伸展运动有助于放松夜间变得紧绷的跖筋膜。

● 强化脚部肌肉有助于支撑足弓。

● 购买鞋跟稳固、能支撑足弓及减震性能较好的鞋子。

● 服用非处方止痛药（详见第 394 页）。

这些动作可以拉伸并强化跖筋膜、跟腱和小腿肌肉。每个动作保持 20~30 秒，每天重复 1~2 次。

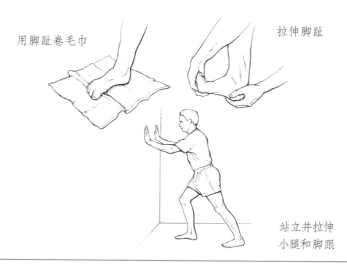

用脚趾卷毛巾　　拉伸脚趾

站立并拉伸小腿和脚跟

医疗救助

如果自我照护方法无效，或怀疑足跟痛是由脚部畸形导致的，请及时就诊。足跟痛的治疗方法如下。

● 定制足矫形器。

● 夜间使用夹板以保持足跟处组织的拉伸状态，使其在拉伸的位置愈合。

● 热敷脚部以促进血液流动，加快痊愈。

● 当其他方法无效时，可以在脚跟注射可的松来缓解炎症。不过，不建议多次注射可的松，因为这会削弱和撕裂跖筋膜，并导致覆盖跟骨的脂肪垫萎缩。

● 将一部分跖筋膜与跟骨分离，不过只有在其他治疗方法都失败的情况下，医生才会建议你这样做。

肺部、胸部和呼吸

呼吸是人体最基本的功能之一。你每天都会呼吸成千上万次。当吸气时，新鲜的氧气会被吸入肺内；当呼气时，人体的生理活动产生的废物——二氧化碳会从肺内被呼出。大多数人都认为呼吸是一件理所当然的事情，直到出现呼吸困难。

■ 咳嗽：一种自然反射

咳嗽是一种反射，跟呼吸一样。其实，它也是一种保护肺部免受刺激的方式。当呼吸道里存在分泌物时，人体会通过咳嗽来清除它们。偶尔咳嗽是正常的，可以说咳嗽是正常人保持呼吸道清洁的方式之一。

强烈或持续的咳嗽会刺激呼吸道。反复咳嗽可能导致支气管收缩，这种变化会刺激呼吸道内壁（膜）。

咳嗽的原因　　咳嗽是病毒性上呼吸道感染的症状之一，这种感染会影响鼻腔、鼻旁窦和呼吸道，常见的例子是**普通感冒**（cold）和**流感**（influenza）。**喉炎**（laryngitis）会导致声音嘶哑，影响发声，从而引发咳嗽。咳嗽也可能由喉部受到刺激所致，而刺激可能是由黏液流入喉部导致的，这种情况被称为上气道咳嗽综合征。

咳嗽还可能发生在慢性疾病患者身上。过敏和哮喘的患者会产生一阵阵不自主的咳嗽，吸烟的人也会如此。周围环境中的刺激物（如雾霾、灰尘、二手烟）、气温过冷或空气过于干燥都可能导致咳嗽。

有时，咳嗽是由胃酸反流到食管内，甚至反流到肺内导致的，这种情况被称为胃食管反流（详见第 107 页）。部分患者会因此养成咳嗽的习惯。

咳嗽的过程

当鼻部、喉部或胸部的咳嗽受体感知到刺激物（右图中的黑点）时，人就会开始咳嗽。咳嗽受体将信息发送到大脑的咳嗽中枢，然后大脑向人体发出咳嗽信号。当吸气后，会厌和声带会紧紧关闭，使气体留在肺内。此时，腹部和胸部的肌肉剧烈收缩，推动横膈下移。最后，声带和会厌瞬间打开，使滞留在肺内的空气冲出体外。

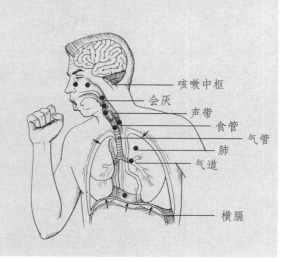

咳嗽中枢
会厌
声带
食管
气管
肺
气道
横膈

自我照护

● **多喝水**。喝水有助于保持喉部清洁。可以喝水或果汁，不要喝苏打水或咖啡。

● **使用加湿器**。家中的空气可能很干燥，尤其是在冬天。当你感冒时，干燥的空气会刺激你的喉部。使用加湿器加湿空气可使呼吸变得更加顺畅。

● **食用蜂蜜、硬糖或药用润喉糖**。它们对缓解单纯的喉部刺激很有效果。如果喉部干燥或疼痛，它们也有助于避免咳嗽。例如，你可以尝试喝一杯加蜂蜜的茶。

● 如果咳嗽是由胃酸反流导致的，可以尝试将床头抬高10~15厘米。此外，在睡前的2~3小时内避免进食和喝水。

医疗救助

如果咳嗽持续2~3周以上，或者伴有发热、气短或血痰，请联系医生。在治疗慢性咳嗽前，需要进行仔细评估。

加湿器有益还是有害？

当干燥的室内空气诱发咳嗽时，应提高室内湿度。不过，请不

要在解决一个问题时又引发另一个问题。肮脏的加湿器是产生细菌和

真菌的源头。为了尽量减少细菌和真菌的繁殖，美国消费品安全委员会就加湿器的使用提出了如下建议。

● **每天换水**。不要让水箱内壁产生薄膜和水垢。先清空、洗净水箱，晾干内壁，再重新灌入干净的水。

● **使用蒸馏水或软化水**。自来水含有矿物质，可能产生细菌沉淀物。在自来水被释放到空气中后，这些矿物质会在家具上形成白色的尘埃。

● **在使用期间经常清洗加湿器**。注意，在清洗之前要拔下电源。如果使用含氯的漂白剂或其他消毒液，在使用后一定要认真清洗水箱，以免吸入有害的化学物质。在必要时清洗或更换海绵过滤器或海绵过滤带。

● **保持空气湿度为30%~50%**。空气湿度超过60%可能导致水分积聚。当水汽凝结在物体表面时，细菌和真菌就会繁殖。定期查看湿度计显示的空气湿度，湿度计可在当地的商店购买。

● **在存放加湿器前，一定要清洗干净**。长时间存放的加湿器在拿出来后，也要进行清洗，内外的灰尘都要擦拭干净。

■ 支气管炎

支气管炎（bronchitis）跟普通感冒一样，是一种常见的疾病。它通常是由病毒感染扩散到支气管引起的，通常会导致深咳，最终咳出肺内的黄灰色痰。支气管是肺部主要的气道，支气管壁发生的炎症被称为支气管炎。

自我照护

● 充分休息，大量喝水，在房间里使用加湿器。

● 考虑服用非处方感冒药（详见第395页）。成人如果出现发热，可以服用阿司匹林、非甾体抗炎药或对乙酰氨基酚。儿童如果出现发热，应服用对乙酰氨基酚或布洛芬。

● 避免刺激呼吸道，尤其不要吸烟。

医疗救助

急性支气管炎一般会在数日内消失。如果出现气短或连续3天以上发热超过38.3 ℃及更高，则应联系医生。此外，如果持续咳嗽10天以上，应寻求医疗救助。

■ 哮吼

哮吼（croup）是由病毒感染声带（喉部）、气管和支气管导致的，最常发生于3个月至3岁的儿童。由于气道变得狭窄，患儿会发出憋闷的、刺耳的咳嗽，咳嗽声类似于狗或海豹的吠叫。患儿的声音会变得嘶哑，并出现吸气困难。患儿可能变得焦躁不安，不停地哭泣，这些行为反而会使呼吸变得更加困难。哮吼一般会持续 5~6 天。在这段时间内，病情可能由轻到重反复若干次，且症状通常在夜间更重。

自我照护	● 用足量的水润滑喉部，并及时补充因生病而丢失的水分。
	● 恐惧会加重症状，应耐心地安抚患儿。
	● 根据年龄和体重给予患儿适量的对乙酰氨基酚或布洛芬，以缓解其喉部及胸部的不适。
	● 保证患儿远离烟草，因为烟草会使症状恶化。
	● 让患儿接触湿润的空气。你可以尝试以下方法。
	▶ 在患儿的卧室里使用冷雾加湿器，将患儿的面部放在雾气里或靠近雾气，并让其张口进行深呼吸。此外，可以关上浴室门，打开热水，抱着患儿让其呼吸水蒸气。
	▶ 如果天气允许，给患儿穿上暖和的衣物，在夜间带其去户外呼吸凉爽、潮湿的空气。

医疗救助

如果通过自我照护仍无法使患儿安静下来并使其咳嗽减轻，应寻求医疗救助。医生可能让患儿口服或给其注射可的松以缓解咳嗽、减轻气道肿胀。

如果患儿症状严重、反应迟钝，或者肤色呈蓝紫色或暗淡无光，请及时拨打 120 或去急诊中心求助。

■ 喘鸣

患者在呼吸时从胸腔里进出的高亢的口哨声是由肺内气道变窄导致的喘鸣，这表明患者存在呼吸困难。此外，患者会感觉胸部发紧。

喘鸣是哮喘、支气管炎、**肺炎**（pneumonia）、**肺气肿**（emphysema）、**肺癌**（lung cancer）和**充血性心力衰竭**（congestive heart failure）等许多疾病的常见症状。喘

鸣也可能由环境因素（如空气中的化学物质）诱发。喘鸣患者需要接受医疗救助。如果出现呼吸困难或喘鸣，应及时就医。

■ 呼吸急促

一般来说，突然出现呼吸急促的患者需要接受医疗救助。呼吸急促可能由各种疾病导致，这些疾病包括心脏病、肺栓塞、肺炎等。此外，呼吸急促也可能是由妊娠导致的。

慢性呼吸急促是哮喘、肺气肿、其他肺部疾病、心脏病、贫血和去适应状态（译者注：由过度静养或活动量减少导致的骨骼肌、心肌功能受损的状态）等疾病或问题的症状，这些疾病或问题均需要进行医学治疗。如果患有慢性肺病，以下方法将有助于改善呼吸情况。

改善呼吸情况的简单方法

如果患有肺气肿或其他慢性肺病，进行呼吸锻炼可能有所帮助。这些锻炼有助于提高肺部的排空能力并增强肺部的功能。你可向医生咨询关于这些锻炼的更多信息。你每天应锻炼 2~4 次或根据医生的建议进行锻炼。

膈肌呼吸

仰卧，将枕头垫在头部和膝盖下方。有节律地缓慢吸气和呼气，全身放松。

将拇指指尖放在肋骨下缘，当缓慢吸气时，你可以感受到横膈将手部向上抬。

当胸腔充满空气时，隆起的腹部会将手部抬起，胸廓保持不动。尝试张口完成整个吸气过程，并慢慢地从1数到3，然后噘唇呼气，慢慢地从4数到6，最后将空气从口腔中呼出。

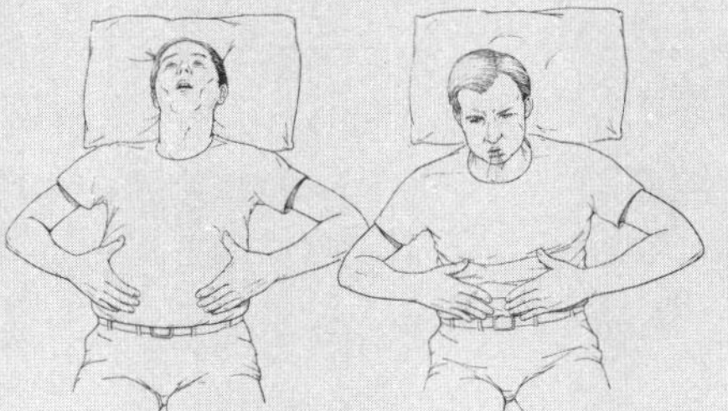

不断练习这个呼吸方法，直到你能连续完成 10~15 次而不觉得累。然后，交替向两侧侧卧并进行练习。再进一步，你可以笔直地坐在椅子上练习，也可以在站立、行走时进行练习。最后，在爬楼梯时也可以练习。

噘唇呼吸

尝试在进行膈肌呼吸练习时噘唇呼吸。将嘴唇噘起，经过嘴唇的气流就会发出柔和的"嘶嘶"声。用嘴深吸气及深呼气，重复 10 次。

深呼吸练习

当坐着或站着深吸气时，用力向后拉动肘部。屏住呼吸，拱起胸部，从 1 数到 5，然后收缩腹部肌肉，迫使气体呼出，重复 10 次。

■ 胸痛

胸痛（chest pain）可能意味着很严重的健康问题，有时很难找到原因。胸痛可能由简单的消化不良引起，也可能是比较严重的健康问题的征象。

紧急救助

如果持续胸痛，请立刻拨打 120。

在心脏病发作时，除了胸痛或胸部产生压迫感外，下颌、手臂、颈部或背部都可能感到疼痛。心脏病发作的其他症状包括呼吸急促、出汗、眩晕、恶心和呕吐。对 65 岁以上的人群，尤其是女性来说，呼吸急促可能是心脏病发作的主要征兆。你如果认为自己**心脏病发作**（heart attack），应立刻呼叫救护车。如果要去医院，千万不要自己驾车前往（详见第 17 页"心脏病发作"）。

胸痛的其他原因

以下是一些常见的不需要立刻去医院就诊的胸痛的情况。

胸壁疼痛。这是一种常见的无害性胸痛。用手指按压疼痛区域会诱发疼痛，而严重的疾病，如心脏病发作，一般不会出现这种情况。胸壁疼痛一般会持续数日，成人可以通过服用阿司匹林进行治疗，儿童则可以通过服用布洛芬或对乙酰氨基酚进行治疗。此外，间歇地用温热的毛巾热敷疼痛区域有助于缓解胸壁疼痛。

烧心。烧心表现为上腹部和胸骨下方有一种被灼烧或火热的不适感。你可能感到嘴里有酸味。**烧心**（heartburn）有时表现为胸痛，其症状容易与心脏病发作的症状混淆。烧心导致的胸痛通常可以通过嗳气或服用抗酸药来缓解。

心前区捕获综合征。这种情况常发生在年轻人中，症状为左胸部短暂、剧烈地疼痛，可能导致呼吸困难。这种情况无须进行自我照护，因为症状很快就会消失。其原因尚不清楚，不过不会造成严重的问题。

心绞痛。心绞痛是一个用于描述冠状动脉疾病引起的胸痛的术语，它由心肌缺氧导致，常在体力耗尽或情绪激动时发生。你如果患有冠心病，需要请医生为你制订治疗方案。

- 不要尝试"克服"心绞痛，应停止尝试，积极治疗。
- 心绞痛的治疗方法通常是休息和服用药物，如硝酸甘油。
- 如果心绞痛的发作模式发生变化，如频率增加或突然在夜间发作，请立即就医。
- 如果已经进行针对心绞痛的自我照护，不过心绞痛仍持续 15 分钟以上或感觉头晕目眩、心悸，请尽快去急诊中心就医。

■ 心悸

心悸（palpitations）是一种心跳加快、心脏扑动或乱撞的感觉。很多人时常会发生心悸。引发心悸的原因通常难以查明，应激、剧烈运动、咖啡因、尼古丁、发热或某些药物都可能引发心悸。在通常情况下，调整生活方式可减轻心悸的症状。

心悸通常没有太大危险，不过还是应该请医生进行专业的医疗检查。在某些情况下，心悸可能是由严重的心脏问题导致的。

鼻和鼻旁窦

鼻子是呼吸系统的"门户"。鼻子负责过滤、加湿并温暖吸入的气体，并使气体通过鼻内通道进入喉部和肺内。

不过，鼻子可能受到某些疾病（如鼻出血、感冒、鼻窦炎或花粉症）的影响。幸运的是，大部分与鼻子有关的疾病都是暂时的且容易控制的。

以下内容涉及与鼻子有关的常见疾病。呼吸道过敏详见第 244 页。

■ 鼻内异物

如果异物进入鼻腔，请按照以下方法处理。

● 不要用棉签或其他工具探查异物，不要试图用力吸气以将异物吸到咽部。在异物被清除之前，用嘴进行呼吸。

● 轻轻地擤鼻子，尽量使异物掉出，不过不要用力，也不要反复地做这个动作。

● 如果异物的一部分露在鼻孔外，用镊子可以很容易地夹住它，那就轻轻地夹出异物。

如果这些方法均未起效，请尽快去急诊中心就医。

■ 嗅觉丧失

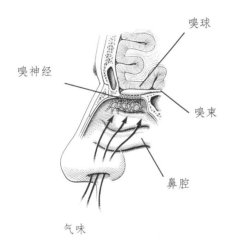

嗅球

嗅神经

嗅束

鼻腔

气味

嗅觉是由气味刺激鼻部上端的嗅神经末梢引发的。嗅神经包含细且敏感的神经纤维，这些神经纤维可以将气味信息从嗅球传递至大脑。

大部分人在感冒、头部着凉时会暂时失去嗅觉。通常，在感冒痊愈后，嗅觉就会随之恢复。你可能注意到，味觉和嗅觉有时会同时消失，因为大部分人会将味觉与食物的香气联系起来。

不明原因地失去嗅觉被称为嗅觉丧失。嗅觉丧失可能发生在鼻塞或嗅神经受损时。鼻塞会使气味无法到达嗅神经的神经纤维，鼻息肉、感染、肿瘤或神经系统疾病都可能引起鼻塞；病毒感染、慢性鼻炎或过敏都可能导致传递嗅觉的嗅神经损伤。

医疗救助

如果嗅觉丧失且没有感冒，应向医生咨询。医生会检查你的鼻腔内是否存在鼻息肉或肿瘤。如果嗅觉丧失是由病毒感染导致的，在嗅觉组织痊愈后，嗅觉通常就会恢复。

■ 鼻出血

鼻出血（nosebleeds）是很常见的。大部分鼻出血很令人烦恼，不过不会引起太大的问题。然而，它有时却会变成令人讨厌的健康问题。

对儿童和成人来说，鼻出血通常是从将鼻腔分为两个部分的鼻中隔开始的。鼻出血的常见原因是鼻腔过于干燥和挖鼻孔过于用力。对中老年人来说，鼻出血可能是从鼻中隔开始的，也可能是从鼻内的更深处开始的。后者较为少见，通常自发出现，很难止血。

在少数情况下，经常鼻出血可能预示着你存在一些严重的健康问题，如出血性疾病或肿瘤。如果鼻出血经常发生，且身体的其他部位很容易淤血或出血，应及时就医，以排除上述的严重疾病。

自我照护

- **坐直并前倾身体**。坐直可以降低鼻部静脉的血压，阻止进一步出血。前倾身体可以避免吞入会刺激胃部的血液。
- **捏住鼻子**。用拇指和示指用力捏住鼻子，并张口呼吸，持续5~10分钟。这个动作可以将压力传递给鼻中隔上的出血点，通常能止住血流。
- **为了避免鼻出血在停止后再次出血**，在鼻出血发生后的1~2天内不要擤鼻子，不要弯腰，不要挖鼻孔。
- **如果突发鼻出血**，在鼻部两侧喷涂含有羟甲唑林的可减轻鼻部充血的鼻喷雾剂（如阿氟林、新辛内弗林），并捏住鼻子10分钟。如果鼻出血仍不停止，应立即去急诊中心就医。
- **为了避免鼻出血**，可提高室内的空气湿度。加湿器或喷雾器有助于保持鼻黏膜湿润。非处方生理盐水鼻喷雾剂也可能对此有所帮助，尤其是在冬天。
- **避免使用纸巾、棉签或手指挖鼻孔。**

医疗救助

如果出现以下情况，请立即寻求医疗救助。

- 鼻出血持续20分钟以上。

● 感到虚弱、眩晕，这可能是由失血过多导致的。

● 鼻出血速度很快或出血量大。

● 出血是从喉部后方开始的。

● 身体其他部位出现淤血或出血。

● 鼻出血发生在意外受伤（如头部摔伤或面部挨打）之后，这可能导致鼻子受伤。

如果频繁出现鼻出血，应及时就医，进行医学检查，以排除严重的疾病。在大部分情况下，鼻出血可以通过封闭出血的静脉或鼻填塞术进行控制。

你如果正在服用抗凝血药，如阿司匹林或华法林，应联系医生，因为你可能需要调整药物的剂量。

儿童照护　　　儿童频繁出现鼻出血是常见的情况。通常，鼻出血是由创伤引起的，不过也可能是鼻内有异物或凝血功能障碍的表现。鼻出血还可能是存在肿瘤的迹象。如果频繁出现鼻出血，请向医生咨询。

■ 鼻塞

鼻塞是常见的主诉。鼻塞通常由鼻部充血或堵塞所致。在大部分情况下，鼻塞只会令人不适，不过有时会严重影响睡眠或说话。鼻塞的常见原因如下。

普通感冒（详见第 180 页）。

鼻部或鼻中隔畸形。这常由受伤所致，受伤时间可能在很久之前，甚至可能在童年时期。鼻部畸形，如鼻中隔偏曲，是常见的问题。对许多人来说，鼻中隔偏曲并不会造成困扰。不过，如果鼻中隔偏曲导致呼吸困难，可以通过外科手术进行调整。

过敏。变应性鼻炎是由过敏导致的鼻部发炎，是对**花粉过敏**（hay fever）、玫瑰过敏或其他物质过敏的医学统称。过敏反应是特定物质进入鼻部引起的炎症反应，这些物质包括花

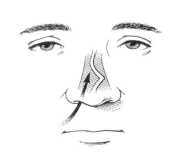

鼻中隔将鼻腔分隔开，鼻中隔偏曲可能引起鼻塞。

粉、霉菌和灰尘等。过敏可能是季节性发作的，也可能持续一整年。

非变应性鼻炎。这种类型的炎症反应的触发因素包括吸烟、吹空调或进行剧烈运动等。

自我照护

- 普通感冒或流感（详见第 180 页）。
- 如果鼻腔内存在黏液或碎屑，可以轻轻地擤鼻子。
- 吸入水蒸气可以稀释鼻腔内的黏液，使头脑清醒。
- 洗个热水澡或坐在开着淋浴器的浴室内。
- 大量喝水。
- 每 2~3 天使用 1 次可减轻鼻部充血的非处方鼻喷雾剂或滴鼻液。服用可减轻鼻部充血的非处方口服药（液体或药片）也会有所帮助。
- 尝试使用生理盐水滴鼻液或生理盐水鼻喷雾剂。按需长期使用它们是安全的。
- 尝试使用非处方类固醇鼻喷雾剂，如氟替卡松和曲安奈德。这些药物都可以长期使用。

医疗救助

如果鼻塞持续 1~2 周以上，应及时就医，请医生检查你的鼻部，以排除可能阻塞鼻部的因素，如鼻息肉或肿瘤。

如果医生诊断你存在过敏，医生可能让你进行 1 个疗程的药物治疗，使用的药物包括抗组胺药和吸入性抗炎药。

■ 流涕

流涕（runny nose）常发生在感冒和过敏的早期，你在擤鼻子时要轻柔一些。如果持续流涕且鼻涕呈水样，服用非处方抗组胺药会有所帮助。如果鼻涕稠厚，可按照上一节中"鼻塞"的自我照护方法进行处理。

可减轻充血的鼻喷雾剂

可减轻充血的鼻喷雾剂能收缩充血的静脉，使呼吸更加通畅。不过，在使用几天后，其效果就会减弱，使用 3 天以上则可能导致充血加重，你需要向医生或药剂师咨询如何使用才能避免引起充血加重。

"阿嚏！"是普通感冒还是流感的征象？
病毒性上呼吸道感染

	普通感冒（cold）	**季节性流感**（seasonal flu）
常见症状	● 流涕、打喷嚏、鼻部充血 ● 咽喉痛（通常声音沙哑） ● 咳嗽 ● 无发热或低热 ● 轻度疲劳	● 流涕 ● 咽喉痛、头痛 ● 咳嗽 ● 发热（通常超过 38.3 ℃）、寒战 ● 中度到重度疲乏和虚弱 ● 肌肉和关节疼痛
病因	常见病毒共有约 200 种，每种可在成人中引起 2~4 次感冒，在儿童，尤其是学龄前儿童中，可引起 6~10 次感冒	甲型或乙型流感病毒里数种病毒中的一种。成人平均每年患流感的次数低于 1 次
严重程度	通常不严重，除非患者存在肺部基础疾病或其他严重疾病	可能很严重，老年人和存在慢性基础疾病的患者需格外注意
能否上班？	通常可以，不过应避免将感冒传染给别人。应经常洗手，打喷嚏要进行遮挡	不可以，等到发热、乏力和其他症状全部缓解才能上班
如何预防？	预防措施包括勤洗手，避免分享食物、毛巾或手绢，食用营养丰富的食物，充分休息	通过接种疫苗进行预防，可在每年秋天进行免疫接种（详见第 343 页"成人免疫"）。此外，预防普通感冒的措施也非常重要
抗生素是否有用？	没用，因为感冒是由病毒感染导致的	可能有用。抗病毒药在症状出现的 48 小时内可能有所帮助

（续表）

	普通感冒（cold）	季节性流感（seasonal flu）
自我照护	● 大量喝水，喝鸡汤可能有助于排除黏液 ● 增加休息和睡眠的时间 ● 谨慎服用感冒药（详见第395页） ● 保持房间温暖，不过不要过热 ● 如果空气太干，开启冷雾加湿器可能有助于减轻呼吸道充血	● 大量喝水，喝鸡汤可能有助于排除黏液 ● 增加休息和睡眠的时间 ● 谨慎服用非处方止痛药（详见第394页）
医疗救助	● 如果出现呼吸困难、虚弱、神志不清、严重的咽喉痛、大量咳痰、面部疼痛或存在慢性基础疾病，应及时就医 ● 如果症状在10天后仍未缓解，应及时就医 ● 快速流感检测可以检查是否患有流感，不过这项检查的结果可能不是完全准确的	

关于肺炎

肺炎可在患普通感冒或流感后发生或自行发生，其症状多种多样，由引起肺炎的病原体的种类决定。肺炎的常见症状包括咳嗽、咳痰、发热、呼吸困难、出汗、寒战、在深呼吸时胸痛（胸膜炎）、头痛、肌肉疼痛和乏力。肺炎可能危及生命。如果持续出现咳嗽、呼吸困难、胸痛、不明原因的发热（尤其是38.9 ℃或更高且伴有寒战的发热）或在患普通感冒、流感后原有症状突然恶化，应立即就医。接种疫苗可以预防某些类型的肺炎。

■ 鼻窦炎

鼻窦炎（sinusitis）的症状包括流黄绿色的浓鼻涕、嗅觉丧失和眼部或脸颊疼痛，某些患者还伴有发热或牙痛。

鼻旁窦是鼻部周围骨骼里的空腔，通过小开口连接鼻腔。在正常情况下，空气能进出鼻旁窦，黏液通过小开口流入鼻腔。

鼻窦炎指这些空腔中的一个或多个出现的炎症。通常，当鼻旁窦发炎时，鼻黏膜也会水肿并引起鼻部堵塞。鼻黏膜水肿可能堵塞鼻旁窦的小开口，从而导致黏液排出不畅。鼻旁

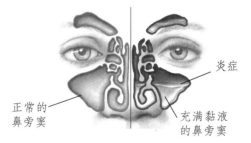

正常的鼻旁窦

炎症

充满黏液的鼻旁窦

鼻旁窦问题一般开始于其与鼻腔、喉部连接的小开口被堵塞。导致这一问题最常见的情况是鼻旁窦出现炎症。炎症会导致水肿，使鼻旁窦引流困难。

窦的疼痛可能由炎症本身所致，也可能由鼻旁窦内的黏液堆积所致。

　　急性鼻窦炎最常见的原因是普通感冒。慢性鼻窦炎可能由感染（病毒、细菌或真菌）、过敏、鼻息肉、肿瘤或其他病理原因所致。

自我照护	● 将鼻腔冲洗干净。可以使用特殊设计的挤压瓶（鼻旁窦冲洗器）、球形冲洗器或洗鼻壶。这种疗法被称为洗鼻，可以用来清洗鼻旁窦。 ● 用温热、湿润的毛巾热敷鼻子、脸颊和眼睛，以减轻疼痛。 ● 将头部置于开水上方，小心地吸入一些水蒸气，或者洗个热水澡，以吸入湿润的空气。 ● 大量喝水以稀释鼻部黏液。不要饮酒，否则会加重鼻部和鼻旁窦的水肿。 ● 轻柔且有规律地擤鼻涕，然后使用生理盐水鼻喷雾剂。 ● 使用非处方类固醇鼻喷雾剂，如氟替卡松和曲安奈德。这些药物连续使用 2 周以上也是安全的。 ● 弯腰、低头会使鼻部疼痛加重，不要做这些动作。 ● 向医生咨询关于缓解鼻部疼痛的方法和可减轻充血的非处方制剂，如药片或鼻喷雾剂。如果非处方减充血剂使用时间过长，可能导致鼻部过于干燥且黏液过于黏稠，弊大于利。请严格地按照医生的建议使用这些药物，并遵守使用说明。
医疗救助	如果存在以下情况，请及时就医，这些情况包括出现难以缓解的发热（超过 38.6 ℃），症状超过 10 天仍未缓解，症状加重或有复发性或慢性鼻窦炎史。CT 检查和其他检查可以查出鼻窦炎的严重程度。如果鼻窦炎是由细菌感染导致的，医生可能开具口服抗生素或其他药物。不过，大部分急性鼻窦炎患者不需要服用抗生素，因为他们所患的鼻窦炎通常是病毒性的或可自行缓解的。

皮肤、头发和指甲

皮肤、头发和指甲是人类外表的组成部分，它们发生变化或出现问题常会令人烦恼。外部刺激物、感染、年龄，甚至情绪应激，都可能通过多种途径影响皮肤、头发和指甲。偶尔，对食物或药物的潜在反应和过敏反应也可能使它们出现异常。

本节将介绍一些常见的此类疾病，并提供相应的自我照护方法，以帮助你进行治疗。以下是一些皮肤护理的基本原则。

■ 正确地护理皮肤

无论你的皮肤颜色、皮肤类型或年龄如何，都请你控制自己暴露在阳光下的时间，以避免损伤皮肤，最终导致皮肤癌。黝黑的皮肤比白皙的皮肤更加耐受阳光。然而，任何皮肤在过度暴露于阳光下后都可能出现斑点、皱纹或变得粗糙。穿防晒的衣物、在可能暴露于阳光下的皮肤上涂抹防晒霜及保湿霜都有所帮助。

晒太阳可以促进维生素 D 的合成，不过为了避免患皮肤癌，医生常建议服用维生素 D 补充剂和食用维生素 D 强化食品，如低脂牛奶。如果以上方法仍无法使你获得足够的维生素 D，请向医生咨询。

恰当地清洁皮肤也是保护皮肤的重要方法。最佳的清洁策略和程序因皮肤的类型（油性皮肤、干性皮肤、中性皮肤或混合性皮肤）不同而不同。

最后，不要吸烟。吸烟对心脏、肺部不好，烟草中的尼古丁会伤害皮肤，导致其加速老化。

自我照护

● 在洗脸时，使用令你舒适的凉水或温水（不要用热水）和洗脸巾（或毛巾）来去除死皮细胞。此外，应使用温和的洗脸皂。油性皮肤每天需要清洁面部 2~3 次。

● 避免使用很烫的水或刺激性很强的皂液洗澡。关于护理敏感性皮肤的更多信息详见第 189 页"皮肤干燥"。

● 如果使用刀片式剃须刀刮胡子，请选用锋利的刀片。先用毛巾热敷皮肤几秒以使皮肤变软，再涂上足量的剃须膏，沿着胡须生长的方向在胡须上刮一次以剃下胡须。沿着反方向刮胡子可能使皮肤受到刺激。电动剃须刀对皮肤的刺激较少。

● 使用与皮肤类型匹配的化妆品。油脂性基质化妆品适用于干性皮肤，水溶性基质化妆品适用于油性皮肤。

● 对女性来说，在清洁面部前，应卸掉眼妆。使用棉球卸眼妆可避免损伤眼睛周围的脆弱组织。

● 使用广谱（可阻挡紫外线 A 和紫外线 B）、防晒系数 30 及以上的防晒霜。找到一款自己喜欢且用起来很舒服的防晒霜以进行每日的基础皮肤护理是非常重要的。在游泳或出汗后，需要每 2 小时补涂 1 次防晒霜。

■ 粉刺

粉刺（acne）是由皮肤毛孔堵塞、激素变化和细菌感染导致的。如果腺体产生的油脂与角质混在一起而堵塞毛孔，就可能导致以下情况。

● **白头**。没有张开的毛孔堵塞。

● **黑头**。张开的毛孔堵塞，表面发黑。

● **青春痘**。堵塞的毛孔被细菌感染，导致皮肤出现红色病变。

● **囊肿**。位于皮肤表面下方的肿块，由分泌物堆积所致。

粉刺在人十几岁时最常见，因为激素改变会刺激特定的腺体分泌油脂（皮脂），这种油脂可以润滑头发和皮肤。不过，所有年龄段的人群都可能出现粉刺。月经、某些药物或应激都可能加重粉刺。

自我照护

● 避免使用油脂性基质或油腻的化妆品、护发素或遮盖粉刺的产品，应使用水溶性基质或不会引发粉刺的产品。

● 每天使用干燥皮肤的清洁剂清洗病变的皮肤。

● 使用治疗粉刺的非处方乳液（含有过氧苯甲酰或水杨酸等活性成分）以去除多余的油脂，促使角质脱落。

● 保持头发清洁，不要让头发遮盖面部。

● 尽量保证充足的睡眠，更加恰当地应对压力。

● 除非确定某种食物会使粉刺恶化，否则不必忌口。某些食物，如巧克力，曾经被认为会引发粉刺，然而它们对皮肤的影响其实并不大。

● 不要挑破或挤压粉刺。这会引起感染、皮肤变色或结痂。

医疗救助

如果持续出现粉刺、毛囊发炎或瘢痕，你可能需要进行药物治疗。恰当的评估和治疗可以预防粉刺导致的身体和心理上的创伤。在少数情况下，老年人会突然出现粉刺，这可能表明其存在某种潜在疾病。

整形手术可以减少粉刺和瘢痕，这些整形手术主要包括激光换肤、瘢痕修复、通过冷冻或用化学物质脱去角质。

■ 疖

疖（boils）指皮肤表面发红的肿块，一般是由细菌感染毛囊导致的。疖的直径通常超过 1.3 厘米。它们生长迅速，会先充满脓液再破溃，并在排空脓液后愈合，这个过程通常需要 2 周左右。

疖可能出现在任何部位的皮肤上，不过大部分出现在面部、颈部、腋下、臀部和大腿上。健康状况不佳，穿紧绷或会擦伤皮肤的衣物，某些疾病（如粉刺、皮炎、糖尿病和贫血）都会增大毛囊感染的风险。

自我照护

为了避免毛囊感染的传播，尽量减少不适，请采取以下方法。

● 用温热的毛巾湿敷病变皮肤或每隔几小时按压病变皮肤 10 分钟。用温热的盐水（在 946 毫升沸水中加入 1 茶匙盐，使其冷却）清洗病变皮肤，这样做有助于让疖尽快破裂和排空脓液。注意，防止疖排出的脓液接触皮肤的其他区域。

● 每天用抗菌皂轻柔地清洗疖 2~3 次，然后涂抹非处方抗生素软膏，并用绷带覆盖相关区域的皮肤。

● 绝对不要挤破或挑破疖，因为这可能使感染传播。

● 在处理疖之后要洗手。同样，接触感染皮肤的毛巾和衣物等物品都要清洗。

医疗救助

如果出现以下情况，应联系医生，这些情况包括疖出现在脊椎、腹股沟或面部的皮肤上，疖快速恶化或引起严重疼痛，疖在 2 周后仍未好转，发热且疖的周围出现放射状红线。针对以上情况，你可能需要进行抗生素治疗或外科引流以治疗感染。如果怀疑耐甲氧西林金黄色葡萄球菌（详见下页）感染，应向医生咨询是否需要进行细菌培养。

■ 蜂窝织炎

蜂窝织炎（cellulitis）可能在几天内逐渐出现，也可能在数小时内快速出现。最初的症状为局部皮肤发红、疼痛、升温，你也可能出现发热和皮肤肿胀。当细菌或真菌通过破溃的浅层皮肤进入人体并感染深层皮肤时，就会出现这种常见且可能很严重的感染。

良好的卫生习惯和适当的伤口护理有助于预防蜂窝织炎。然而，细菌可以通过非常微小的割伤、擦伤（如鼻部的小疮）进入皮肤。以耐甲氧西林金黄色葡萄球菌为致病菌的蜂窝织炎的发病率正在不断上升。

自我照护

为了预防蜂窝织炎或其他伤口感染，请采取以下方法。

● 保持伤口清洁。在伤口处覆盖无菌纱布，将有害细菌"拒之门外"。此外，确保水疱被覆盖住，直至结痂。

● 每天更换纱布，在其变湿、变脏时也要及时更换。

医疗救助

当出现发红、肿胀、有压痛的皮疹或皮疹快速恶化，尤其是在出现发热时，应立刻联系医生。抗生素可以预防这种感染的传播。如果不予治疗，蜂窝织炎可能在人体内快速传播，甚至危及生命。

■ MRSA 感染

耐甲氧西林金黄色葡萄球菌（MRSA）是一种对特定抗生素耐药的葡萄球菌。大部分 MRSA 感染发生于健康护理机构中的老年人和存在严重基础疾病的人身上。

在社区中传播的 MRSA 感染也可能发生在正常、健康的人身上。这种类型的 MRSA 感染可能由感染患者直接传播，也可能由感染患者的个人物品（如毛巾、剃须刀）进行传播。

金黄色葡萄菌感染，包括 MRSA 感染，最初的症状通常是皮肤上出现红色包块。这些包块会迅速出现疼痛、升温，并充满脓液或其他分泌物，同时导致发热。这些细菌可能仅存在于皮肤上，也可能在人体内传播，甚至可能危及生命。

自我照护

为了避免感染 MRSA，请采取以下方法。

● 在医院里，护士应在每次接触患者之前清洗双手或使用含酒精的免洗洗手液。

● 在社区活动时，要经常洗手，携带酒精含量为 60% 以上的免洗洗手液，不要与他人分享个人物品（如毛巾和运动器材），确保伤口一直被无菌纱布覆盖，在进行田径体育运动后沐浴。

医疗救助

如果怀疑自己感染 MRSA，应立刻联系医生。治疗方法包括外科引流，在某些情况下医生会使用特定的抗生素。不要试图自己排出包块中的分泌物，这可能使其恶化并传染别人。

■ 鸡眼和胼胝

你的手部和脚部可能会出现某些增厚、硬化的皮肤层。鸡眼通常指硬化的皮肤上凸起的包块，长度不超过 0.6 厘米，胼胝的尺寸和形状多种多样。出现**鸡眼和胼胝**（corns and calluses）是皮肤试图进行自我保护的结果。它们虽然很难看，但只有在引起不适时才需要进行治疗。对大部分人来说，消除引起摩擦或压迫的因素有助于消除鸡眼和胼胝。

| **自我照护** | ● 选择合适的鞋子，给脚趾充分的活动空间。可以请鞋店的店员帮忙处理鞋子上会摩擦或挤压脚趾的地方。如果鞋子磨脚，可在鞋跟处垫上脚垫，以缓解鞋子对鸡眼的压迫。 |

● 在使用手动工具时，可以戴上软垫手套，也可以用布胶带或布套包住其手柄。

● 在沐浴时，用浮石或毛巾摩擦鸡眼或胼胝，这通常可以使其变薄。如果患有糖尿病或微循环障碍，则不宜使用这个方法。

● 使用含水杨酸的非处方鸡眼溶解剂。

● 不要切开或挑破鸡眼和胼胝。

● 在手部和脚部涂抹保湿霜以保持皮肤柔软。

医疗救助　如果鸡眼或胼胝疼痛或发炎，请向医生咨询。它们看起来与疣很像，如果自己无法准确判断，请及时就医。

■ 头皮屑

头皮屑（dandruff）是一种常见的头皮问题，其特征是头皮瘙痒和头皮屑脱落。其出现的原因包括皮肤干燥、受到刺激、皮肤为油性（或患上脂溢性皮炎）、洗发不充分、银屑病、湿疹、对洗护用品过敏（或患上接触性皮炎）、酵母样真菌（如马拉色菌）感染。

自我照护　● 规律地使用洗发水。一开始使用温和的非药物洗发水，轻柔地按摩头皮以使头皮屑脱落，并彻底冲洗头发。

● 在头皮屑顽固的情况下，应使用药物洗发水。建议选择标签上含有吡啶硫酮锌、水杨酸、煤焦油或硫化硒的洗发水。如有必要，可以在每次洗发时使用去屑洗发水。此外，每个月换一种洗发水。

● 使用 1% 的抗真菌洗发水来消灭引起头皮屑的真菌。这种洗发水可以在非处方药店购买。

● 谨慎使用含煤焦油的洗发水，它可能使浅色的头发染上褐色的污渍，并可能使头皮对阳光更加敏感。

● 规律地使用护发素。如果想解决轻度头皮屑问题，可以使用去屑洗发水。

医疗救助　　如果头皮屑持续存在，或头皮变得敏感、出现严重瘙痒，你可能需要使用处方洗发水。如果头皮屑仍持续存在，则表明你可能存在其他皮肤问题，请向医生咨询。

■ 皮肤干燥

干燥是皮肤出现瘙痒、脱屑最常见的原因。虽然一年中的任何时候空气都可能变得干燥，但寒冷和干燥的空气可能对皮肤尤其不利。由天气因素导致的**皮肤干燥**（dry skin）与所在的地域有关。

自我照护　　● 减少沐浴。洗澡时间要短，并使用温水和少量的皂液。只在洗面部、腋下、生殖器、手部和脚部时使用皂液。温和的富脂肥皂不易引起皮肤干燥。此外，可考虑在浴缸中添加沐浴油。

● 在洗澡后拍打（不要擦拭）皮肤使其干燥，然后立即涂抹精油或身体乳进行保湿。使用油包水保湿霜比使用几乎只含水的轻薄乳霜效果更好。

● 避免使用含有酒精的身体乳或保湿霜。

● 使用加湿器并保持室内凉爽。

■ 湿疹（皮炎）

湿疹和**皮炎**（dermatitis）都被用来描述敏感、肿胀或发红（发炎）的皮肤。皮肤出现干燥、发红和发痒的斑块是

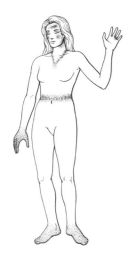

接触性皮炎是皮炎最常见的类型，其常见的发病部位如图所示。

最主要的症状。严重者可能出现斑块增厚、水疱或流脓。

接触性皮炎是由接触某些会触发这种反应的刺激物导致的。常见的刺激物包括毒常春藤（详见第 54 页"有毒植物"）、橡胶、金属、珠宝、香水和化妆品。

神经性皮炎一般发生在某些物品（如紧身的衣物）摩擦或划伤皮肤时，可导致慢性、反复的瘙痒。

脂溢性皮炎（乳痂）表现为皮肤出现顽固、瘙痒的皮屑。鼻子两侧、眉毛之间、耳后或胸骨上方会出现油腻、结垢的皮肤区域。这种皮炎通常是慢性的。

淤积性皮炎可导致脚踝皮肤颜色异常（呈红色或棕色）、增厚和发痒。当体液积聚在皮下组织时就会发生这种皮炎。这种皮炎可导致感染。

特应性皮炎可导致皮肤瘙痒、增厚和开裂，常发生于肘窝和膝盖后方。它常在家庭中传播，多与季节性过敏有关，有时则与哮喘有关。

自我照护	● 尽量找出并避免直接接触刺激物。 ● 采取预防皮肤干燥的自我照护方法（详见第 189 页）。 ● 每天在温水中浸泡 20~30 分钟。 ● 使用保湿乳膏和非处方氢化可的松乳膏。 ● 尽量不要抓挠皮肤。如果难以控制，可以隔着衣物抓挠。此外，及时修剪指甲并戴上棉手套睡觉。 ● 如果头皮受到影响，可使用去屑洗发水。 ● 弹力袜可能有助于缓解淤积性皮炎引起的肿胀。 ● 穿与天气状况相符的衣服，避免过度出汗。 ● 穿质地顺滑的棉质衣服。 ● 避免使用羊毛织物（如床上用品和衣服）及有刺激性的肥皂和清洁剂。 ● 可以偶尔使用非处方抗组胺药来缓解瘙痒。

■ 真菌感染

真菌感染是由寄生于人体的微生物引起的。皮肤癣菌会引起足癣、股癣或头癣。这些真菌寄居在头发、指甲或皮肤表层坏死的组织里。卫生条件差、皮肤潮湿、皮肤轻微受伤或指甲受伤，以及某些疾病（如糖尿病）都可能增大真菌感染的风险。

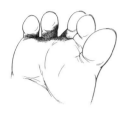

足癣（athlete's foot）通常始发于脚趾之间，会导致皮肤瘙痒、灼痛和开裂。有时，脚底和脚部两侧的皮肤也会受到影响，皮肤质地会变得厚而坚硬。虽然更衣室和公共淋浴间经常被诟病传播足癣，但其实个人鞋内的环境可能更为重要。随着年龄的增长，足癣的患病率会增大。

股癣（jock itch）可导致腹股沟周围出现瘙痒或灼烧感。除此之外，红色皮疹经常蔓延到大腿内侧、肛门和臀部。这种感染具有传染性，可通过接触皮肤或共用毛巾传播。

典型的足癣

金钱癣（ringworm）会感染儿童和成人，但它与蠕虫无关。其症状包括皮肤瘙痒、发红、出现鳞屑、轻微隆起，以及躯干、面部、腹股沟和大腿皱褶处出现向外扩张的圆环。随着感染的扩散，这些圆环会向外生长，中心区域的皮肤逐渐变得像正常皮肤。这种感染可通过共用的衣服、梳子和理发工具传播，宠物也可以将这种真菌传播给人类。

自我照护

一般方法

●养成良好的卫生习惯，以预防各种形式的真菌感染。

●根据真菌感染的类型进行恰当的治疗。例如，对于足癣或股癣，每天使用非处方抗真菌乳膏涂抹感染皮肤2~3次，直至皮疹消失。可以考虑局部用药，如使用特比萘芬或克霉唑。

对于足癣

●保持脚部干燥，尤其是脚趾之间的区域。

●穿透气性良好的鞋子，避免穿用合成材料做的鞋子。

●不要每天穿同一双鞋子，不要将鞋子存放在塑料袋中。

●如果脚部很容易出汗，应每天换2次袜子（棉袜或聚丙烯袜）。

●在公共的游泳池、淋浴间和更衣室内穿防水鞋。

对于股癣

● 保持腹股沟清洁和干燥。

● 在运动后沐浴并更换衣物，勿必使皮肤完全干燥。

● 避免穿会摩擦皮肤的衣服，经常清洗运动用品。

对于金钱癣

● 彻底清洗可能被污染的刷子、梳子或头饰。

● 在照顾儿童前后记得洗手。

● 将儿童的床单与其他家人的床单分开清洗。

医疗救助　　如果症状持续 4 周以上或皮肤局部发红、流脓或升温，应及时就医。你可能需要服用口服药，不过某些口服药可能有明显的副作用，请向医生咨询相关问题。

■ 荨麻疹

荨麻疹指皮肤上的红色隆起，多伴有瘙痒且大小不一。它们常见于被衣服摩擦的皮肤上，通常成批发生，持续几分钟到几天不等。

血管性水肿与荨麻疹类似，可引起大面积的皮肤水肿，尤其是在眼睛和口唇周围。不过，它也可能出现在手部、脚部和喉部。

荨麻疹和血管性水肿（hives and angioedema）是由人体在皮肤上释放被称为组胺的天然化学物质导致的。食物、药物、花粉、虫咬、感染及其他疾病、气温冷热变化和情绪应激都可能诱发这两种疾病。在大部分情况下，荨麻疹和血管性水肿是无害的，并且不会在皮肤上留下太多印记。不过，严重的血管性水肿会导致喉部和舌头梗阻气道，危及生命。

自我照护　　● 避免接触曾诱发过荨麻疹和血管性水肿的物质。

● 洗冷水澡。冷敷发病的皮肤，穿质地轻薄的衣服，尽量避免进行剧烈活动。

● 使用润肤霜或非处方抗组胺药，如氯雷他定、西替利嗪或非索非那定，以缓解皮肤瘙痒。

- 如果怀疑食物是诱发荨麻疹的原因，建议写饮食日记。
- 如果荨麻疹持续存在，并出现呼吸困难，应立刻去急诊中心就诊。

医疗救助   如果出现头晕目眩、呼吸困难或荨麻疹持续存在 2 天以上，请去急诊中心就诊。

■ 脓疱疮

脓疱疮（impetigo）是一种常见的皮肤感染，常出现在脸部。当葡萄球菌或链球菌通过伤口（如抓伤或虫咬伤）进入皮肤时，就可能发生感染。脓疱疮具有高度传染性，很容易通过接触传播。

这种感染以出现红疮开始，然后短暂地出现水疱，水疱会在几天内排空并形成黏稠的黄色痂。抓挠或触摸脓疱疮可能传染给他人和自己身体的其他部位。脓疱疮常见于幼儿。在成人中，脓疱疮通常是其他皮肤疾病（如皮炎）的并发症。

自我照护   良好的卫生条件是预防脓疱疮和限制其传播的基础。对于尚未传播到身体其他部位的局部或轻微的脓疱疮，可采用以下方法进行处理。

- 保持脓疱疮表面和周围皮肤清洁。
- 每天使用抗生素软膏涂抹感染皮肤 3~4 次。在每次使用软膏前，用抗菌肥皂清洗感染皮肤，并将其拍干。
- 在愈合前，避免对脓疱疮进行不必要的抓挠或触碰。在触碰过脓疱疮后应及时洗手。患儿的指甲需修剪好，以避免其抓破皮肤。
- 不要与他人共用毛巾、衣物或剃须刀，经常更换床单。

医疗救助   如果感染传播到其他身体部位，医生可能为你开具口服抗生素，如青霉素或红霉素。此外，莫匹罗星软膏也可能有效。

■ 瘙痒和皮疹

找到瘙痒和皮疹的病因可能比较困难。关于瘙痒和皮疹的病因详见第 27 页的"过敏反应"、第 196 页的"虱子"、第 33 页的"虫咬伤和蜇伤"、下文中介绍的"婴儿皮疹"、第 195 页的"儿童皮疹"、第 192 页的"荨麻疹"、第 189 页的"皮肤干燥"及第 189 页的"湿疹（皮炎）"。

■ 婴儿皮疹

乳痂指婴儿头部的硬皮和鳞状皮肤。在婴儿洗澡后，你可以在相关区域涂抹婴儿油，并使用软刷轻柔地刮去鳞屑。为婴儿使用柔和、无刺激的洗发水，每晚 1 次。你应先在手上将洗发水揉出泡沫（不要在婴儿的头皮上揉），再为婴儿清洗头皮，直至病情得到缓解。随后，每周为婴儿清洗头皮，直至乳痂完全消失。如果乳痂发红且瘙痒，可每天为其涂抹 2 次 1% 的氢化可的松乳膏，持续 7 天，2 个疗程应间隔 7 天。如果乳痂很严重，应及时就医。

痱子指细小的红色斑点或肿块，通常出现在颈部、上背部、胸部或手臂上。痱子通常在炎热、潮湿的天气出现，尤其是在婴儿穿得太暖和时。婴儿在发热时也可能长痱子。你应为婴儿脱掉一些衣物以避免婴儿过热。

粟粒疹指鼻子和脸颊上的微小（或极微小）白点，通常在婴儿出生时出现，不需要治疗就会消失。

婴儿痤疮指婴儿皮肤上的红色隆起，可发展为丘疹性痤疮，通常在婴儿出生后的前几个月出现。如果数量不多，则无须治疗。如果病情恶化，应及时就医。如果没有医生的建议和同意，不要给婴儿使用成人专用的痤疮药物。

口水疹是一种在脸颊和下颌上出现的红色皮疹，由食物、唾液和其他液体引起。在给婴儿喂食或婴儿吐口水后，为其清洁并擦干皮肤有助于口水疹消失。在给婴儿喂食前和洗澡后，为其涂抹无味、无色的润肤乳作为皮肤屏障，以辅助治疗和预防口水疹。

尿布疹（diaper rash）指婴儿接触尿布的皮肤发红、肿胀，常由潮湿、尿液或粪便中的酸、尿布擦伤皮肤所致。有些婴儿还会因接触用于清洗布质尿布、塑料裤、松紧带或湿巾的清洁剂而出现皮疹。有时，酵母菌感染也是皮疹的病因。

复发性尿布疹的自我照护

● 经常更换婴儿的尿布，尽量减少婴儿的皮肤暴露于尿液和粪便的时间。

● 应使用软化水清洗和漂洗布质尿布，并确保所有清洁剂都被漂洗干净。

● 在每次更换尿布时，使用普通的清水或温和的肥皂水清洗并拍干婴儿的皮肤。

● 涂抹一层薄薄的乳霜或软膏，如氧化锌软膏。

● 如果婴儿使用一次性尿布，请经常更换尿布的牌子。

● 避免使用普通湿巾，因为很多普通湿巾都含有香料和酒精。请使用被普通清水浸湿的布。

此外，持续性尿布疹可能需要使用可的松或抗酵母菌药来进行治疗。

医疗救助

如果出现以下情况，请及时就医，这些情况包括以上自我照护方法不能缓解尿布疹，尿布疹呈紫色或瘀伤样且出现硬皮、水疱，以及婴儿经常哭泣或出现发热。

儿童皮疹

症状	自我照护 水痘	何时寻求医疗救助？
面部或胸部出现发痒的红色斑疹样病变，可传播到手臂和腿上。病灶内充满透明的液体，先形成水疱再破裂，最终形成硬皮。水痘通常在4~5天内持续出现，通常伴有发热、流涕或咳嗽 从第一个水痘出现开始计算，水痘很少持续2周以上。症状一般在水痘出现后的14~21天出现。在水痘愈合前，患儿均具有传染性	● 让孩子每3~4小时洗1次凉水澡，以缓解瘙痒。在洗澡的水中撒上小苏打可以进一步缓解症状 ● 在水痘区域涂抹润肤霜 ● 如果口腔内存在水痘，应清淡饮食，并避免吃柑橘类水果 ● 给孩子修剪指甲，晚上给孩子戴上手套，以免其抓破水痘	● 水痘累及眼睛，出现咳嗽，或者出现气短 ● 照看孩子的高龄老人、存在免疫缺陷者、处于妊娠期的女性，既往未曾感染过水痘病毒的人 ● 进行抗病毒治疗可以缩短病程。对于病情严重的患者，医生可能开具抗生素。建议12个月及以上的儿童接种疫苗

（续表）

症状	自我照护	何时寻求医疗救助？

玫瑰疹

症状	自我照护	何时寻求医疗救助？
常表现为高热，持续 3 天。在退热后，玫瑰疹会出现在躯干和颈部，持续数小时到数天。这种病毒常影响儿童，最常见的是 6 月龄到 3 岁的幼儿	玫瑰疹引起的不适并不严重，一般不进行治疗也可以自行消失。对乙酰氨基酚可能有助于缓解由发热引起的不适	● 玫瑰疹持续 3 天以上 ● 孩子因发热而出现抽搐

麻疹

症状	自我照护	何时寻求医疗救助？
患者通常以发热起病，体温可高达 40 ℃，伴有咳嗽、打喷嚏、咽喉痛、眼睛发炎、流泪。在 2~4 天后出现皮疹，通常先在面部出现细小的红点，再传播到躯干、手臂和腿部。红点可能变大，一般持续 1 周。此外，脸颊内侧可能出现小白点	● 卧床休息，服用对乙酰氨基酚（如泰诺）和非处方止咳药可能有助于缓解不适 ● 进行温水浴、涂抹润滑乳膏和服用抗组胺药可能有助于缓解瘙痒	● 当你怀疑自己或家庭成员患上麻疹时。麻疹并不常见，却可能带来很严重的并发症，如肺炎、脑炎和细菌感染 ● 12 月龄或更大的孩子如果尚未患过麻疹，均应接种疫苗

第五种病（细小病毒感染）

症状	自我照护	何时寻求医疗救助？
表现为出现鲜红色、凸起于脸颊两侧的斑块状皮疹。在接下来的数日内，粉红色、花边形、略微凸起的红疹会出现在手臂、躯干、大腿和臀部。这种红疹从出现到消失可能超过 3 周。在一般情况下，第五种病不会引发症状或只会引发轻微的感冒样症状	无特殊的治疗措施。可使用对乙酰氨基酚缓解由发热引起的不适	● 当你不确定红疹是否属于第五种病的症状时 ● 当你处于妊娠期并怀疑自己可能患第五种病时

■ 虱子

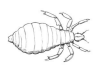

虱子

虱子（lice）是微小的寄生虫。头虱通过接触和共用帽子、衣服、梳子在儿童之间传播。体虱一般通过衣物或床铺进行传播。会阴部的虱子——通常被称为阴虱——可通过性接触、衣物、床铺或卫生间坐垫传播。

感染虱子的第一个迹象是出现剧烈瘙痒。有些体虱患者会出现荨麻疹或其他因抓挠而产生的皮肤伤痕。头虱存在于头皮上，最容易在颈部和耳后看到，在毛干（译者注：毛发分为毛干和毛根两个部分，毛干是毛发露出皮肤的部分，即毛发的可见部分，由角化细胞构成）上可以发现类似于褐色的柳芽的小卵（幼虫）。体虱很难被发现，因为它们会钻进皮肤里，不过它们常在内衣接缝处被发现。阴虱存在于会阴部的皮肤和毛发上。离开人体后，虱子只能存活1~2天。虱卵孵化需要1周多的时间。

自我照护

- 可以使用医生开具的处方的和非处方的乳液和洗发水，所有感染的部位和有毛发的部位都可以使用。可以用镊子或在湿头发上使用的细梳子来消除所有残存的幼虫。以7~10天为1个周期，反复使用这些乳液或洗发水。
- 所有感染的家庭成员同时进行治疗，并考虑预防性治疗其他家庭成员。让被感染的儿童待在家里，直到完成第一个疗程的治疗。
- 用热肥皂水清洗床单、衣服和帽子，并将其用高温蒸干。此外，将梳子浸泡在热肥皂水中至少5分钟。
- 对地毯、床垫、枕头及其他家具软垫和汽车座椅均进行吸尘处理。

医疗救助

小于2个月的婴儿或孕妇在使用上述产品前，应向医生咨询。美国食品药品监督管理局曾发出警告，即使按照说明使用，含有六氯环乙烷（林丹）的产品仍可能引发严重的不良反应。

■ 疥螨

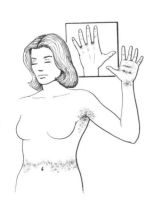

疥螨会钻入皮肤引起瘙痒，不用放大镜几乎看不见。疥螨引起的瘙痒在夜间会加重。疥螨在钻入皮肤后会造成微小的凸起和纤细的蛇形痕迹，它们通常出现在手指之间、腋窝、腰部、手腕内侧、肘部后方、脚踝、脚底、乳房、生殖器及臀部。任何部位的皮肤都可能发生感染。

密切的身体接触及与感染者共用衣物或床铺都可能导致疥螨传播。通常，如果一个孩子患上疥疮，孩子所有的家庭成员或班级同学也都会患上疥疮。

自我照护	沐浴和使用非处方清洗剂无法除掉疥螨。你如果出现相关症状或认为自己接触过疥疮患者，请向医生咨询。

医疗救助　　　医生可能给你开具乳霜或乳液，你必须全身涂抹并将其保留一夜。所有家庭成员都需要进行治疗。有时，你需要服用处方药。此外，你用过的所有衣物和床上用品都必须用热肥皂水进行清洗，然后高温烘干或在晾干后用塑料袋密封保存 3 天。

■ 银屑病

有些**银屑病**（psoriasis）患者的症状只是反复出现轻度瘙痒，不过有些患者却会产生终身的不适和难看的皮肤变化。银屑病存在多种类型，其中与关节炎相关的类型被称为银屑病关节炎。

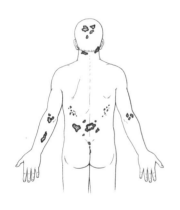

银屑病的常见部位

银屑病最常见的症状是皮肤出现干燥、发红的斑块，上面覆盖着厚厚的银色鳞屑。此外，皮肤上可能出现点状脱屑或大面积损伤。膝盖、肘部、躯干和头皮是最常见的发病部位。头皮上的斑块在脱落后会产生大量类似头皮屑的银白色鳞屑。

病情严重的患者可能出现脓疱，皮肤皲裂、瘙痒、轻微出血或关节疼痛。此外，患者的手指甲、脚趾甲可能失去正常的色泽，并出现凹陷或凸起。

有些人遗传了患银屑病的倾向。皮肤干燥、皮肤受损、感染、特定的药物、肥胖、应激和缺乏阳光照射都可能加重其症状。不过，银屑病不会传播到身体的其他部位，也不会因简单的接触而传染别人。银屑病通常会经历周期性变化，其症状会持续数周或数月，随后会进入休止期。

自我照护
● 保持良好的健康状况，即维持营养均衡，进行充分的休息和运动。

● 保持正常的体重。银屑病通常发生在皮肤折痕或褶皱处。

> ● 避免抓挠、磨擦银屑病的斑块或挑起其上的皮屑。创伤会加重银屑病。
>
> ● 每天洗澡以清除皮屑。避免用热水或有刺激性的肥皂洗澡。
>
> ● 保持皮肤湿润（详见第 189 页"皮肤干燥"）。
>
> ● 使用含有煤焦油或水杨酸的肥皂、洗发水、清洁剂或药膏。
>
> ● 适度晒太阳，避免晒伤。
>
> ● 如果症状特别严重，可涂抹 0.5%~1% 的非处方氢化可的松乳膏，并持续涂抹几周。

医疗救助　　如果自我照护方法无效，你可能需要使用效果更强的氢化可的松乳膏或进行光疗。光疗是药物疗法和紫外线疗法的结合。含有维生素 D 的药膏（如卡泊三醇）可能有助于缓解银屑病的症状。对于病情严重的患者，医生可能开具抗炎药（如甲氨蝶呤）或其他口服药，也可能为其注射生物制剂。同时，此类患者应关注个人所用药物的风险——某些药物带来的不良反应可能很严重。

■ 痣

　　痣（moles）有时被称为美人痣，通常是无害的色素细胞集合，可能含有毛发，可能是光滑的，也可能凸起或皱缩，到老年时甚至会自行脱落。

　　在极少数情况下，痣会变成恶性黑色素瘤。如果痣出现疼痛、出血或发炎，或者痣出现某些癌变迹象（详见第 201 页"皮肤癌的征象"），应向医生咨询。重点关注那些长在指甲周围、手部的其他部位、脚部、生殖器及生来就有的痣。生来就有的大痣可能需要切除以减小患癌症的风险。

自我照护　　健康的痣通常不需要进行特殊处理，除非它们被划破或出现疼痛。正常护理皮肤即可。

■ 带状疱疹

带状疱疹（shingles）是由引起水痘的病毒（水痘带状疱疹病毒）在神经细胞里沉睡多年后重新被激活导致的。

在水痘带状疱疹病毒重新被激活后，人体的某个区域（通常是一侧身体或面部）会出现疼痛（如刺痛）、灼烧感或麻木。当该病毒沿着神经传播时，就会出现上述症状，且症状可能持续数日或更长时间。

随后，通常会出现带水疱的皮疹，且这种皮疹可能在之后的几天内扩散。通常，带状疱疹会形成一串环绕于一侧背部的水疱，从脊柱到胸部、腹部或腹股沟都可能出现。有时，带状疱疹会发生在眼睛周围、颈部或一侧面部。

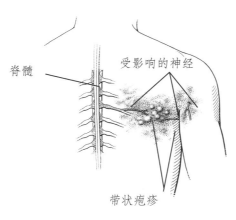

脊髓

受影响的神经

带状疱疹

带状疱疹与皮下神经的炎症相关。

水疱一般会在几天内变干，形成硬皮，并在接下来的数周内脱落。水疱内的病毒具有传染性，因此患者要避免与他人接触，尤其要避开免疫力低下的人群、孕妇和婴儿。新生儿水痘可能危及婴儿的生命。

自我照护

60 岁及以上的成人均应接种带状疱疹疫苗，无论之前是否患过带状疱疹，因为疫苗是用于预防而不是治疗的。如果出现带状疱疹，采取以下方法有助于缓解不适。

- 洗凉水澡或用凉爽的湿布湿敷水疱。
- 涂抹润肤霜。
- 服用非处方止痛药以减轻疼痛。
- 涂抹非处方止痛药膏以减轻疼痛。

注意，带状疱疹只在皮疹出现到结痂的这段时间内具有传染性。

医疗救助

你如果怀疑自己出现带状疱疹，请联系医生，尤其是当存在以下情况时。

- 疼痛和皮疹发生在眼睛周围。如果不进行治疗，感染可能导致永久性视力丧失。

- 你或家庭成员存在免疫力低下的情况，如患有癌症、正在服用免疫调节药或患有慢性疾病。

- 皮疹扩散或疼痛。

在带状疱疹出现后的 3 天内使用阿昔洛韦、泛昔洛韦或伐昔洛韦进行治疗，可以加速愈合，并且减小出现严重并发症的风险。

带状疱疹后神经痛

带状疱疹引起的持续数月甚至数年的疼痛被称为**带状疱疹后神经痛**（postherpetic neuralgia，PHN）。带状疱疹后神经痛的治疗效果存在个体差异，对某位患者有效的治疗可能对其他患者无效。不过，目前新的治疗方法已具有确切的疗效，并且新的研究结果表明，在受到急性病毒感染时进行早期治疗有利于预防带状疱疹后神经痛。

因为带状疱疹后神经痛的治疗效果会随着时间的推移而逐渐减弱，所以很难判断这种变化是药物产生了效果还是疼痛自行缓解。服用止痛药、抗抑郁药、抗惊厥药和注射类固醇可能有助于缓解疼痛。有时，患者可能需要进行联合治疗以缓解疼痛。

■ 皮肤癌的征象

在美国，每年有数百万人被诊断出非黑色素瘤**皮肤癌**（skin cancer），每年约有 8.7 万人被诊断出黑色素瘤，每年约有 1 万人死于皮肤癌。大部分皮肤癌与日晒或日光浴灯照射有关。其他危险因素包括遗传、化学污染和 X 线辐射。

以下是 3 种常见的皮肤癌。

基底细胞癌是目前最常见的皮肤癌，通常表现为皮肤出现光滑、蜡状或珍珠状的隆起，它们生长缓慢，很少扩散或致死。

鳞状细胞癌指在面部、耳朵、颈部、手部或手臂上出现的坚硬的结节样或扁平的痂、溃疡或鳞片状病变。

黑色素瘤是最严重但较少见的皮肤癌。

以下的"**ABCD 指南**"可以帮助你鉴别痣与可能是皮肤癌的病变。**一定要记住痣可能发展为皮肤癌这件事**。随着时间的推移，皮肤上出现的快速生长、颜色或形状改变、出血或不愈合的破溃，均可能是皮肤癌的征象。

A

形状不对称，即病变的一半与另一半不同。

B

边缘不规则，如参差不齐、有缺口或模糊。

C

不同区域的颜色不同，可能出现多种颜色或颜色分布不均。

D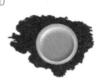

直径大于铅笔上橡皮擦的直径（约 6 毫米）。

自我照护

● 避免被阳光晒伤或晒黑。两者都可能导致皮肤损伤，而且这种损伤随着时间的推移会逐渐加重。尽量减少在太阳下暴露的时间，穿编织紧密的衣物，戴宽檐的帽子。雪、水、冰和混凝土能反射太阳的有害射线，因此阴天也可能被阳光晒伤。

● 全年使用防晒霜。使用防晒系数至少为 30 的广谱防晒霜（可阻挡紫外线 A 和紫外线 B），且在阳光下暴露前的 20~30 分钟使用。游泳或出汗后每隔 2 小时补涂 1 次防晒霜。

● 每次使用约 28 克（约 2 汤匙）防晒霜。

● 避免参与晒黑沙龙（译者注：可以提供"日光浴机"等美黑服务的美容机构举办的活动）。

● 每月检查身体上已经存在的痣、雀斑、肿块和胎记，观察它们是否长大或发生其他变化。

医疗救助

如果皮肤出现新生痣、痣发生变化或溃疡在 2 周内不愈合，请及时就医，你可能需要进行皮肤活检。皮肤癌通常是无痛的，尽早治疗可提高治愈率。通常，治疗可以在局部麻醉下进行。如果存在黑色素瘤或多发痣家族史，请定期接受皮肤科医生的检查。

儿童照护

在儿童期受到严重的、导致出现水疱的晒伤会增大在成年后

患黑色素瘤的风险。在泳池或海滩玩要应选择合适的时间。上午
10 点到下午 4 点是紫外线最强的时段。应限制 6 个月以下的婴
儿在阳光下暴露的时间，并为他穿上合适的衣物以防止晒伤。如
有必要，涂抹含有氧化锌或二氧化钛的防晒霜（防晒系数至少为
30），且每 2 小时补涂 1 次。不要使用含有驱虫剂的防晒产品。

■ 疣

疣（warts）是由常见的病毒引起的皮肤赘生物，它们
可能引起疼痛、毁容并且可以传染给其他人。

疣的种类超过 200 种。疣可能出现在身体的任何部位，
最常见于手部和脚部。长在脚部的疣被称为跖疣，因为站立
时脚部会承受重力，所以跖疣会产生疼痛。

直接接触感染患者或某些物体的表面，如浴室的地板，都
可能导致患上疣。引起疣的病毒会刺激皮肤外层细胞快速生长。

每个人的免疫系统对疣的反应不同。大部分疣不会给人
造成严重的健康危害，不用治疗即可自行消退。疣在儿童中
比在成人中更常见，这可能是由于许多成人已经对它们免
疫。成人的疣一般会在 2 年内消失。

特殊的疣会引发或预示某些更严重的医学问题。尖锐湿
疣需要治疗，应避免其通过性接触传播。人乳头瘤病毒的一些
毒株可能增大患上癌症，如宫颈癌、咽喉癌或肛门癌的风险。

妇女也可能在生育时将病毒传播给孩子，从而引起并发症。

自我照护

● 一些非处方药膏可以去除手部和脚部的疣。含有水杨
酸的产品可以帮助你去除病灶。你通常需要每天使用，并
连用几周。注意，酸可能刺激或损害正常皮肤。

● 为防止将疣传播到身体的其他部位，应尽量避免接触
长疣的部位。

医疗救助

如果疣影响到容貌或干扰到正常活动，需要咨询医生。
疣的常见治疗包括使用液氮或干冰冷冻、电烧、激光手术及
其他局部治疗。

■ 皮肤皱纹

皮肤皱纹

出现皱纹是衰老的必然表现。随着年纪的增长，皮肤会变薄、变干且弹性变差。皮肤的松垂和皱纹是由皮肤中的结缔组织发生退化导致的。有些人似乎没有其他人老得快，发生这种差别的主要原因是遗传因素和这些人避免了过度的阳光照射。那些宣称可以使皮肤变年轻的化妆品通常很昂贵，却并不会改善肤质。

自我照护

皮肤的皱纹没有治愈的方法，不过以下方法有助于减缓皱纹出现的进程。

- 保持身体健康。
- 不吸烟。
- 避免长时间暴露在阳光下，尽可能全年使用防晒霜。
- 洗澡时避免使用有刺激性的肥皂和过热的水。

医疗救助

医生开具的处方药，如维甲酸霜，可能有助于治疗细纹。注射内型肉毒毒素 A 或各种软组织填充剂也可以改善皱纹。美容疗法，如化学剥脱、磨皮或激光等，也经常被用于祛皱。你可以向医生咨询，了解不同治疗方法的收益和风险。

■ 脱发

健康、有光泽的头发一直都是年轻和美丽的象征。因此，许多人对头发变薄或变少的现象感到沮丧。

如果你的头发看上去变薄了，请放心，头发每天脱落50~100 根是正常的。就像你的指甲和皮肤一样，你的头发会经历生长和脱落的进程。头发逐渐变薄是变老过程中的正常现象。

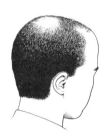

男性脱发通常会从发际线或头顶开始。

秃顶（baldness）大部分都具有遗传性，男女都会受累。男性的秃顶通常是从发际线后移开始，然后头顶的头发开始脱落。相比之下，秃斑很少出现在脱发的女性身上。相反，女性通常整个头部的头发都开始变薄，头顶尤为严重。激素水平和年龄也是影响脱发的因素。

不管任何时候，你的头发的生长周期被打乱都可能导致脱发。饮食、药物、激素、妊娠、不恰当的头发护理、营养不良、基础疾病及其他因素都可能导致过多的毛囊休眠，从而导致头发变薄。

头发突然以斑块状脱落通常是由斑秃这种疾病导致的。这种相当罕见的情况会导致头皮上留下光滑的圆形秃斑，而且它们可能彼此融合。应激和遗传因素可能在这种疾病中发挥了作用。在不进行治疗的情况下，斑秃一般会在持续数周到数年后消退。

自我照护

没有什么魔法能防止头发脱落或刺激头发新生，不过以下方法能帮你保持头发健康。

● 保证膳食营养均衡。

● 轻柔地对待你的头发。在任何时候，你都可以让你的头发在空气中自然干燥，并且避免通过加热头发来做发型。

● 避免做过紧的发型，如扎辫子或发髻。

● 避免强力地扭转、揉搓或拉拽头发。

● 向护发专家寻求帮助，以最大限度地减少脱发造成的影响。此外，你可以佩戴假发或做能在视觉上增加发量的发型。

● 对小部分患者来说，一种名为米诺地尔的非处方药可以促进头发新生。目前，其他非处方生发产品的生发功效尚没有被证实。

医疗救助

虽然没有治愈脱发的方法，但你可以向医生咨询关于医学治疗脱发或植发的问题。突然发生的脱发可能是某种需要治疗的隐藏性疾病的征兆，因此要找医生进行评估。

儿童照护

如果孩子的头皮或眉毛上有细碎的脱发斑，孩子可能存在揉搓或拔毛发的行为，这是一种被称为拔毛癖的异常行为。儿童秃斑也可能是真菌感染或出现癣的征兆。请你向医生咨询，让医生对此进行评估。

■ 指甲真菌感染

这种顽固、无害的问题最初常表现为指甲上出现一个微小的白点或黄点。如果持续暴露在温暖、湿润的环境中，真菌感染就很可能在指甲上或其外缘下方发展。根据不同的真菌类型，你的指甲可能变色、变厚、边缘破碎或出现裂缝。

比起手指甲，真菌感染更多影响的是脚趾甲，并且在老年人中更为常见。如果你的脚出汗很多，并且你穿的袜子或鞋不透气且不吸汗，那么你的脚趾出现真菌感染的风险很大。你如果在公共场所赤脚行走，就很有可能感染真菌，也可能患上其他感染并发真菌感染。

指甲真菌感染通常是由过度接触水或清洁剂造成的。人造指甲下的水分也会促进真菌生长。

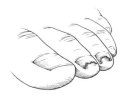

典型的真菌感染

自我照护

为了预防**指甲真菌感染**（nail fungal infections），你可以尝试采取以下措施。

- 保持指甲干燥和清洁。沐浴后要将脚完全晾干或擦干。
- 经常换袜子并穿皮鞋。
- 在脚上和鞋内使用抗真菌喷雾剂或粉末。
- 不要撕扯或剪掉指甲周围的皮肤。
- 避免在公共泳池、淋浴间和更衣室周围赤脚行走。

医疗救助

进行自我照护通常不能预防指甲真菌感染。口服药物，如灰黄霉素、伊曲康唑、特比萘芬和氟康唑，比外用药物更有效，但它们可能有副作用。这些药物的应用需非常谨慎。如果症状严重，可能需要外科手术拔甲。

■ 嵌甲

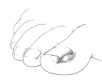

脚趾出现疼痛和压痛常是**嵌甲**（ingrown toenail）的征象。当脚趾甲的尖端或侧面长入脚趾时，就会发生这种常见的疾病。最常受到影响的是姆趾，尤其是当脚趾甲是弯曲的、鞋子不合脚或脚趾甲没有修剪好时。

自我照护

- 脚趾甲应修剪整齐，不要剪得太短。
- 穿合脚的袜子和鞋，不要给脚趾过大的压力。如果有必要，可以穿露脚趾的鞋或凉鞋。
- 每天 2 次用温盐水泡脚（每 0.5 升水加 1 茶匙盐）15~20 分钟，以减轻脚部的水肿和压痛。
- 浸泡后，在向内生长的趾甲的边缘下方塞一小块无菌棉或一根牙线。每天更换，直到疼痛和红肿消退。
- 在触痛部位涂抹抗生素软膏。
- 如果有剧烈疼痛，应服用非处方止痛药并及时就诊。

医疗救助

你如果感到严重不适或有局部流脓、压痛加重的情况，请及时就医。医生可能需要去除指甲向内生长的部分，开具口服抗生素。

咽喉和口腔

■ 咽喉疼痛

喉咙发紧、发痒可能是感冒或流感即将来临的迹象。大多数咽喉疼痛在几天内就会消失，有时则需要使用非处方润喉含片或含漱剂。

大部分咽喉疼痛是由两种类型的感染——病毒感染和细菌感染——导致的，但它们也可能是由过敏、空气干燥和胃酸反流等问题导致的。当咽喉疼痛涉及柔软的扁桃体变硬、肿大时，则被称为扁桃体炎。

病毒感染通常是普通感冒和流感导致的咽喉疼痛的病因。一旦免疫系统合成了能够抵御病毒的抗体，感冒在 1 周左右就会好转。治疗病毒感染用抗生素类药物是无效的。病毒感染的常见症状和体征包括以下几种。

- 酸痛、发痒或干燥；
- 声音嘶哑；

- 咳嗽、打喷嚏；

- 流涕、出现上气道咳嗽综合征；

- 低热或无发热。

细菌感染不如病毒感染那么常见，但比病毒感染更严重。

链球菌性咽喉炎（Strep throat）是最常见的细菌感染。感染链球菌的人通常是因为接触了在过去 2~7 天内患有链球菌性咽喉炎的人。链球菌通常通过鼻腔或喉部的分泌物传播。链球菌性咽喉炎需要用药物治疗。其常见的症状和体征如下。

- 扁桃体和淋巴结肿大；

- 吞咽疼痛；

- 喉咙后部呈鲜红色，覆有白色斑块；

- 发热，体温持续超过 38.3 ℃，且伴随寒战。

大多数导致咽喉痛的细菌是通过直接接触传播的。他人手上的黏液和唾液会转移到门把手等物体的表面，然后经过你的手，转移到你的嘴上或鼻子上。

单核细胞增多症：令人厌烦的疾病

传染性单核细胞增多症（mononucleosis）有时被称为接吻病，也被称为传单病，它可以通过接吻传播，更常见的是通过咳嗽、打喷嚏或共用杯子传染。

传单病是由 EB 病毒导致的。大部分 35~40 岁的成人都感染过 EB 病毒，并且体内产生了抗体。传染性单核细胞增多症常见于青少年和青年。15 岁以下的孩子感染病毒后可能只出现轻微流感样症状，大部分患者会出现疲劳和乏力。其他症状和体征包括咽痛、发热、颈部和腋下淋巴结肿大、扁桃体肿大、头痛、皮疹和食欲降低。大部分症状会在 10 天内自行减弱，但在 3 周甚至更长的时间后，你才能恢复正常的活动或运动，因为你的肝脏或脾脏可能增大，并且有损伤的风险。

需要 2~3 个月，你才会感觉身体完全恢复正常。休息和健康饮食是基本的治疗措施，你应向医生咨询是否需要其他治疗。如果症状持续 1~2 周，或者反复出现，请及时就医。

自我照护

- **多喝水**。水分可以帮助你保持咽喉部黏液稀薄且易于清除。

- **用温盐水漱口**。将 1/2 茶匙盐溶入一杯温水，用以漱口并吐掉，这样做有利于缓解症状并清除咽喉中的黏液。

- **含服润喉含片、硬糖，或咀嚼无糖口香糖**。咀嚼和含服能刺激唾液分泌，从而湿润和清洁喉咙。

- **服用止痛药**。非处方止痛药，如对乙酰氨基酚（如泰诺等）、布洛芬和阿司匹林，可缓解咽痛 4~6 小时（详见第 394 页）。

- **少说话**。如果你的咽喉痛已经影响到声带（喉部），说话可能加重刺激甚至导致暂时失声，还可能导致喉炎。

- **加湿空气**。加湿空气可以防止咽喉处的黏膜变干，这样可以减少刺激，并帮助入睡。生理盐水鼻腔喷雾剂也有所帮助。

- **避免吸烟和吸入其他空气污染物**。烟草会刺激你的喉咙。你应戒烟，并避开所有烟草、家用清洁剂和油漆产生的空气污染物。注意，要让孩子远离二手烟。

预防措施
- 经常洗手，尤其是在感冒或流感高发的季节。
- 你的双手不要触摸面部，以免将细菌和病毒带入你的口腔和鼻腔。

医疗救助　　严重的喉部感染，如会厌炎，可能引起水肿，从而导致气道堵塞。如果咽喉痛伴有以下症状和体征，请务必到急诊中心就医。

- 流口水，或吞咽、呼吸出现困难；
- 颈部僵直、出现严重头痛；
- 小于 6 个月的婴儿体温超过 38.3 ℃，超过 6 个月的婴儿体温超过 39.4 ℃；
- 出现皮疹；
- 声音持续嘶哑，或口腔溃疡持续 2 周及更长时间；
- 最近接触过链球菌性咽喉炎患者。

如果医生怀疑你患有链球菌性咽喉炎，会用咽拭子检查。医生会用棉签擦拭你的喉咙后部，对拭子上的分泌物进行实验室分析。快速链球菌检测可以在 1 小时内给出初步结果。然而，实验室分析可能有 30% 的假阴性率，所以常常需要进行传统的细菌培养，可能需要 1~2 天才能获得准确的结果。有一种链球菌 DNA 检测，可以在 8 小时内提供最终的准确结果。如果实验室分析结果呈阳性，医生一般会给你开抗生素进行治疗。

通常，只有在患者反复感染引起严重问题的情况下，医生才会考虑切除患者的扁桃体（进行扁桃体切除术）。

警告

如果医生给你开了药物，你一定要遵医嘱按疗程服用。过早停用药物可能导致病情复发、细菌产生耐药性，以及并发症（如风湿热和败血症）发生。

如果儿童服用抗生素 24 小时以上，体温恢复正常，而且感觉有所好转，他就可以返回校园了。

■ 口臭

每个人都希望保持口气清新。口气清新很重要，所以薄荷糖和漱口水的制造商每年可卖出价值数百万美元的产品。这些产品只能暂时控制**口臭**（bad breath）。实际上，它们可能不如简单地用水漱口、刷牙和使用牙线以及多喝水更有效。

造成口臭的原因有许多。口腔本身就是口臭的源头。牙齿内部和周围的食物颗粒及其他碎屑经细菌分解会产生恶臭。因睡眠、某些药物或吸烟导致的口腔黏膜干燥会使坏死的细胞堆积在你的舌部、牙龈和颊部，进而分解并产生异味。

吃带有强烈气味的食物会导致口臭。洋葱和大蒜是最好的例子，其他蔬菜和香料也可能导致口臭。

肺部疾病也可能引起口臭。肺内慢性感染会导致口腔产生难闻的气味。通常，你咳出的大部分黏液（痰）就是由这些疾病产生的。某些疾病可能导致呼吸时产生特殊的气味。肾竭可能导致尿素气味产生；肝衰竭可能导致腐败的甜味产生；糖尿病患者的口腔中常有烂苹果味。这种气味在那些生病后数天营养物质摄入不足的儿童身上也很常见。这些疾病导致的口臭可以通过治疗潜在疾病得到纠正。

自我照护

对大部分人来说，可以通过以下做法改善口臭。

● 每餐后刷牙。

● 通过刷或刮舌苔来去除坏死细胞。

● 每天一次用牙线清除牙齿间的食物残渣。

● 大量饮水（不要喝咖啡、汽水或酒精饮料）以保持口腔湿润。

● 避免食用会引起口臭的刺激性食物。牙膏和漱口水只能掩盖部分来自胃部的大蒜或洋葱的臭味。

● 每2~3个月更换牙刷。

● 使用吸入药后漱口。

● 如果在尝试这些方法后口气仍然比较严重，请向医生咨询。

■ 声音嘶哑或失声

当声带肿胀或发炎并且无法正常振动时，就会出现声音嘶哑或失声，它们会导致你发出不自然的声音，或者根本发不出任何声音。

你讲话的声音是由胃上方的肌肉（膈肌）推动肺内气体通过声带而产生的。有控制的空气逸出使声带振动，从而产生声音。除声音嘶哑之外，你还可能在说话时感到喉咙疼痛，或喉咙干涩且沙哑。有时，你发出的声音的音调会比正常情况下的更高或更低。

出现声音嘶哑或失声的常见原因是感染（感冒或患流感可能导致失声）、过敏、长时间大声说话或大喊大叫（声音发抖）、吸烟、使用类固醇吸入剂后不漱口以及慢性胃食管反流。反流物（反流入食管的酸性胃内容物）有时会溢到喉部。

自我照护

- 避免大声说话和耳语。耳语和大声说话都会使声带紧张。
- 摄入大量温热的、不含咖啡因的液体，以保持喉咙湿润。
- 避免清嗓子。
- 戒烟，并避免暴露于烟雾中。烟雾会使喉咙干燥，并刺激你的声带。
- 不要饮酒，酒精也会使喉部干燥，并刺激声带。
- 使用加湿器以加湿、加热你呼吸的空气。按照产品说明书来清洗加湿器以防止细菌滋生。

医疗救助

如果声音嘶哑或失声持续 2~4 周，请就医。医生可能为你开一些治疗感染或过敏的药物。

■ 口疮

刺激、疼痛、反复发作，这是许多人对口腔溃疡和口周疱疹的描述。相关术语可能令你困惑。口周疱疹和普通感冒无关。更重要的是，口腔溃疡和口周疱疹的出现原因、外观、症状和治疗方法都大不相同。其他类型的口疮经常会被误认为是口腔溃疡和口周疱疹。

■ 口腔溃疡

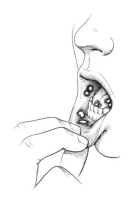

口腔溃疡（canker sore）是口腔内软组织的溃疡，它可能长在舌上、软腭、唇内侧或面颊内侧。通常你会有灼烧感，可以看到它是一个带有红色边缘或光晕的圆形白斑。疼痛通常会在几天内减轻。

尽管医学界对这个问题进行了大量的研究，但口腔溃疡的成因仍然不明确。人们普遍认为，压力过大或口腔内组织损伤是导致口腔溃疡发生的常见原因。研究者认为特定营养物质的缺乏或食物过敏可能使口腔溃疡复杂化。此外，一些胃肠道疾病和免疫缺陷疾病也与口腔溃疡有关，还有一些药物，如非甾体抗炎药和 β 受体阻滞剂，也会导致口腔溃疡。

口腔溃疡最常见的两个类型是大口腔溃疡和小口腔溃疡。小口腔溃疡更多见，它通常很小，呈椭圆形，边缘为红色。这种类型的口腔溃疡在 1~2 周后可自愈且不遗留瘢痕。

大口腔溃疡比小口腔溃疡更大、更深。它们通常是圆形的，有明确的边界，但它们在非常大时可能具有不规则的边缘。长了大口腔溃疡的患者会感觉非常痛。大口腔溃疡可能需要 6 周才能痊愈，并且可能遗留大面积的瘢痕。

自我照护

小口腔溃疡通常不需要治疗，通常 1~2 周内即可自行愈合。但大的、持续的或疼痛严重的口腔溃疡一般需要进行处理。以下建议可以使症状暂时得到缓解。

● 避免食用刺激性食物、酸的食物和辣的食物，这些食物可能加剧疼痛。

● 小心地刷牙，避免刺激口腔溃疡。

● 尝试非处方外用麻醉药。

● 使用可治疗口腔溃疡的非处方漱口液漱口。

● 服用非处方止痛药。

医疗救助

对于严重的口腔溃疡，牙医或其他医生可能为你推荐处方漱口水、皮质类固醇药膏或被称为"黏性利多卡因"的麻醉溶液。

出现以下任何一种情况，都请向医生咨询。

● 患口腔溃疡后出现高热；

● 口腔溃疡加重或出现数量增加的迹象；

● 上述措施无法缓解疼痛；

● 一周后口腔溃疡仍未完全愈合。

如果出现牙齿或牙科器具导致的口腔溃疡，请去看牙医。

■ 口周疱疹（发热性疱疹）

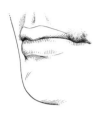

口周疱疹很常见，它也被称为发热性疱疹。它们可能出现在嘴唇、鼻子、脸颊或手指上。

口周疱疹（cold sores）是由单纯疱疹病毒引起的。单纯疱疹病毒 I 型常会引起口周疱疹，单纯疱疹病毒 II 型常会引起生殖器疱疹。然而，任何一种类型的病毒都可能导致面部或生殖器出现疱疹。还有一种患口周疱疹的可能是被患有活动性病变的人传染疱疹病毒。餐具、剃须刀、毛巾和直接接触皮肤是这种病毒常见的传播方式。

你在暴露于病毒中 20 天后，皮肤隆起、发红、疼痛的区域会出现小的、充满液体的水疱。疼痛或刺麻感（前驱阶段）通常比水疱早 1~2 天出现。口周疱疹一般在 7~10 天内会自行消退。

第一次感染后，病毒会周期性地出现。发热、处于经期、应激、口腔外伤以及暴露于阳光下都可能导致口周疱疹复发。

即使没有水疱，单纯疱疹病毒也可以传播。感染风险最大的是从水疱出现到完全结痂这段时间。

口周疱疹最常发生在青少年和年轻人中，不过，它们也可能发生在其他任何年龄的人身上。35 岁以后发病概率会减小。

自我照护

口周疱疹一般无须治疗就会自行消失。下面这些方法可以帮助你缓解症状。

● 休息，服用非处方止痛药（如果合并发热）或使用非处方乳膏来减轻症状（虽然它们无法加速缓解疼痛）。

● 不挤压、捏破或挑破任何水疱。

● 水疱消失前，不与人亲吻和皮肤接触。

● 接触别人前仔细洗手。

● 在长时间暴露于阳光下之前，在嘴唇和脸上涂抹防晒霜—— 不管是在夏天还是冬天——以预防口周疱疹。

医疗救助　　你如果经常患口周疱疹，抗病毒药物可能对你有所帮助，这些药物可以抑制疱疹病毒生长和繁殖。外用抗病毒药物喷昔洛韦（地那韦），一般是乳膏剂型，也可用于治疗口周疱疹。你如果一年中多次出现口周疱疹，请向医生咨询以了解更多的治疗方案。

在口周疱疹发病之前，患处可能出现刺痛。许多医生建议，一旦出现刺痛，应立即使用药物。

警告　　● 你如果患有口周疱疹，要切记避免接触婴儿和那些存在皮肤问题的人，比如湿疹（详见 189 页）患者，因为他们更容易被感染。你也要避免接触那些服用抗癌药或器官移植用药的人，因为他们免疫力较低，病毒会给这些人带来致命危害。

● 孕妇和哺乳期母亲应避免使用抗病毒药物，如阿昔洛韦或喷昔洛韦，来治疗口周疱疹，除非医生建议使用。

● 单纯疱疹病毒感染具有潜在的严重并发症。病毒可能播散到你的眼睛。在美国，这是导致角膜失明最常见的原因。如果你的眼睛出现了烧灼性疼痛，眼周或鼻尖出现皮疹，则应立即就医。

■ 其他口腔感染和疾病

鹅口疮（oral thrush，念珠菌病）是一种由念珠菌引起的感染。其症状包括口腔或喉部出现乳白色软斑、外观出现奶酪样病变、疼痛、如果擦伤或刮伤可出现轻微出血、口角出血、口中有棉絮感或味觉丧失。当你的身体因疾病而虚弱时，或当口腔菌群由于药物破坏而失衡时，就会出现鹅口疮。

鹅口疮在婴幼儿和老年人中最为常见。另外，以下情况也会增大患病的风险：吸烟、免疫力低下、戴假牙、存在其他健康问题（如糖尿病或贫血）、服用某些特殊的药物（如抗生素或口服及吸入型皮质醇激素）、接受肿瘤化疗或放疗、存在导致口干的状况。

虽然鹅口疮会让你很痛苦，但它并不是一种严重的疾病。然而，它有时会干扰进食。这种情况并没有自我照护方法，牙医或内科医生可以给你开口服药物，1 个疗程为 7~10 天。鹅口疮容易复发。

白斑（leukoplakia）是颊黏膜或舌头上增厚的白色斑块。它可能是由不合适的假牙或粗糙的牙齿摩擦颊部或牙龈导致的。吸烟者口腔出现白斑是吸烟者角化病的症状。鼻烟和咀嚼烟草也会产生慢性刺激。吸烟还可能导致口腔癌。

任何年龄的人都可能出现白斑，但白斑最常见于老年人。治疗方法包括去除刺激源，一旦你这样做了，白斑就有可能消失。内科医生或牙医会评估你口腔内的白斑。如果去除刺激源后白斑没有消失，那就可能需要活检——某些情况下，白斑可能是癌前病变或癌症的早期征象。

口腔癌包括唇部、口腔、舌、牙龈和扁桃体的癌症。这些部位的肿瘤最初通常无痛感，一般可以被看见或用手指摸到。标准口腔癌筛查是对口腔内所有区域进行的目视检查。每次看口腔科医生，都应该做口腔癌筛查，寻找可能发生癌变的白色或红色异常斑片。

口腔癌的其他症状和体征如下。

- 口腔出血或有无法愈合的溃疡。
- 下颌、颈部或口腔内壁的皮肤出现肿块或增厚。
- 牙齿松动。
- 佩戴假牙有困难。
- 舌头疼痛。
- 下颌疼痛或僵硬。
- 咀嚼困难或出现疼痛。
- 吞咽困难或出现疼痛。
- 咽喉痛。

许多人口腔都会出现异常的疼痛，绝大部分不是癌症的征象。尽管口腔癌比其他许多癌症少见，但其常常是致死性疾病。

吸烟和大量饮酒是口腔癌的致病因素。年龄增长也是一个致病因素。大部分口腔癌发生在 45 岁及以上的人群中。阳光暴晒是唇癌的致病因素。

越来越多的不吸烟且不酗酒的年轻人患上了口腔癌。这个群体性传播人乳头瘤病毒（HPV）和口腔癌的风险很大。

每次去看牙医时，都要排查口腔癌的迹象。如果口腔内的症状持续超过 2 周都未好转，就应请医生进行评估。与所有癌症一样，早期发现的口腔癌治愈的概率极大。

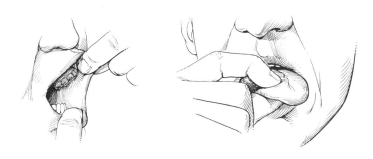

常规的口腔和舌头自我检查可以让你在肿瘤很小的时候就发现它，早发现早治疗是最有效的。

男性健康

■ 睾丸疼痛

睾丸出现任何剧烈或突发的疼痛，都应当重视起来，这可能是严重疾病的症状。如果睾丸的突发疼痛持续 10~15 分钟仍未缓解，或者睾丸疼痛反复发作，则应尽快就医。下面探讨突发性睾丸疼痛的常见原因。

睾丸扭转是由向睾丸输送血液的精索发生扭曲引起的。精索一旦发生扭曲，就会导致睾丸的血液供应中断，睾丸会产生剧烈的突发疼痛。睾丸扭转通常发生在剧烈运动时，但有时没有明确的诱因，甚至在睡眠过程中也可能发生。睾丸扭转在任何年龄段均可能发生，但通常多发于儿童。患者通常表现为睾丸突发剧烈疼痛，伴有发热、恶心和呕吐。睾丸在阴囊中的位置可能升高。睾丸扭转的后果很严重，需要立即就医。

附睾炎是附睾处的炎症，通常是由细菌性感染引起的。附睾是一个弯曲盘绕的细管，负责将睾丸中产生的精子输送到精索。在感染后的几小时至数天，患者的阴囊会出现轻度至中重度疼痛，还可能伴有发热和阴囊肿胀。附睾炎也可能由衣原体或淋球菌引起。在这种情况下，患者的性伴侣也可能被感染，因此也需要接受医学检查。

睾丸炎是睾丸处的炎症，通常合并有附睾炎（详见上文）。腮腺炎或前列腺炎患者有可能患上睾丸炎。睾丸炎很少见，但如果不治疗，则可能引起不育。患者可能出现阴囊（通常为病侧的阴囊）疼痛和肿胀，以及阴囊出现坠胀感。

睾丸癌的筛查

睾丸癌的发病率不足 1%，多发于在 20~39 岁的男性。患者通常感觉一侧睾丸有肿块、肿胀或坠胀。每月进行一次简单的、时长约 2 分钟的自我筛查有助于发现早期睾丸癌。自我筛查应在淋浴或温水浴之后进行，此时阴囊正处于松弛状态。每次检查一侧的睾丸。用拇指和示指轻轻地捻动一侧的睾丸，感受睾丸表面是否有肿块。当睾丸增大、变硬或出现与前次检查不一样的任何情况时，都应当提高警惕。当发现睾丸出现任何变化时，尽管这些情况并不意味着患有癌症，你都应该及时就医。如果在睾丸的边缘触摸到一块小且质地坚韧的区域，而且发现有一条细管从睾丸顶部引出，请不要惊慌，这是正常的生理解剖结构。这些解剖结构是附睾和精索，分别用以储存和运输精子。

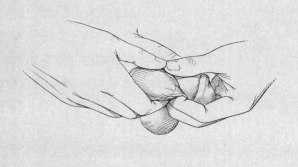

■ 前列腺增生

男性的前列腺是一个核桃大小的腺体，它位于膀胱下面，不产生精子。随着年龄的增长，雄激素（睾酮）会促进前列腺缓慢增生。随着前列腺增生，一些男性会逐渐出现令他们烦恼的症状。

良性**前列腺增生**（prostate gland enlargement，**BPH**）的症状和体征包括排尿无力，排尿困难、难以终止，开始排尿、排尿结束后滴尿，尿频，尿急，夜尿增多。

男性在 40 岁之前，前列腺增生很少会引起令其不适的症状。超过一半的患者的症状出现在 60 岁，而 90% 的患者在 70~80 岁才出现良性前列腺增生的症状。一些良性前列腺增生患者需要治疗才能够改善这些症状。

由于尿道狭窄，所以前列腺增生会导致排尿困难的症状出现。

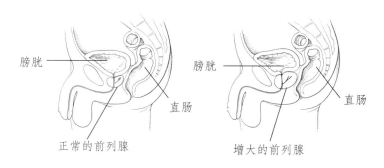

膀胱　　　　　　直肠　　　　膀胱　　　　　　直肠

正常的前列腺　　　　　　增大的前列腺

医疗救助

医生会根据相关症状详细询问你一些问题，并且会对你的血液和尿液进行检测。医生将通过肛门指诊对前列腺进行检查，明确你的前列腺是否存在增生和肿块。肛门指诊能够对直肠进行检查，该检查不会引发明显不适。

治疗前列腺增生首选药物治疗，使用缩小前列腺体积或放松前列腺组织的药物，以改善排尿情况。目前有各种各样的手术可用来缩小前列腺的体积。

前列腺癌的筛查

在美国男性当中，**前列腺癌**（prostate cancer）是因肿瘤死亡的第三大病因。患前列腺癌的风险随着年龄的增长而不断增大。前列腺癌若能及早发现，则是有可能被治愈的。前列腺癌的症状有时类似于前列腺增生的症状，如排尿困难、排尿不畅、排尿无力。其他表现还包括血尿或血精。然而，一些前列腺癌患者可能并没有明显的早期症状。前列腺癌转移的预警症状包括下肢肿胀、盆腔不适、难以缓解的骨痛、骨折或出现脊柱压缩性骨折。前列腺癌筛查主要包括直肠指诊和前列腺特异性抗原（PSA）的血液检测。不同的专业机构对

PSA 的筛查检测有不同的建议。美国癌症协会和 Mayo Clinic 的泌尿专家建议前列腺癌患病风险处于平均水平的男性，如果年龄超过 50 岁就应当与医生沟通进行前列腺癌筛查测试。如果前列腺癌患病风险较大，比如黑种人、有前列腺癌家族史、携带患乳腺癌的高危基因（BRCA1 或 BRCA2），建议尽早筛查。如果其他检查的结果可疑，则需要进行直肠前列腺超声检查以进一步排查。

■ 前列腺炎

前列腺炎（prostatitis）是一种前列腺疾病，能引起腹股沟疼痛、排尿疼痛、排尿困难等症状。前列腺炎是由感染或其他因素刺激前列腺引起的炎症。尽管人们对这种疾病的认识尚有许多不明确的地方，但是准确诊断对治疗成功至关重要。前列腺炎有以下四类。

急性细菌性前列腺炎。这种严重的前列腺炎是由前列腺细菌感染导致的，患者的症状和体征比较严重，起病较急，表现为高热、寒战、恶心、呕吐以及全身不适。细菌往往来源于尿道或肠道。

慢性细菌性前列腺炎。这种类型的前列腺炎也是由细菌感染引起的，但症状通常发展缓慢，而且不严重。细菌来源尚不明确，可能来源于尿道、膀胱或血液，也可能是尿道损伤或因插入膀胱镜或导管等器械时操作不当引起的。

慢性前列腺炎、慢性盆腔炎综合征。这是前列腺炎最常见的类型，也是最难诊断和治疗的类型。其症状可能与慢性细菌性前列腺炎的症状相似，但没有细菌感染的证据，只是在尿液标本中检测出白细胞可以表明炎症存在。病因包括其他的病原体、提举重物、对前列腺有刺激的职业或个人习

惯、尿道畸形及其他原因。

无症状性前列腺炎。这种前列腺炎往往是在由于其他原因进行体检时发现的，通常不需要治疗。

医疗救助　　你如果有前列腺炎的症状或体征，请及时向医生咨询，医生将判断你是否需要去泌尿科就医。细菌性前列腺炎应采用抗生素治疗。未经治疗的急性细菌性前列腺炎可能引起严重的并发症，如排尿障碍。慢性细菌性前列腺炎会引起多种令人不适的症状，目前，医生也在努力寻找各种能够改善症状的治疗方法，如药物治疗。

■ 勃起功能障碍

偶尔发作的**勃起功能障碍**（erectile dysfunction）在男性中很常见。勃起功能障碍原名阳痿，指阴茎无法维持足够长的勃起时间来发生性关系。勃起功能障碍反复发作可能影响男性的自尊以及与性伴侣的亲密关系。幸运的是，勃起功能障碍是能够治疗的。

勃起功能障碍更多的是由身体问题而非心理问题导致的。血管阻塞（如动脉粥样硬化）可能导致勃起功能障碍。如果患有勃起功能障碍，患心脏病的风险可能较大，特别是在合并高血压等危险因素的情况下。勃起功能障碍也可能是过度饮酒和某些药物（如治疗高血压的药物）的副作用。勃起功能障碍还可能与肥胖症、糖尿病、多发性硬化症等疾病有关。涉及盆腔或脊髓的手术或损伤也可能导致勃起功能障碍。还有许多其他可能的生理原因。此外，压力、焦虑和抑郁都可能导致勃起功能障碍或使其恶化。如果勃起功能障碍复发或持续存在，请及时就诊。

自我照护　　如果你在一天的某些时间（如早晨）是可以勃起的，以下建议会对你有所帮助。

● 限制酒精摄入，尤其是在性行为之前。

- 戒烟。

- 规律锻炼。

- 减轻压力。

- 在性行为之前，与你的伴侣共同营造有益的氛围。

医疗救助

药物。口服西地那非（万艾可）、他达拉非（Cialis）或伐地那非（Levitra）等药物，使用睾酮注射液或局部霜剂等都有所帮助，它们都属于处方药。

阴茎药物注射。如果勃起功能障碍是由于阴茎供血量减少导致的，就可以使用增加血液供应量的药物。在医生培训之后，你可以自行在家中进行阴茎药物注射。

在**尿道内放置药物**。有一种小的栓剂，约半个米粒大小，经尿道口置入可以帮助勃起。

真空收缩装置。将真空管套在阴茎上，抽出空气使管腔内形成真空，血液会流入阴茎并引起勃起。然后将一根橡胶收缩带系在阴茎根部以延长勃起时间。这种低成本的设备在大多数药店都可以使用处方买到。

手术。通过手术可以增加阴茎血流，也可以通过手术置入装置来实现勃起。

心理治疗。如果引起勃起功能障碍的原因是压力大、焦虑或抑郁，建议单独或与伴侣一起向心理治疗师或性行为治疗师寻求帮助。

■ 男性节育

输精管结扎术包括对输精管的切开和缝合。此手术既不会干扰你勃起或达到性高潮的能力，也不会阻止睾丸中雄激素或精子的产生，唯一改变的是永久切断了精子来到外界的通道。输精管结扎后，你每次射出的精液量并不会减少，因为精子只占精液量的一小部分。

输精管结扎术通常是局部麻醉门诊手术。在手术之前，医生会在患者阴囊区域进行手术麻醉，确保手术过程中患者不会感到疼痛。医生会在患者阴囊皮肤上切出一对小口，将两侧输精管拉出到体外形成一个环，再将每条输精管切除一小部分，通过缝扎或烧灼的方式（或两种方式联用）使输精管的两个断端闭合，再将输精管重新放回阴囊。最后，用缝线缝合阴囊上的切口。

手术通常耗时 20~30 分钟。输精管结扎后，至少要在 2 周内避免剧烈活动，如性行为。手术缝线通常会在 3~4 周内被身体吸收。在术后几周内你可能感到阴囊肿胀和轻微的不适，如果疼痛明显或皮肤温度升高，请及时就诊。

输精管结扎手术失败的概率小于 1%。术后仍然需要继续使用其他避孕方式，直到医生检查后确定精液中不含精子。术后复查通常需要进行十余次精液检查，这需要几个月的时间。

女性健康

■ 乳房肿块

大多数乳房肿块不是恶性的。即便如此，也应重视并仔细评估所有的乳房肿块，因为有罹患乳腺癌的风险。许多乳房肿块是液性囊肿，在月经末期会增大。乳房肿块可能引起疼痛，也可能是无痛的。医生会鼓励女性进行乳房自检，并且建议对乳房新发症状进行评估，以此作为早期乳腺癌的筛查手段。

乳房自检

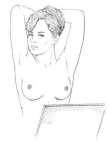

● 每月检查一次双侧乳房是否有肿块或发生其他变化。

● 如果尚未绝经，检查乳房的最佳时机是月经开始后的 7 天之内。如果平时有服用避孕药的习惯，在每月打开新药包装之前，都要检查乳房。如果发现乳房有任何变化，请及时就诊。

● 乳房自检包括熟悉乳房和乳房结节的质地，并仔细观察乳房的变化。

▶ **面对镜子，双手放在身体两侧。**举起手臂检查乳

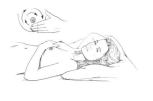

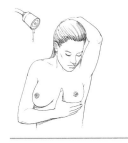

房的皮肤是否出现褶皱或酒窝样凹陷，以及乳房的大小和形状是否发生了变化。观察双侧乳房是否自然对称。检查乳头是否内陷或乳头是否出现异常流液现象。变换双手的姿势（如将双手放在臀部或脑后），重复上述检查。

▶ **平卧或淋浴的时候，进行乳房检查。**将一只手置于脑后，另一只手以画圈按摩的方式检查对侧乳房，包括乳头和腋下。在另一侧乳房重复上述检查步骤。

▶ **重点检查乳腺肿块。**乳腺异常肿块往往是突然出现并持续存在的。这些异常的乳腺肿块在大小和质地方面各不相同，它们边界不规则、活动性差。有些乳腺肿块表现为局部皮肤增厚，没有明显边界。癌性肿块通常不会疼痛。

医疗救助　　　如果月经周期结束后，乳腺肿块仍然没有消失，请及时就诊。乳腺囊肿如果出现疼痛或因囊液增多而逐渐增大的情况，可在进行局部麻醉后，用注射器抽出囊液。乳腺感染则需要抗生素治疗。非液性乳腺肿块需要穿刺进行组织活检以明确是否癌变。如果乳腺肿块持续存在超过 1 周，或者其表面皮肤发红，乳腺疼痛或肿块增大，则应尽快就诊。

关于"乳腺密度"

乳腺密度是乳腺癌重要的风险指标之一。乳腺密度增大，罹患乳腺癌的风险就会增大 4~6 倍。致密乳腺组织对乳腺癌筛查也是一种挑战，因为致密乳腺组织中脂肪组织少，纤维腺体组织多。在乳腺钼靶图像中，脂肪组织呈现为黑色透明区域，而致密组织则为白色斑片状区域。乳腺癌的乳腺钼靶图像也呈现为白色斑片状，所以致密乳腺组织使通过乳腺钼靶甄别乳腺癌变得尤为困难。此时，医生会建议患者进行其他的补充筛查。

乳腺钼靶：哪些人应该接受检查？

乳腺钼靶是一种能够发现乳腺微小肿瘤的 X 线检查。进行乳腺钼靶可以发现早期的乳腺癌，从而挽救患者的生命。然而，该检查并不是完美的。有时乳腺钼靶无法清晰地显示出肿瘤，比如乳腺密度增大的女性进行检查时；也有可能出现假阳性，从而导致后续一系列不必要的检查。

不同地域的乳腺癌筛查标准也不同。Mayo Clinic 建议的筛查策略是，女性从 40 岁开始每年筛查乳腺癌，而且只要她们的健康状况良好，且生存期在 10 年以上，就应该继续进行这种筛查。对乳腺癌高危女性而言，开始进行乳腺钼靶检查的年龄需要提前，或者需要其他影像学检查。因此，患者要根据个人的情况与医生沟通，制订最合适的乳腺癌的筛查方案。

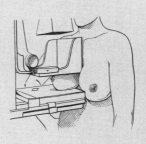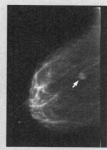

通过一台特殊的 X 线机完成的乳腺钼靶检查通常能够在患者或医生触诊到乳腺肿瘤之前就发现肿瘤。如果乳腺钼靶是数字成像的，图像就会通过一台视频显示器被展示出来。

■ 乳腺癌

除了非黑色素瘤皮肤癌，**乳腺癌**（breast cancer）是美国女性中最常见的癌症。

警示症状。乳腺癌的症状和体征包括以下几方面。

●乳房有肿块或出现与周围组织不同的皮肤增厚的情况。

●乳头血性溢液。

●单侧乳房大小或形状改变。

●乳房皮肤发生变化，如出现酒窝样凹陷。

●新出现的乳头内陷；乳头皮肤出现脱皮、剥脱或皮疹。

●乳房皮肤出现红肿或点状凹陷，呈橘皮样。

风险因素。许多因素会增大罹患乳腺癌的风险。

●年龄超过 50 岁。

●绝经前有乳腺癌个人史或家族史；多名亲属有乳腺癌或卵巢癌的家庭史；曾患有双侧乳腺癌或卵巢癌。

- 携带能够增大癌症患病风险的遗传基因。
- 有致密乳腺组织。
- 在儿童期或幼年时期曾接受过放射治疗。
- 超重或肥胖。
- 月经初潮年龄小于 12 岁，或 55 岁之后才进入更年期。
- 未育或未母乳喂养，或初产时超过 30 岁。
- 绝经后使用复合激素治疗超过 5 年。
- 酗酒（每天喝酒多于 1 杯）。

体检和筛查。请参阅第 223 页的"乳房自检"，以及上述乳腺钼靶的内容。对一些女性而言，其他的筛查方法，如乳腺超声、乳腺核磁共振（MRI）、分子乳腺成像（MBI）也适用于筛查乳腺癌。

医疗救助

　　乳腺癌的治疗方案取决于其病理类型、分期、乳腺癌细胞对激素是否敏感、患者的整体健康水平以及患者对治疗方法的倾向。大多数女性患者会选择外科手术治疗，也可能接受其他治疗，如化疗、激素治疗或放射治疗。如果发现有乳房肿块或有其他变化，即使近期的乳腺钼靶检查结果正常，也应该立即就诊。

■ 乳房疼痛

　　双侧乳房轻微疼痛是很常见的，特别是在月经期前一周，这也是经前综合征的症状（详见第 228 页）。剧烈运动，或者乳腺囊肿发炎也会引起乳房疼痛。如果乳腺出现皮肤温度升高或红肿，则需要警惕感染。由感染或炎症引起的乳腺炎通常只发生于一侧乳房。母乳喂养也可能引起感染。

自我照护

- 穿舒适并且有支撑作用的胸罩。
- 随身携带非处方止痛药（详见第 394 页）。
- 经期前，清淡饮食，避免摄入过多的盐，避免摄入咖啡因。
- 如果乳房疼痛是由高强度运动导致的，请将其换成低强度运动，如骑自行车、散步、游泳，而且运动时要穿运动胸罩。

● 其他建议详见第 228 页"经前综合征"。

医疗救助　如果乳房疼痛伴有发热或红肿，请及时就诊。可能需要抗生素治疗。如果疼痛与乳房出现肿块或乳房质地发生变化有关，请及时就诊。炎性乳腺癌很少与乳腺炎混淆。

■ 痛经

大部分女性都经历过痛经——下腹部隐痛、抽痛或痉挛样疼痛，疼痛可能延伸到下背部和大腿。一些女性还伴有恶心、呕吐、腹泻、出汗、头晕等症状。这种不适感可能只影响情绪，但严重的疼痛会干扰你的日常活动。

如果没有原发的妇科疾病，这种疼痛就被称为原发性痛经。它是经期因某些物质含量过高导致子宫肌肉收缩并脱去内膜引起的疼痛，此种痛经虽然痛苦，但无害。由原发的妇科疾病引起的疼痛被称为继发性痛经。其出现的原因可能是子宫良性肿瘤、性传播疾病、子宫内膜异位症、盆腔炎、卵巢囊肿或肿瘤。

自我照护　● 可服用非处方止痛药。非甾体抗炎药（详见第 392 页）可从痛经开始时遵医嘱服用，直到疼痛消失，大多数情况下都是有效的。

● 进行温水浴或锻炼。

医疗救助　依据病因治疗可缓解疼痛。如果没有找到疼痛的原因，服用短期避孕药也可以缓解疼痛。如果疼痛严重或出现发热现象，请立即就医；如果出现异常恶心、呕吐、腹痛、阴道流液或气味异常，也请及时就医。

■ 月经失调

月经失调对女性来说是很常见的情况。月经失调的出现是由于激素水平发生了变化，这些变化可能受压力或其他情绪，以及有氧运动量变化和体重显著变化的影响。体形过瘦、频繁运动的女性月经甚至可能完全停止。

自我照护
- 记录至少 3 个周期的月经日历。记录第一天的月经量、月经量最大的日期、月经停止的日期和性行为的日期，以便帮助你评估月经变化。
- 如果月经超过 3 个周期不正常，请及时就诊。
- 如果出现月经延迟，并且上次月经过后发生过性行为，请关注是否出现怀孕症状，并及时就诊。

■ 月经间期出血

月经间期偶尔出现阴道出血是很正常的。它可能是自发的，也可能是性行为引起的。通常情况不严重，是由激素周期变化导致的。压力、新的避孕药、良性病变（息肉）以及其他许多疾病都可能影响月经。由于阴道异常出血可能是癌症的第一预警信号，亦或是异位（输卵管）妊娠的信号，因此需要立即请医生进行评估。

■ 经前综合征

你如果在月经前几天出现了一些生理和情绪的变化，可能患上了**经前综合征**（premenstrual syndrome，PMS）。这是一种与激素周期变化引起的激素水平变化有关的疾病。其原因可能是人体对 5-羟色胺产生了反应。5-羟色胺是大脑中的一种神经递质，临床上与抑郁症和其他情绪障碍有关。有时，潜在的心理障碍（如抑郁症）会因月经前激素的变化而加剧。

经前综合征的征兆和症状

生理变化
- 腹胀、水肿；
- 体重增加；

- 四肢末梢肿胀；
- 乳房疼痛；
- 头痛；

- 痤疮；
- 背痛、胃痛；

- 腹泻、便秘；
- 疲劳、恶心、呕吐。

情绪变化

- 抑郁、悲伤；
- 易怒；
- 焦虑；
- 紧张；

- 注意力难以集中；
- 嗜睡；
- 食欲亢进；
- 健忘。

自我照护

通常可以通过积累经验并改善生活方式来缓解经前综合征。

- 保持健康的体重。
- 少量多餐，不漏餐。可以的话，每天在固定时间进餐。
- 在月经来之前的 1~2 周限制钠盐的摄入，少吃过咸的食物，以减少腹胀和水肿。
- 避免摄入咖啡因以缓解易怒、紧张和乳房疼痛。
- 在月经来之前避免喝酒，以尽量缓解抑郁，减少情绪波动。
- 健康饮食（详见第 320 页）。多吃水果、蔬菜和全谷物。
- 补充钙。每天喝脱脂或低脂牛奶，或者选择其他富含钙的食品。如果对含钙的食物不耐受，或者不确定食物中的钙是否充足，每日补充钙可能对你有所帮助。向医生咨询你每日补充钙的合适剂量。
- 控制压力（详见第 336 页）。压力会加剧经前综合征。
- 为经前综合征预先做好规划，不要在预期症状发生前的一周内给自己安排太多事情。
- 步行、慢跑、骑自行车、游泳或进行其他有氧活动，每周至少 3 次。
- 记录几个月的症状。如果发现经前综合征的症状可以预测，并且其症状是短暂的，那么经前综合征就更容易被治好。

医疗救助

经前综合征没有阳性体征或实验室检查可以协助诊断，医生要仔细评估患者的病史。作为诊断的一部分，这需要女性记录至少 2 个月经周期的症状发作持续时间、性质和严重程度。

如果经前综合征的症状严重影响了生活，而上面列出的建议都没有帮助，医生可能推荐以下药物。

● 非甾体抗炎药可以缓解痛经和乳房不适（详见第 392 页）。

● 避孕药，可以通过推迟排卵来缓解症状。

● 抗抑郁药，通常对缓解经前综合征的严重的情绪症状非常有效。抗抑郁药包括西酞普兰（Celexa）、依他普仑（Lexapro）、氟西汀（Prozac）、舍曲林（Zoloft）、帕罗西汀（Paxil）和文拉法辛（Effexor）等。药物的使用剂量可以低于治疗抑郁症的剂量，并且仅在月经前 1~2 周服用才有效。

中毒性休克综合征

中毒性休克综合征（toxic shock syndrome，TSS）是一种罕见并可能危及生命的细菌感染并发症。它通常与使用卫生棉条有关，也可能与避孕海绵球、术后伤口感染有关。预警信号可能包括突发性高热，低血压，呕吐，腹泻，意识模糊，肌肉酸痛，眼睛、嘴和喉咙发红，类似晒伤的皮疹（尤其是手掌和脚底），头痛和癫痫。

出现中毒性休克综合征需要立即就医。

你如果使用卫生棉条，请避免使用吸收性强的型号。要做到至少每 8 小时更换一次卫生棉条。你如果患过中毒性休克综合征，不可使用卫生棉条。

■ 绝经期

绝经期是月经和生育能力消失的时期，停经超过 12 个月被称为**绝经**（menopause）。有的女性在三四十岁绝经，有的女性则在五六十岁绝经。美国女性的平均绝经年龄是 51 岁。

在围绝经期，卵巢会逐渐停止产生雌激素，这会导致月经不规律。最终，月经会停止，这代表你再也无法怀孕。

随着卵巢分泌的激素减少，各种变化随之出现，个体之间的表现差异会很大：子宫萎缩，阴道黏膜变薄；阴道干涩，出现性交痛；潮热导致脸红或出汗，持续时间从几分钟到一小时；还可能出现睡眠问题，如夜间盗汗。

在围绝经期和绝经期后，身体脂肪通常会随着新陈代谢的变化而重新分布。你的骨密度会降低，力量会减弱，从而发生骨质疏松。

绝经期情绪改变并不少见，这可能与潮热导致的睡眠中断、其他激素水平变化及中年男女常见的问题有关。

自我照护	● 绝经是正常的生理过程，而非疾病。 ● 均衡饮食，定期进行体育运动，根据需求穿合适的衣服。 ● 如果出现性交痛，请使用水溶性润滑凝胶。

医疗救助

为缓解绝经症状，如潮热，可以使用最低剂量的激素疗法（HT）。激素疗法的缺点是它有可能略微增大患乳腺癌以及脑血栓和脑卒中等血管疾病的风险。尽管激素疗法对绝经期症状非常有效，但因其存在风险，所以许多女性，特别是年龄较大的女性会寻求其他治疗方法。

其他治疗方法包括使用调节情绪的药物，如低剂量的抗抑郁药、其他类型的药物和阴道用雌激素。你要与医生沟通以选择更好的治疗方法。

绝经后阴道出血属异常情况，需要由医生及时做出评估。出血的原因可能是完全无害的，但也有许多严重疾病（如癌症）会导致绝经后出血。

如何预防骨质疏松症？

绝经后雌激素的减少增大了患**骨质疏松症**（osteoporosis）的风险，骨质疏松症是一种骨质变疏松、脆弱的疾病。应对骨质疏松症最有效的方法是在年轻时最大限度地提高骨密度。

● 补钙：19~50 岁的女性和 19~70 岁的男性每天应摄入 1000 毫克钙，50 岁以上的女性和 70 岁以上的男性每天应摄入 1200 毫克钙。富含钙的食物有牛奶、酸奶、带骨头的鱼、西蓝花和钙强化食品。一杯 240 毫升的牛奶中约含有 300 毫克钙。

● 如果你患骨质疏松症的风险较大，医生可能建议你服用钙补充剂。将服用的钙补充剂的量控制在医生建议的范围内，因为过量的钙对身体有害。

● 应摄入足够的维生素 D 以协助人体吸收钙。食物来源包括维生素 D 强化牛奶、维生素 D 强化食物和鲑鱼等富含脂肪的鱼。如果需要，每天补充 600 个国际单位（IU）的维生素 D，70 岁以上的成人每天应补充 800 个国际单位的维生素 D。

● 定期进行承重练习（如步行或慢跑）和力量训练。

■ 排尿问题

尿路感染（Urinary tract infections，UTIs）在女性中很常见。随着性生活的开始，女性感染的风险明显增大。性行为、怀孕和尿路梗阻都可能导致尿路感染。尿路感染的症状包括排尿时出现疼痛或灼痛感、排尿频率增加、排尿时出现急迫感。如果确诊尿路感染，应当使用抗生素治疗。

尿失禁（Urinary incontinence）是非自主的排尿失禁，包括急迫或压力性失禁。如果在需要排尿时发生的尿失禁被称为"急迫性尿失禁"，通常是由轻微尿路感染或过度使用利尿剂引起的。压力性尿失禁指当因咳嗽、大笑、跳跃或举重导致对膀胱的压力增大而造成的尿失禁。通常是由支配膀胱的肌肉力量减弱引起的。这些肌肉会因分娩、超重、慢性咳嗽或衰老而变弱。

自我照护

如果出现尿失禁，可以采取以下方法。

● 尝试凯格尔锻炼法（Kegel）。尝试阻止排尿，如果调动了相应的肌肉，就会出现拉伸感。拉动盆腔肌肉，数 3 个数，然后放松。每次锻炼时，最多可重复 10~15 次。每天至少练习 3 次。大概需要 12 周的时间就可以改善对膀胱的控制。

● 增加排尿次数。

● 排尿时，身体前倾，以便更彻底地排空膀胱。

● 减少摄入含咖啡因的食品和饮料。

● 在锻炼时使用卫生棉条，以支撑尿道。

■ 阴道分泌物

阴道出现异常的分泌物是**阴道炎**（vaginitis）的一个征兆。阴道炎是阴道的炎症，通常是由感染或正常阴道菌群改变引起的。除了阴道分泌物外，还可能有瘙痒、刺激、性交痛、下腹疼痛、阴道流血和异味。

常见的阴道炎包括阴道真菌感染、细菌性阴道炎和滴虫病。真菌感染是由真菌引起的。怀孕，糖尿病，服用抗生素、可的松、避孕药，缺铁等均易引发阴道真菌感染。其主要症状是阴道瘙痒，也可能产生白色分泌物。细菌性阴道炎通常会产生灰色分泌物。可以用甲硝唑（Flagyl，MetroGel）或克林霉素（Cleocin）治疗。滴虫病是由寄生虫导致的，常通过性传播。它可能导致出现臭味重、呈黄绿色、偶有泡沫的分泌物，可以用甲硝唑（Flagyl）或替硝唑（Tindamax）片进行治疗。患者的性伴侣也应该同时接受治疗。

阴道真菌感染的自我照护	● 使用非处方抗真菌膏或栓剂来治疗疑似真菌感染。 ● 治疗开始后的一周内使用安全套或避免性行为。 ● 如果症状在一周后仍然存在，请及时就诊。

■ 癌症筛查

请参阅第 223 页有关乳房自检的建议。**宫颈癌**（cervical cancer）的筛检包括宫颈刮片检测和盆腔检查。宫颈刮片检测可以在早期和可治愈阶段检测到宫颈癌。

宫颈癌与人乳头瘤病毒（**HPV**）的感染有关，这种病毒可以通过性接触传播。男用或女用避孕套通常能防止感染人乳头瘤病毒。

多数宫颈癌发展缓慢，最初宫颈表面细胞会出现变化。这些异常细胞被称为癌前细胞，它们会随着时间推移而癌变。表面细胞早期癌前变被称为不典型增生。这些异常细胞有些会自行消失，有的则会进一步发展。癌前病变一般不会引起任何症状，包括疼痛。

美国癌症协会建议做到以下几点。

- 所有女性都应在 21 岁时进行首次宫颈刮片检测，随后每隔 3 年进行一次宫颈刮片检测，直到 30 岁。
- 30 岁以后，女性应该每 5 年进行一次宫颈刮片检测和 HPV 检测（联合检测），或者每 3 年进行一次宫颈刮片检测。
- 切除子宫和子宫颈（全子宫切除术）的女性可以停止宫颈刮片检测，除非她们做的是治疗宫颈癌或癌前病变的手术。
- 65 岁以上的妇女，如果在过去 10 年中定期进行筛查，并且在过去 20 年中没有发现严重的癌前病变，则可以停止检查。

高危女性应该更频繁地进行检查。有以下情况代表有高危风险。

- 既往患有宫颈癌，未进行子宫颈切除手术。
- 感染艾滋病或者有免疫缺陷。
- 母亲在怀孕期间服用己烯雌酚。
- 曾做过器官移植手术。

卵巢癌

直到现在，卵巢癌还被称为"沉默的杀手"，因为通常只有在它扩散到身体的其他部位后才会被发现。但新的证据表明，有些症状可以在早期被发现。

征兆和症状通常包括以下几点。
- 腹胀、饱腹感、胀气；
- 尿急；
- 盆腔不适或疼痛。

征兆和症状可能还包括以下几点。
- 持续性消化不良、嗳气或恶心；
- 排便习惯发生不明原因的改变，例如便秘；
- 排尿习惯的改变，包括尿频；
- 食欲下降或吃东西很快就有饱腹感；
- 腹围增大或穿衣服腰围变紧；
- 性交痛；
- 持续乏力；
- 腰痛；
- 月经周期改变。

治疗通常包括手术和化疗。有些卵巢癌的高危人群会选择摘除卵巢来预防该疾病。

宫颈癌疫苗

Gardasil 疫苗由美国食品药品监督管理局批准，用于预防 4 种已知的会导致宫颈癌的人乳头瘤病毒。另一种疫苗 Cervarix 可预防 2 种人乳头瘤病毒。

建议 11~12 岁的女孩注射这些疫苗，但这些疫苗也可用于 9 岁的女孩或 13~26 岁未接种过该疫苗的女性（建议 11~12 岁男孩也注射 Gardasil 疫苗）。接种疫苗可以使接种者在感染人乳头瘤病毒之前体内有较高的抗体水平以获得相应的保护。这种疫苗是优质儿童免疫计划的一部分（详见第 350 页）。

必须指出的是，这些疫苗并不能预防所有的人乳头瘤病毒，也不能预防所有的宫颈病变。虽然它们具有较好的预防效果，但不能取代定期的宫颈癌筛查。

■ 其他常见疾病

子宫内膜异位症

子宫内膜异位症（endometriosis）是生殖系统疾病，子宫内膜细胞通过输卵管进入盆腔异位生长。在正常情况下，这种内膜细胞生长在输卵管、卵巢或盆腔组织的表面。月经期间，该组织渗出的血液被周围器官吸收，引起炎症，由此产生瘢痕组织，使器官粘在一起（粘连），导致无法怀孕。其症状包括严重痛经、性交痛、排便或排尿时疼痛。有些女性疼痛症状严重，有些则症状很少或没有症状。多种激素疗法都可以缓解症状，阻止病情发展，防止不孕症。有时，患者需要进行手术治疗，如传统手术和腹腔镜手术。

子宫肌瘤

子宫肌瘤（uterine fibroids）是子宫的良性肿瘤，常见于育龄期。由于许多女性没有任何症状，子宫肌瘤常常难以被发现。其症状包括月经出血量增多或周期延长，盆腔有压迫感或疼痛，尿频，排尿不尽，便秘，背痛和腿痛等。如果盆腔疼痛持续不退，而且在经期加重，性交时出现疼痛，月经间期出血，排尿或排便困难，请及时就诊。子宫肌瘤很少需要治疗。如果需要，治疗方法包括药物治疗或手术治疗，以缩小或切除肌瘤。

子宫息肉

子宫内膜细胞过度生长会导致**子宫息肉**（uterine polyps）形成。子宫息肉可能极其微小，也可能和高尔夫球一样大，甚至可能更大。子宫息肉常发生在四五十岁的女性的身上。子宫息肉可能没有症状和体征。常见症状包括月经不调、月经间期出血、月经过多、绝经后阴道出血和不孕症等。治疗方法包括密切观察、药物治疗、手术切除或子宫切除术（如果息肉中有癌细胞）。

子宫切除术

子宫切除术是一种将子宫摘除的手术。**阴式子宫切除术**（vaginal hysterectomy）是通过阴道切口进行子宫全切。**腹式子宫切除术**（abdominal hysterectomy）是通过腹部切口切除子宫。腹式子宫切除术适用于出现疑似或确诊的子宫癌或卵巢癌、广泛的子宫内膜异位症或盆腔瘢痕、有盆腔感染史的患者，或者子宫过大以致难以经阴道摘除的情况。

一侧或双侧卵巢同子宫一并摘除的手术，被称为**子宫附件切除术**（oophorectomy），它可以通过腹部大切口或微创方式（腹腔镜或机器人）进行。未绝经的女性如果切除双侧卵巢，就会提前绝经。

请向医生咨询以了解手术的收益和风险，包括术后身体及情绪的后遗症。还应问一问是否有可以代替手术的其他疗法。

节育方法

方法	工作原理	有效性 *	警告
可植入皮下软管	从植入皮下的软管中释放激素	99%	阴道不规则出血；少见情况为头痛
宫内节育器（IUD）	留置于子宫内，抑制精子迁移	99%	铜质 IUD 可能增加月经量；孕酮减少月经量；必须确保 IUD 在宫腔内固定在位
外科节育	输卵管结扎、切断和烧灼	99%	为门诊手术，多不可逆

（续表）

方法	工作原理	有效性*	警告
注射	每 3 个月向身体的不同部位注射激素，以阻止排卵。注射部位包括手臂、臀部等部位的皮下组织	94%	可能引起头痛、月经不调、粉刺和体重增加；长期使用可能增大患骨质疏松症的风险（可逆）
避孕药（口服避孕药）	合成激素	91%	戒烟，尤其是 35 岁以后
避孕贴	通过皮肤将激素释放入血液	91%	对体重超过 90 千克的女性效果不佳
阴道避孕环	放在阴道内释放激素的避孕环	91%	副作用可能包括头痛、恶心、乳房疼痛、阴道不适和产生分泌物
避孕膜	嵌入阴道内以覆盖宫颈的硅酮或乳胶帽。嵌入阴道后持续放置的时间为 6~30 小时	88%	可能引起宫颈不适，增大尿路感染的风险
男用安全套	阴茎上戴的乳胶套	82%	不能完全阻断性传播疾病；如果对乳胶过敏，应尽量避免使用
女用安全套	插入的聚氨酯或腈膜	79%	必须在性行为前使用。使用方法有些烦琐
避孕海绵	含有杀精剂的泡沫屏障。可以在性交前 24 小时内使用	76%~88%	有效时间可持续 30 小时以上。经产妇效果不佳
自然计划生育	根据月经周期决定是否进行性行为	76%	在伴侣关系稳定和月经周期规律的情况下效果最佳；需要培训
紧急避孕药	高剂量激素	75%	必须在发生未受保护的性行为后的 5 天内服用
杀精剂	一种使精子失活的化学物质，可单独或联合使用	72%	可能使阴道产生灼烧感和其他不适

* 有效性的定义是在规范使用的第一年防止怀孕。
† 有关男性节育的信息详见第 222 页。
根据《2017—2018 年避孕管理》；美国妇产科学院，2014—2016 年。

■ 怀孕

怀孕（pregnancy）前后，应格外关注自身的健康，以确保孩子的人生能有好的开始。在你决定怀孕之前，最好做一次全面体检。医生会筛查一些可能没有明显症状但会使孕期状况变得复杂的情况，例如糖尿病、高血压、贫血等。如果你有健康问题，最好在怀孕之前控制病情。医生还会检查你的疫苗接种情况，确保你对风疹具有免疫力，还会告知你孕期需要避免使用的药物，如抗生素。

自我照护

为怀孕做好准备

● 你如果超重，请在怀孕前减重。你如果已经怀孕，除非医生建议，否则不要节食；

● 你如果平时吸烟，请务必戒烟，并且要尽可能地避免吸入二手烟（详见第 299 页）；

● 你如果有怀孕的打算，请不要饮酒；

● 每天都要摄入多种维生素，要确保其中包含叶酸，因为孕期补充叶酸可以有效预防胎儿脊柱先天性缺陷（神经管畸形）；

● 你如果需要服用非处方药或处方药，请务必遵从医嘱。

怀孕期间

怀孕之后，采纳以下建议可以最大限度地确保胎儿健康。

● 健康饮食，允许体重适当地增加；

● 定期与产科医生沟通；

● 按时服用医生开的含有叶酸的维生素补充剂；

● 阅读关于妊娠的书籍，了解身体正在经历的变化；

● 远离香烟、酒精等有害物质以及某些药物和化学制剂。

注意，怀孕期间阴道出血属于异常现象，请尽快就诊。虽然一部分女性在妊娠早期会出现一些不严重的阴道出血，但需要排除先兆流产、输卵管妊娠（异位妊娠）以及其他问题。

家庭妊娠测试

家庭妊娠测试提供了一种私密的方法来判断是否怀孕。大多数检测试剂盒采用的是用一根纸棒或便贴测试尿液的方式来检测人绒毛膜促性腺激素（HCG）。女性在受孕后不久，胎盘就会开始产生这种激素。在检测操作无误的情况下，测试的准确率为97%~99%。

家庭妊娠测试能够帮助孕妇尽早开始补充胎儿需要的维生素。早孕测试还能帮助孕妇避免可能伤及胎儿的酒精、烟草、某些药物，以及工作场所或家庭环境中的某些有害化学制剂。对有输卵管妊娠或早产风险的女性而言，家庭妊娠测试能够在妊娠早期提醒她们，以便她们及时就医。

■ 怀孕期间的常见问题

怀孕期间的常见问题是晨吐、烧心、背痛等。这些不适感通常不会威胁到孕妇和胎儿的健康。如果经自我调理后症状仍然严重，或者持续存在，请及时就医。

晨吐

在怀孕的前12周，大多数女性都会有恶心感，甚至一些人会有呕吐的表现。这种情况通常被称为晨吐。但晨吐并不限于早晨发生，通常不会引起严重的后果。如果你在孕期被晨吐困扰，可以尝试以下做法。

- 早晨起床之后，吃点儿饼干。
- 每天少食多餐，避免胃内空虚。
- 避免闻到或吃到会引起恶心的食物；如果感到恶心，避免进食辛辣、油腻和油炸的食物。
- 大量饮水，尤其是在呕吐之后。如果饮水也会引起胃部不适，可以尝试吃点儿冰块、冰棍或喝点儿果汁。
- 尝试用针灸改善恶心症状。
- 在医生的建议下服用维生素 B_6。

贫血

一些孕妇由于缺铁或叶酸不足而出现了**贫血**（anemia）。

贫血的症状包括容易疲劳、气短、头晕、心悸和皮肤苍白。这种情况对孕妇和胎儿来说有很大的风险。贫血可以通过血液检测被明确诊断出来。如果孕期出现贫血，可以尝试以下做法。

● 增加含铁食物（如肉类、动物肝脏、蛋、干果、全麦和铁强化谷物）的摄入。

● 多吃绿叶蔬菜、动物肝脏、扁豆、豇豆、芸豆和其他熟干豆、橙子和葡萄柚。

● 遵医嘱，接受医生提供的治疗方法。

肿胀（水肿）

怀孕时，人体组织中会集聚更多的液体，因此组织水肿是很常见的。气候温暖会加剧水肿的情况。如果出现组织水肿，可以尝试以下做法。

● 冷敷以缓解肿胀。

● 低盐饮食。

● 每天平躺并抬高双腿 1 小时。

如果面部或双手出现肿胀，或者体重迅速增加，则可能患上了一种被称为"先兆子痫"的严重疾病。如果出现这种情况，请立即就医。

静脉曲张

怀孕会增加全身的血流量，并且下肢的血液向骨盆回流可能受到阻碍。血液回流受阻会导致腿部静脉肿胀，有时还会产生疼痛，这种情况被称为**静脉曲张**（varicose veins）。如果患有静脉曲张，可以尝试以下做法。

● 避免久站，并且尽可能多地将双脚抬高。

● 穿宽松的衣服，避免束缚腰部和腿部。

● 从起床到上床睡觉之前都要穿弹力袜。

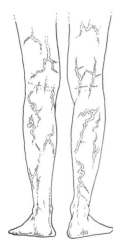

静脉曲张指静脉的扩张，这样的静脉在皮下很容易被看到。

便秘

怀孕还可能加重**便秘**（constipation）。由于子宫内的胎儿不断长大，对肠道产生了压迫，所以肠道活动减慢。

- 大量喝水——每天至少喝 8 杯水。
- 每天适度锻炼。
- 多吃新鲜水果、蔬菜和全麦。
- 尝试服用含有亚麻籽或粪便软化剂的非处方膨松剂。
- 慎用非医嘱通便药物。

烧心

烧心（heartburn）是胸骨正中灼热的感觉，口腔内多伴有令人不适的味道。这是由反流——胃酸流入食管引起的。虽然被称为"烧心"，但和心脏无关。在孕后期，增大的子宫会将胃向上挤压，延缓胃排空食物的速度。如果出现烧心症状，建议做到以下几点。

- 少食多餐，细嚼慢咽。
- 不要吃油腻的食物。
- 不要喝咖啡。普通咖啡和低因咖啡都有可能加剧烧心。
- 睡前 2~3 小时应禁食，将床头抬高 10~15 厘米。平躺会加重反流。

如果上述措施均不起作用，请立即就医，医生可能建议你服用抗酸药。

背痛

背痛在怀孕期间很常见，而且在弯腰、抬头、走路过多或疲惫的时候，疼痛可能加重。背痛的部位多是下背部，也可能向下放射至双腿。由于韧带的拉伸，也可能出现腹痛。怀孕期间韧带松弛，因此关节更容易受伤。孕妇的身体重心也会发生变化，因此会给背部带来更大的压力。

- 控制体重，不要超过医生建议的体重上限。
- 尽量消除压力。试着使用产妇支持腰带。
- 遵医嘱进行适当运动以缓解疼痛、增强背部肌肉力量。

痔疮

痔疮（hemorrhoids）是由肛门口处的静脉曲张引起

的，与腹腔压力增大有关。怀孕期间，痔疮通常会加重，并且多伴有便秘。如果出现痔疮，建议做到以下几点。

- 避免便秘。
- 排便时不要焦虑。
- 经常洗温水澡。
- 将涂有痔疮膏的棉垫敷在痔疮处。
- 在怀孕期间多采用平躺姿势以缓解肛区的压力。

睡眠问题

怀孕后期，因为尿频、胎动或者焦虑，睡眠可能受到干扰。如果出现睡眠问题，建议做到以下几点。

- 不喝咖啡；
- 睡前不饱食，睡前洗个热水澡；
- 白天多锻炼；
- 如果失眠，就起床做点儿别的事；
- 除非有医嘱，否则不吃安眠药。

特殊情况

- 呼吸道过敏
- 甲状腺疾病
- 关节炎
- 哮喘
- 癌症
- 糖尿病
- 心脏病
- 肝炎
- 高血压
- 性传播感染

本节讨论的许多疾病和医疗条件都是很常见的，但患者需要医生的检查和随访以获得正确的诊断和治疗。

在本节中你可以找到预防和管理这些疾病的一般指南，其中有一些最新的治疗方法。但你需要和医生讨论以获得合适的处理办法。

呼吸道过敏

你是否会在每年的同一季节出现眼睛发痒、流泪、鼻塞和流涕的症状？当你接触动物或在某种工作环境中时，是否会打喷嚏？如果你对上述任何一个问题的回答是肯定的，那么你可能患有过敏症（详见第 27 页"过敏反应"和第 192 页"荨麻疹"）。

过敏反应和免疫应答

过敏反应是免疫系统对无害物质（如花粉或宠物皮屑）的过度反应。接触这些被称为过敏原的物质会导致免疫球蛋白 E 的产生。免疫球蛋白 E 会刺激眼睛和呼吸道的免疫细胞释放炎症物质，如组胺。

这些物质的释放，会使你产生常见的过敏症状和体征——眼睛发痒、红肿，鼻塞或流涕，频繁打喷嚏或咳嗽，以及皮肤出现荨麻疹或肿块。这种过敏反应会引起或加重某些类型的哮喘（详见第 253 页）。

室外和室内的物质均可引起过敏反应。最常见的过敏原是可吸入的，主要有以下几种。

● **花粉**。春季、夏季和秋季是花粉大范围传播的季节，树木、草丛和杂草均是花粉的来源。

● **尘螨**。室内灰尘含有许多过敏原，包括花粉和霉菌，但主要的过敏原是尘螨。少量室内灰尘即含有成千上万的这种微型昆虫。室内灰尘会导致人全年出现过敏症状。

● **宠物皮屑**。宠物，尤其是猫、狗，是引起过敏反应的最常见的动物。动物的皮屑、唾液、尿液以及毛发均是肇因。

● **霉菌**。许多人对空气中的霉菌孢子过敏。室外霉菌主要在我国北方的夏季和早秋产生孢子，在亚热带和热带地区全年产生孢子；室内霉菌全年都会产生孢子。

发现病因

目前尚不清楚为什么有些人会对过敏原产生反应。**过敏**（allergies）具有遗传倾向，但你和你的家人不一定会对同样的过敏原产生反应。

如果症状轻微，你可能需要非处方的抗过敏药物。但如果症状持续或令你困扰，请就医。为了准确诊断你是否过敏，医生需要了解你以下几个方面的情况。

- 症状；
- 既往病史；
- 过去和现在的生活条件；
- 工作环境。

- 可能接触的过敏原；
- 家族史；
- 饮食、生活方式和娱乐习惯；

接下来的步骤通常是进行体格检查和皮肤试验。在皮肤试验中，先将皮试液滴在皮肤上，然后使点刺针穿过液滴，轻轻刺入皮内。如果对过敏原有反应，在 20 分钟内就会出现类似于蚊虫叮咬后或小蜂巢样的皮肤反应。皮肤试验的阳性结果仅意味着你可能对特定物质过敏。

感冒和过敏的区别

许多人误以为过敏就是感冒。感冒的症状通常会在几天后消失，而过敏的症状可能在某些条件下反复发生，甚至不会消失。

花粉过敏（hay fever，季节性过敏性鼻炎）是一种常见的过敏症。症状通常出现在花粉大范围传播的季节——春季、夏季和秋季。症状和体征包括以下几种。

- 鼻塞、流鼻涕；
- 眼、鼻、喉、上颚发痒；

- 频繁打喷嚏；
- 咳嗽。

自我照护

预防过敏发生的最佳方法是了解并避免接触过敏原。

花粉
- 从户外进入家中后立刻淋浴并更换衣服。
- 使用带有优质过滤器的空调，每月更换滤芯。
- 在户外和庭院中工作时戴上防花粉面罩。

● 在花粉传播高峰季节离开该地区。

灰尘和霉菌

● 每周至少打扫一次房间，以减少灰尘和霉菌。打扫房间时戴上口罩，或者请他人帮忙打扫。

● 将床垫和枕头用防尘或防过敏原的罩子包起来。

● 考虑用皮革材质或乙烯基材质的物品代替软垫家具，用木质乙烯基材质的物品或瓷砖代替地毯（特别是在卧室中）。

● 保持室内湿度为 30%~50%。在厨房和浴室中使用放屁扇，在地下室中使用除湿器。

● 每月更换空气清洁器的滤芯。此外，可以考虑在加热系统中安装高效空气过滤器（HEPA）。

● 经常清洁加湿器和除湿器，以防止霉菌和细菌的滋生。

宠物

● 避免养带毛的宠物。如果想养带毛的宠物，请将其养在卧室之外以及家中易于清洁的区域。尽可能让宠物待在房间外面。

医疗救助

和医生讨论所用药物。

抗组胺药用于控制打喷嚏、流鼻涕以及眼睛或喉咙发痒。注意，某些类型的药物会导致嗜睡。

减充血剂可以减少黏膜充血，有助于顺畅呼吸。减充血剂可能导致心悸或血压升高。

鼻喷雾剂包括：

● **糖皮质激素**。这种药物分为处方和非处方两种，每日使用可缓解充血，但可能需要至少一周才能完全起效。

● **生理盐水**。非处方生理盐水鼻喷雾剂可缓解轻度充血并稀释黏液。

● **减充血剂**。这类喷雾剂不是用来缓解慢性过敏症状的。应避免使用或少量、短时间使用，不宜超过 3 天。

抗过敏注射（免疫疗法）是将少量过敏原注射到体内，使免疫系统对过敏原脱敏的疗法，治疗通常需要 3~5 年。

甲状腺疾病

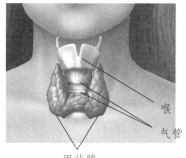

甲状腺

喉

气管

蝴蝶状甲状腺激素分泌异常可导致甲状腺功能亢进或甲状腺功能减退。

甲状腺是位于颈前区的腺体。甲状腺激素控制着人体代谢率，对健康有着重大影响。甲状腺疾病在美国很常见，女性患者多于男性患者，儿童也可能患上此病。以下是两种常见的甲状腺疾病。

甲状腺功能亢进症

甲状腺功能亢进症（hyperthyroidism）是甲状腺产生的甲状腺激素过多，导致人体新陈代谢过快的疾病。其症状多样，患者年龄越大，症状越不典型，可能无症状或症状轻微。症状和体征如下。

- 体重下降而食欲正常或亢进；
- 心率加快、心律失常或心悸；
- 紧张、焦虑或焦虑症发作、烦躁易怒；
- 震颤——通常表现为手和手指轻微颤抖；
- 多汗、怕热；
- 女性月经紊乱；
- 肠蠕动加快，有时会腹泻；
- 甲状腺肿大（表现为颈部肿胀）；
- 疲劳、肌无力；
- 睡眠障碍。

甲状腺功能减退症

甲状腺功能减退症（hypothyroidism）是甲状腺产生的甲状腺激素不足，导致人体新陈代谢过慢的疾病。这种情况常在数年内进展缓慢。症状和体征多变，包括以下几种。

- 疲劳、反应迟钝；
- 声音嘶哑；

- 心率减慢；
- 怕冷；
- 不明原因的体重增加；
- 便秘；
- 皮肤和毛发干燥；

- 胆固醇升高；
- 肌肉酸痛、无力；
- 女性月经紊乱；
- 抑郁；
- 面部肿胀。

医疗救助

　　未经治疗的甲状腺功能亢进症或甲状腺功能减退症可导致严重的并发症，如心脏病。甲状腺功能亢进症的治疗取决于潜在病因和严重程度，放射性碘治疗是最常见的治疗方法。甲状腺功能减退症的治疗方法包括每日服用合成左甲状腺素，以使甲状腺激素水平恢复正常。

甲状腺癌

　　尽管甲状腺癌在美国并不常见，但发病率似乎正在上升，女性患者更为多见。通常在早期阶段无明显症状和体征，随着肿瘤生长，可能出现颈部肿胀、声音变化（如声音嘶哑）、吞咽困难、颈部或咽喉疼痛、颈部淋巴结肿大等表现。

　　暴露于高剂量辐射、个人或家族成员有甲状腺肿病史以及遗传性疾病会导致患甲状腺癌的风险增大。你如果认为自己患该疾病的风险较大或有相关症状，请向医生咨询。

关节炎

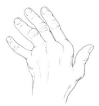

类风湿性关节炎可导致拇指关节和中指关节肿胀和畸形。

　　关节炎（arthritis）是美国最常见的医疗问题之一。关节炎有 100 多种类型，它们有不同的病因、症状和治疗方法。第 250 页的图表总结了某些类型关节炎的症状和体征。

　　炎性关节炎的症状和体征如下。

- 一个或多个关节肿胀；
- 较长时间的晨僵；
- 关节反复疼痛或压痛；
- 关节无法正常活动；

● 关节明显发红、发热；

● 不明原因的发热、体重下降或关节痛伴有乏力。

若身体新出现以上警示症状中的任何一项且持续时间超过 2 周，需要及时进行医学评估。鉴别关节炎与简单的关节疼痛对正确治疗非常重要。

关节炎有多种病因，可由关节软骨变性（即骨关节炎）、遗传、损伤、炎症、感染或任何未知原因引起。大多数由炎症引起的关节问题被称为关节炎（arthritis），来自希腊语"arthron"（意为"关节"）和"itis"（意为"炎症"）。

本节的其余部分将重点讨论**骨关节炎**（osteoarthritis）的照护方法，这是最常见的一类关节炎。这些自我照护方法可能也适用于其他类型。有关其他类型关节炎的管理，请向医生咨询。

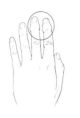

Heberden 结节是远端指间关节的骨或软骨肿块，是骨关节炎的征象。

■ 运动

运动可能是应对关节炎最有效的方法。为了改善症状并维持缓解状态，患者必须定期做运动。这就是为什么你应向医生咨询，并制定符合自身特定需求的运动计划。

总而言之，想要维持良好的身体状况意味着你要保持关节的柔韧性、力量和耐力。这样做有助于保护关节免受进一步损伤，保持关节状态，减少关节僵硬和疼痛。

不同类型的运动可以实现不同的目标。为了保持关节的柔韧性，可进行运动范围练习（轻柔拉伸），例如屈曲和伸直膝关节。对于严重的关节炎，运动范围练习可能引起疼痛。在没有医生或理疗师建议的情况下，不要进行超出关节疼痛耐受度的运动。

运动大肌肉群 15~20 分钟是有氧运动的主要方式，可以增强肌肉力量和耐力。步行、骑自行车、游泳和跳舞是进行有氧运动比较好的方式，这些运动对关节的压力从低到中等程度。

你如果体重过大，走动就可能给背部、臀部、膝盖和脚增加压力，而这些部位都是骨关节炎的易患部位。肥胖显然会加重关节炎症状，缺乏体育运动也会使症状加重，因此低强度的运动，例如游泳，可以作为缓解症状的有效方式。

关节炎的常见类型

	关于疾病	主要症状	严重程度
骨关节炎	骨关节炎常与关节的磨损有关。肥胖、高龄、损伤或遗传问题都会增大其风险。骨关节炎在 50 岁以上的人群中很常见；除非存在关节损伤或代谢异常，否则在年轻人中并不多见	● 活动后关节疼痛 ● 关节肿胀、灵活性变差 ● 手指关节肿大、出现结节 ● 疼痛较为常见，充血、皮温升高相对少见	严重程度取决于年龄和受影响的关节。骨关节炎不会消失，尽管疼痛可能时有时无。在某些情况下，骨关节炎可能致残。髋关节炎和膝关节炎可能恶化到需要手术置换的程度
类风湿性关节炎	**类风湿性关节炎**（rheumatoid arthritis）是最常见的炎性关节炎 *。它最常发生于中年，但也可见于其他任何年龄。它是一种自身免疫性疾病，病因尚不明确，免疫系统出现问题会触发关节滑膜和其他部位的炎症	● 手脚小关节疼痛和肿胀，关节可能变形 ● 关节严重疼痛或僵硬，尤其是晨起时或休息后 ● 初次发作和复发时，受影响的关节肿胀、疼痛、皮温升高	类风湿性关节炎是一种侵蚀性关节炎。起初影响小关节，随着疾病发展，大关节也会受影响，常出现关节变形。一些患者身体的其他部位，如肺部、心脏，也会受到影响
感染性关节炎	感染原包括细菌、真菌和病毒。感染性关节炎可能是性传播疾病的并发症，可发生在任何人身上	● 单个关节疼痛和僵硬，通常是膝、肩、髋、踝、肘、指或腕关节 ● 周围组织充血、皮温升高 ● 寒战、发热、乏力 ● 可能出现皮疹	及时诊断和治疗有助于快速和完全康复。尽管如此，也有可能出现长期并发症
痛风性关节炎	痛风性关节炎是尿酸盐结晶沉积于关节导致的关节炎。最常发生在 40 岁以上的男性身上，女性也可能患上这种疾病	● 单个关节突发剧烈疼痛，通常会累及第一跖趾关节，也可影响其他部位，如足、膝、踝、手和腕关节 ● 肿胀、充血	急性痛风发作可得到有效治疗。发作结束后，受影响的关节通常会恢复正常。症状有可能再次发作，需要进行预防性治疗以降低血液中的尿酸水平（详见第 147 页"痛风"）

* 其他类型的炎性关节炎包括银屑病关节炎（发生于银屑病患者，多发生在手指和足关节处）、感染后关节炎（通常通过性接触传播，其特征是关节疼痛、阴茎出现分泌物、

眼睛疼痛或发炎，以及皮疹）和强直性脊柱炎（它影响脊柱关节，有时下肢大关节会受到影响，晚期脊柱可发生强直）。

■ 药物控制症状

骨关节炎的常用非处方药物和处方药物如下所述。

● **非处方止痛膏和凝胶**。这类药物可以暂时缓解靠近皮肤表面的关节（如指关节、膝关节）的疼痛。请仔细阅读使用说明。

● **对乙酰氨基酚**。这种非处方药引起胃痛的可能性不大，但过度使用会损害肝脏。对乙酰氨基酚（泰诺等）不能减轻炎症，但对轻度到中度的疼痛有效果。

● **非甾体类抗炎药**。非甾体类抗炎药包括布洛芬、萘普生、萘布美酮和双氯芬酸。它们的使用剂量不太一样，医生应明确告知你适合你的剂量。非甾体类抗炎药的副作用和价格各不相同，有些药只有凭处方才能买到。

● **COX-2 抑制剂**。这类药物可以抑制引发炎症和疼痛的酶的活性。但由于 COX-2 抑制剂似乎会增大心脑血管疾病发作的风险，因此只有药物塞来昔布（celebrex）仍在市场上销售。你应向关节炎专家咨询这种药物的益处和风险。

● **糖皮质激素**。这类药物可减轻炎症。糖皮质激素有多种，最常见的是强的松。医生不会给骨关节炎患者开口服糖皮质激素，但他们有时会在患者疼痛的关节局部注射可的松。如果使用频率过高，注射的可的松会导致软组织损伤、肌无力，但很少导致肌腱或韧带断裂。

注意事项　　　许多非处方止痛药和抗炎药会刺激胃和肠黏膜，长期使用会导致溃疡甚至严重出血，可发生胃肠穿孔（无出血）、高血压或下肢肿胀。一些非甾体类抗炎药可能增大心脑血管疾病发作的风险。你如果需要定期使用非甾体类抗炎药治疗关节疼痛超过 2 周，请向医生咨询。

■ 其他缓解疼痛的方法

你可以向医生咨询以下疗法。

● **热疗**可以舒缓和放松疼痛关节周围的肌肉。可以用温水、石蜡液、电热垫、热敷袋或加热灯加热，但要注意避免烫伤。为达到深度渗透的目的，还可以选用其他理疗方法。

● **冷敷**不仅可以起到局部麻醉的作用，还可以缓解肌肉痉挛。当你的肌肉因保持某个固定姿势而感到疼痛时，冷敷可以减少疼痛。

● **夹板**可以在活动时支持和保护疼痛的关节，并在夜间使其保持适当的姿势，促进患者安静入眠。然而，长期持续使用夹板支撑会减弱肌肉力量并导致关节灵活性变差。

● 使用**放松**技巧，包括催眠、冥想、深呼吸、肌肉放松、瑜伽等，都可以减轻疼痛。

● **葡糖胺和软骨素补充剂**是治疗关节疼痛的常用药物，但相关资料有所矛盾，请谨慎选择（详见第 401 页）。这些产品不受美国食品药品监督管理局的监管。

● **其他方法**，如进行低强度运动、使用鞋垫（如足矫形器）和手杖（如助步器），这些都有助于增强肌肉力量、减轻关节压力和缓解疼痛。请向理疗师咨询以获得适当的指导。

■ 关节保护

正确运用人体力学原理可以帮助你以最小的压力进行活动。物理治疗师或职业治疗师建议使用能够减轻压力并保存力量的关节保护技术和设备。

你可以采取以下措施。

● 避免做会导致手指关节拉伤的抓握动作。例如，不使用手提包，而选择带肩带的包；先用热水使瓶盖松弛，再通过手掌按压协助打开，或使用开瓶器打开；不要用力扭转或使用关节。

● 将物体的重量分散在几个关节上。例如，用双手托举较重的锅或书；尝试使用手杖。

● 规律作息，放松和伸展肌肉，避免肌肉疲劳。

● 保持良好的姿势，有助于促进体重的均匀分布，并且有助于缓解韧带和肌肉紧张。

● 平日里使用最强壮的肌肉，并尽可能地使用无关节炎的关节。不要推开沉重的玻璃门，可以斜身进去。捡起东西时，屈曲膝盖并蹲下，同时保持背部挺直。你如果膝盖有伤，请向医生寻求最佳的活动建议。

● 使用便于抓握的特殊工具，例如使用协助扣衬衫扣子和烹饪的工具。在杂货店、五金店或折扣店可以买到这些工具，你也可以联系药店或医生以获取订购这些物品的信息。

通过手术治疗严重的骨关节炎

手术通常用于治疗其他治疗方法无法缓解的严重骨关节炎。如果骨关节炎给日常工作带来困难和不便，可考虑手术治疗。

手术治疗包括以下几种。

● **关节置换**。外科医生清除受损的关节表面，并用被称为假体的塑料和金属装置替换关节。髋关节和膝关节是最常被置换的关节。

● **清创**。清创是清除关节周围脱落的软骨和骨碎片以缓解疼痛。如果你因膝关节软骨撕裂或骨碎片脱落而产生"绞锁现象"，清创是最有效的做法。

● **矫正骨骼**。矫正骨骼手术可以缓解疼痛，通常用于无法选择关节置换手术的情况。

● **关节融合**。外科医生可以永久融合关节处的骨骼，以增强关节稳定性并减轻疼痛。融合的关节如踝关节，可以承受较大的重量而不会出现疼痛，但失去了灵活性。

与医生讨论应选择哪种手术，并仔细权衡利弊。有关选择外科医生和咨询问题的建议详见第 384 页和第 385 页。

哮喘

当肺部的气道（支气管）出现炎症和收缩时，就会发生**哮喘**（asthma）。支气管壁肌肉收缩，气道中产生过多黏液，导致气流减少，常引起喘息。

哮喘是一种严重的疾病，但通过适当的照护和治疗，患者通常可以控制症状，过上不影响健康的、正常的生活。

常见的症状和体征是喘息、呼吸困难、胸闷和咳嗽。在紧急情况下，可能出现严重的呼吸困难以及"识别危及生命的哮喘发作"中列出的症状和体征。哮喘急性发作可轻可重，可持续几分钟、几小时甚至几天。

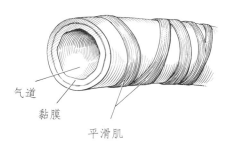

气道
黏膜
平滑肌

上图显示的是肺部的正常气道。

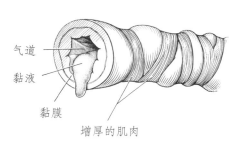

气道
黏液
黏膜
增厚的肌肉

哮喘患者肺部出现炎症和肿胀的气道。

数百万美国人患有哮喘，包括成人和儿童。目前尚不清楚为什么有些人会患哮喘，可能是环境因素和遗传（固有）因素共同作用的结果。哮喘的病因和诱因因人而异，以下因素可能增大患病的风险：哮喘家族史、儿童时期频繁的呼吸道感染、胃食管反流病、吸二手烟、生活在城市地区（特别是空气污染严重的地区）、职业性接触化学物品、出生时体重过低，以及超重。

哮喘常见的诱因

哮喘发作有多种诱因，包括：

- 空气污染物，如烟雾；
- 化学气体；
- 蟑螂；
- 冷空气或空调温度过低；
- 感冒和流感；
- 灰尘和尘螨；
- 锻炼、体育运动；
- 食物，如花生和贝类；
- 月经不规律；
- 霉菌；
- 香水和除臭剂；
- 宠物；
- 花粉；
- 压力过大和强烈的情绪反应，如哭泣；
- 亚硫酸盐——某些食品和饮料中的防腐剂；
- 烟草、烟雾；

- 烧心；
- 药物，如阿司匹林和 β 受体阻滞剂。

- 天气因素，如湿度过高；

识别危及生命的哮喘发作

早期治疗可以预防严重哮喘的发作，不要等到喘息等病情严重的征兆出现。当气流严重受限时，喘息可能消失。出现以下情况请立即就诊。

- 呼吸困难，每次呼吸时颈部、胸部或肋间隙出现凹陷；
- 脉搏加快、出汗、剧烈咳嗽；

- 鼻翼煽动；
- 指甲或口唇发绀；
- 行走或说话困难；
- 峰值气流（可以在家里用手持式仪表测量）比正常水平下降50%，甚至服药后仍持续下降。

医生可以和你一起判定哮喘的诱因，并制订一些策略以防止你接触这些诱因，帮助你控制症状和体征，确保你的呼吸道不会受到严重阻塞。

自我照护

了解哮喘的相关知识。你对哮喘了解得越多，就越容易控制它。以下建议可以帮助你通过防止接触环境因素来控制症状。

- 避免接触可能引起症状的过敏原。如果对猫或狗过敏，应考虑将它们从家中移走，避免与他人的宠物接触，避免购买由动物皮毛制作的衣服、家具或地毯。
- 如果对空气中的花粉或霉菌过敏，请在家中、办公室和车里开空调。保持门窗关闭，以防与空气中的花粉和霉菌接触。
- 避免可能导致症状出现的活动。例如，家中装修可能使你接触到引起哮喘发作的因素，如油漆蒸气、木屑或类似的刺激性物体。
- 检查加温加湿系统。如果房间内有强制空气加热系统，而你对灰尘过敏，请使用过滤器以控制灰尘，每月更换或清洁加热和冷却装置上的过滤器。最好的过滤器是高效微粒空气过滤器（HEPA）。取下旧过滤器时要戴好口罩。

● 使用带有小颗粒过滤器的真空吸尘器。

● 避免参加会引起扬尘的活动。如果难以实现，请戴好防尘口罩，防尘口罩在药店和五金店都可以买到。

● 回顾你的运动习惯，并考虑调整你的日常活动（详见下文）。考虑在室内运动，以减少接触哮喘诱因的机会。

● 不要吸烟，避免吸二手烟。避免接触所有类型的烟雾，即使是来自壁炉或燃烧树叶产生的烟雾，因为烟雾会刺激你的眼睛、鼻子和支气管。

● 减轻压力和疲劳。

● 仔细阅读使用说明。如果对阿司匹林过敏，可能需要避开其他非处方止痛药，如布洛芬和萘普生钠。

通过执行精心制订的运动计划来保持健康

有计划的规律运动对治疗哮喘是有益的，尤其是对轻度到中度患者来说。如果身体健康，心脏和肺部不需费力就可以排出空气。

但由于剧烈运动会引起哮喘发作，因此在开始之前，请与医生讨论出一个安全的运动计划。此外，请遵循以下原则。

● **知道何时不该锻炼**。感染病毒、处于零度以下或极端炎热和潮湿的环境中，应避免运动。如果天气寒冷，请戴上口罩以加热吸入的空气。

● **事先服药**。运动前 15~60 分钟吸入短效 β 受体激动剂。

● **循序渐进**。5~10 分钟的热身运动可以放松你的胸肌，拓宽你的气道以使你轻松呼吸。逐渐达到你想要的运动速度。

● **明智地选择锻炼方式**。寒冷天气的活动（如滑雪）以及长距离的活动（如跑步）常常会引起喘息。不需要爆发能量的运动，如散步、打高尔夫球和悠闲地骑自行车，可能更适合你。

医疗救助

过敏测试。医生可能对你进行一些测试以确定哮喘发作的诱因，这些测试包括皮肤测试和血液检验。血液检验比皮肤测试价格更高，且敏感性更低，但如果受试者患有皮肤病或正在服用可能影响测试结果的药物，更宜采用血液检验。

药物。医生可能为你开具一些药物来预防或治疗哮喘发作。即使没有任何症状，你也应遵医嘱服用所有的药物。不要超剂量服用，因为过量使用药物存在风险。这些药物可以使用吸入器摄入，也可以以液体、胶囊或片剂形式服用。

哮喘长期控制药物可减轻气道炎症、减少黏液产生，从而减少呼吸道的痉挛。按规定每日服用这些药物，可以防止哮喘发作。这些药物包括吸入性糖皮质激素、长效吸入性支气管扩张剂（与吸入性糖皮质激素一起使用，但不能单独使用或用于快速缓解症状）、白三烯调节剂等。

在哮喘发作时使用快速缓解药物。这些药物有助于扩张狭窄的气道，帮助患者在发作期间呼吸，这些药物包括短效吸入性支气管扩张剂，以及口服和静脉注射糖皮质激素。

此外，有一些用于治疗过敏诱发哮喘的药物和联合疗法。

使用峰值流量计进行自我监测。可以通过培训使患者能够独自使用测量呼吸状况的设备（如峰值流量计）。流量计就像肺部的仪表，可以提供有助于评估肺功能的数值。读数低意味着气道狭窄，是哮喘可能发作的早期警告。

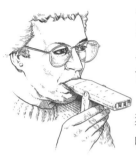

峰值流量计是一种用来评估肺功能的仪器。

吸入器：误用的风险

吸入性**支气管扩张剂**（bronchodilator）有助于在哮喘发作期间迅速缓解症状，但这种药物无法减轻炎症。

支气管扩张剂每日的最大用量为每 4~6 小时吸 2 次。如果需要频繁使用一种药物来控制症状，则要制订一个更有效的预防性用药方案。

快速缓解药物可能使患者难以识别代表病情恶化的症状。一旦药物失效，哮喘可能进一步加重。这时，你往往会使用另一种药物，从而耽误使用抗炎药物进行充分治疗。

过度使用支气管扩张剂存在着风险。如果已经使用支气管扩张剂的最大推荐剂量但症状依然没有得到缓解，请向医生咨询。如果已遵医嘱使用药物，但哮喘症状仍在恶化，你可能需要到急诊中心就诊。医生可以帮助你学会识别哮喘的紧急情况，以便你了解何时应寻求帮助。

癌症

治疗**癌症**（cancer）的最佳方法之一是早期诊断。多数情况下，癌症越早被发现，越容易在其扩散到其他组织或器官之前得到治疗。目前通过筛查可在早期发现多种癌症，你可以通过了解报警症状并进行适当筛查来实现早期诊断。

2017年美国新增癌症病例统计。图中显示了按性别划分的10种新发癌症病例。病例统计数值四舍五入，病例不包括基底细胞和鳞状细胞皮肤癌以及原位癌（膀胱癌除外）。

参考Siegel RL, et al., "Cancer Statistics, 2017," in CA: A Cancer Journal for Clinicians, 2017; 67: 7。

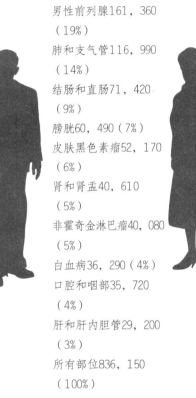

男性前列腺161，360（19%）

肺和支气管116，990（14%）

结肠和直肠71，420（9%）

膀胱60，490（7%）

皮肤黑色素瘤52，170（6%）

肾和肾盂40，610（5%）

非霍奇金淋巴瘤40，080（5%）

白血病36，290（4%）

口腔和咽部35，720（4%）

肝和肝内胆管29，200（3%）

所有部位836，150（100%）

女性乳腺252，710（30%）

肺和支气管105，510（12%）

结肠和直肠64，010（8%）

子宫61，380（7%）

甲状腺42，470（5%）

皮肤黑色素瘤34，940（4%）

非霍奇金淋巴瘤32，160（4%）

白血病25，840（3%）

胰腺25，700（3%）

肾和肾盂23，380（3%）

所有部位852，630（100%）

■ 症状、体征和筛查

本节将举例说明一些常见癌症的症状和体征。与医生讨论自己的癌症风险以及最适合你的癌症筛查策略。

前列腺癌

虽然某些类型的**前列腺癌**（prostate cancer）进程缓慢，可能只需要简单的治疗甚至无须治疗，但有些类型的前列腺癌具有侵袭性，会迅速扩散。

报警症状。早期阶段通常没有报警症状。晚期症状包括排尿困难、尿流细且排尿无力、精液带血、盆腔不适、骨痛以及勃起功能障碍。

危险因素。以下情况会增大风险。

- 年龄大于 50 岁；
- 黑种人；
- 有前列腺癌或乳腺癌家族史；
- 喜欢吃脂肪含量高的食物、肥胖。

检查和筛查。详见第 219 页"前列腺癌的筛查"。

乳腺癌

乳腺癌（breast cancer）在男性和女性中均有可能发生，女性发病率远高于男性。有关其警示症状、危险因素和检查筛查详见第 225 页。

肺癌

大多数**肺癌**（lung cancer）导致的死亡是可以预防的，因为大多数肺癌病例与吸烟相关。然而，不吸烟者也可能患肺癌。

报警症状。早期肺癌通常无明显症状和体征。随着癌症进展，可能出现的警示症状包括：新出现咳嗽并迁延不愈、慢性咳嗽或长期吸烟者的咳嗽症状发生变化、咯血、胸痛、呼吸困难、喘息或声音嘶哑、反复出现肺炎或支气管炎。

危险因素。肺癌与以下因素有关。

- 吸烟；
- 被动吸烟；
- 暴露于氡气；
- 接触环境致癌物，如石棉、砷和铬；
- 有肺癌家族史。

检查和筛查。一些组织建议肺癌高危人群每年进行计算机断层扫描（CT）检查来筛查肺癌。你如果年龄在 55 岁及以上，目前吸烟或曾经吸烟，请与医生讨论肺癌筛查的利弊。无论任何年龄，如果担心自己存在患肺癌的风险，都请向医生咨询，确定减小风险的策略以及是否进行肺癌筛查。

结直肠癌

结肠癌（colon cancer）是位于下消化道的结肠部位的癌症，直肠癌是位于结肠远端直肠的癌症，它们合在一起被统称为结直肠癌。

报警症状。结直肠癌会引起：直肠出血或便血，排便习惯改变（如腹泻或便秘）或粪便黏稠度改变；持续腹部不适如痉挛、腹胀或疼痛；排便不尽感；乏力或疲劳；不明原因的体重下降。

危险因素。结直肠癌与以下因素有关。

- 年龄——通常大于 50 岁；
- 有结直肠癌或结直肠息肉病史；
- 有结直肠癌或结直肠息肉家族史；
- 曾患结肠炎性疾病，如溃疡性结肠炎或克罗恩病；
- 患有遗传性疾病，如遗传性非息肉病性结直肠癌（HNPCC），也称林奇综合征或家族性腺瘤性息肉病；
- 吸烟；
- 高脂肪饮食或低膳食纤维饮食，或两者兼有；
- 水果和蔬菜摄入量少；
- 大量饮酒；
- 采用久坐不动的生活方式；
- 肥胖；
- 患有糖尿病；
- 既往癌症腹部放疗史。

检查和筛查。你如果年龄在 50 岁或以上，请进行结直肠癌筛查。目前有多种筛查方法，其中一些方法可以更容易、更彻底地发现癌症。筛查方法如下。

- 结肠镜检查，每 10 年 1 次；

- 虚拟结肠镜检查（CT 结肠成像），每 5 年 1 次（并不一定在医疗保险承担的范围内）；

- 粪便潜血试验或粪便免疫化学试验，每年 1 次；

- 乙状结肠镜检查，每 5 年 1 次；

- 粪便 DNA 检测，每 3 年 1 次。

结肠镜检查是结直肠癌筛查的"金标准"。请与医生讨论每种筛查方法的好处和风险。如果你患结直肠癌的风险较大，可能需要更频繁地进行筛查。

膀胱癌

大多数**膀胱癌**（bladder cancer）可在早期阶段诊断出来，早期膀胱癌是可以治疗的，但也有复发的可能。因此，患者通常需要在治疗后进行数年的随访筛查。

报警症状。膀胱癌可引起血尿（尿液呈暗红色或鲜红色，或在尿液显微镜检查中发现红细胞），尿频或排尿疼痛，腹痛或背痛，体重下降和食欲不振，持续发热，贫血。

危险因素。以下几个因素可能增大患膀胱癌的风险。

- 男性，50 岁及以上（大多数患者超过 65 岁）；

- 有膀胱癌家族史；

- 吸烟；

- 有慢性尿路感染或炎症（膀胱炎）病史；

- 职业性接触工业化学品，例如染料，石化产品、橡胶、皮革、纺织品、油漆生产过程中使用的化学物品；

- 有遗传性非息肉病性结直肠癌家族史。

检查和筛查。每年体检进行尿常规检查，血尿是最常见的警示症状。其他项目包括使用内窥镜检查膀胱内部（膀胱镜检查），留取可疑细胞进行检测。

子宫内膜癌（子宫癌）

子宫内膜癌（有时称为子宫癌）通常可在早期被发现，它的表现往往是在月经间期或绝经后出现阴道出血现象。如果在早期发现子宫内膜癌，手术切除子宫通常可以根除所有病灶。

报警症状。子宫内膜癌可导致绝经后阴道出血，月经周期延长或月经间期出血，出现异常的、非血性的阴道分泌物，下腹疼痛，性交痛和体重下降。

危险因素。子宫内膜癌与以下因素有关。

- 无怀孕史；
- 排卵不规律，例如伴有多囊卵巢综合征、肥胖和糖尿病；
- 绝经延迟，或绝经后长期服用雌激素或他莫昔芬；
- 用激素治疗乳腺癌；
- 患有遗传性非息肉病性结直肠癌。

检查和筛查。大多数子宫内膜癌因为绝经后阴道出血而在早期被发现。盆腔检查是为了检查子宫是否有肿块或肿块大小是否有变化，通常还需进行活检；其他诊断性检查还可选择经阴道超声检查。如果有遗传性非息肉病性结直肠癌个人史或家族史，请向医生咨询应该接受哪些癌症筛查项目。

皮肤癌

皮肤癌（skin cancer）最常发生于暴露在阳光下的部位，也可发生在不常暴露在阳光下的部位。通过早期诊断可成功治疗大多数皮肤癌，包括恶性程度较高的类型。关于皮肤癌的更多信息详见第 201 页。

霍奇金淋巴瘤

霍奇金淋巴瘤（Hodgkin's lymphoma，以前被称为霍奇金病）是淋巴系统的肿瘤，淋巴系统是免疫系统的组成部分。随着治疗方法的进步，这种疾病的治愈率大大提高，并有可能完全康复。

报警症状。霍奇金淋巴瘤可能导致颈部、腋窝或腹股沟淋巴结无痛性肿大，疲劳，发热或寒战，盗汗，体重下降和食欲不振，皮肤瘙痒。

危险因素。霍奇金淋巴瘤与以下因素有关。

- 有淋巴瘤家族史；

- 既往感染 EB 病毒；

- 免疫系统功能低下。

检查和筛查。许多检查方法可以帮助诊断，例如活检、计算机断层扫描检查（CT）或 X 线检查等。

非霍奇金淋巴瘤

非霍奇金淋巴瘤（non-Hodgkin's lymphoma）的发病率是霍奇金淋巴瘤的 5 倍以上。非霍奇金淋巴瘤有 20 多种类型。虽然其发病率在不断上升，但存活率也在不断上升。

报警症状。非霍奇金淋巴瘤可能导致淋巴结无痛性肿大、发热、盗汗、疲劳、体重下降、腹痛或腹胀、胸痛、咳嗽或呼吸困难。

危险因素。非霍奇金淋巴瘤与以下因素有关。

- 免疫系统功能低下，如接受器官移植或感染艾滋病毒；

- 各种感染，如幽门螺杆菌感染；

- 长期接触某些化学物质，如杀虫剂、除草剂；

- 年龄较大者（60 岁及以上），虽然该疾病可能发生在任何年龄。

检查和筛查。许多检查方法可以帮助诊断，例如活检、计算机断层扫描检查、X 线检查等。

其他癌症

有关**睾丸癌**（cancer of the testicle）的信息详见第 218 页，**宫颈癌**（cervical cancer）详见第 233 页，**卵巢癌**（ovarian cancer）详见第 234 页，**甲状腺癌**（thyroid cancer）详见第 248 页。

糖尿病

糖尿病（diabetes）是一种影响人体使用血液中葡萄糖

（通常称为血糖）的方式的疾病。葡萄糖是人体的主要能量来源。

人体分解食物并将其转化为葡萄糖，胰腺分泌的胰岛素有助于血液中的葡萄糖转移到细胞中，被细胞利用以获取能量。但如果患有糖尿病，人体产生的胰岛素就会减少，甚至无法产生胰岛素，或者胰岛素无法正常发挥作用，最终导致血液中葡萄糖含量过高。

最常见的糖尿病是 1 型糖尿病和 2 型糖尿病。也有其他类型，如妊娠糖尿病（发生于妊娠期间的糖尿病）。

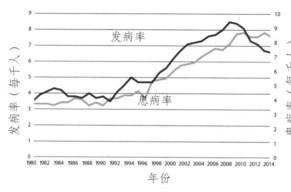

成人糖尿病发病率和患病率的变化趋势。基于美国疾病控制和预防中心的数据。美国国家慢性疾病预防中心，2016。

1 型糖尿病和 2 型糖尿病的区别：

1 型糖尿病是一种自身免疫性疾病。自身免疫系统攻击胰腺，破坏胰岛 β 细胞，使胰岛素的分泌绝对不足，无法帮助葡萄糖转移到细胞内，导致血液中葡萄糖的含量过高，因此需要每日注射胰岛素。1 型糖尿病主要发生在儿童或青少年中，成人也有可能发生。

2 型糖尿病是目前为止最常见的糖尿病类型。胰腺可以分泌一些胰岛素，但人体细胞对胰岛素产生了抵抗，导致血液中葡萄糖的含量过高。超重会加重胰岛素抵抗。2 型糖尿病通常发生在成人中，但随着越来越多的儿童和青少年超重，2 型糖尿病在年轻人中的发病率在不断上升。

并发症

以上两种类型的糖尿病都可能引起长期并发症，包括心脏病（如心肌梗死）和血管疾病（如脑卒中）、神经损伤、肾脏疾病和眼睛损伤。通过健康饮食、运动以及必要的药物治疗，可以保持血糖接近正常水平，还可以大大减小出现并发症的风险。

什么是糖尿病前期？

糖尿病前期指血糖高于正常水平，但不足以达到 2 型糖尿病的标准。糖尿病相关的长期损害（特别是对心脏和血管的损害）可能在糖尿病前期就已经开始了。

你可以通过选择健康的生活方式来预防 2 型糖尿病的发生或延缓 2 型糖尿病的进程。在一项关于糖尿病预防的大型研究中，生活方式干预组（健康饮食、做中等强度运动以及适当减重）的人患糖尿病的风险减小了一半。

糖尿病报警症状

通常，糖尿病前期没有任何症状或体征，因此了解自己的血糖水平很重要。请你注意糖尿病的以下典型症状和体征。
- 烦渴；
- 尿频。

其他症状和体征包括：
- 持续的饥饿；
- 不明原因的体重下降；
- 体重增加（2 型糖尿病患者中更常见）；
- 流感样症状，如乏力、疲劳；
- 视物模糊；
- 伤口或瘀斑愈合缓慢；
- 手部、脚部出现刺痛或感觉丧失；
- 牙龈或皮肤反复感染；
- 阴道或膀胱反复感染。

你患 2 型糖尿病的风险是否会增大？

以下因素会增大患 2 型糖尿病的风险。危险因素越多，患病风险越大。
- 父母或兄弟姐妹患有 2 型糖尿病；
- 超重；
- 腰部或上半身肥胖（苹果形身材），而非臀部和大腿肥胖（梨形身材）；
- 代谢综合征（详见下文）；
- 很少运动或不运动；

● 45 岁以上；

● 非裔美国人、拉丁裔美国人、美国原住民、阿拉斯加原住民、亚裔美国人或太平洋岛民；

● 生产过体重超过 4 千克的婴儿；

● 怀孕时患上糖尿病（妊娠糖尿病）。

代谢综合征会增大患糖尿病的风险

代谢综合征是一组能增大患 2 型糖尿病、心脑血管疾病风险的代谢异常状况。根据美国心脏协会的标准，如果你有以下危险因素中的 3 项及以上，那么你可能患有代谢综合征。

● **腹部肥胖**：女性腰围 ≥ 89 厘米，男性腰围 ≥ 102 厘米；

● **甘油三酯**： ≥ 150 毫克 / 分升；

● **高密度脂蛋白（HDL，"好"胆固醇）**：女性 <50 毫克 / 分升，男性 <40 毫克 / 分升；

● **血压**：收缩压 ≥ 130 毫米汞柱，舒张压 ≥ 85 毫米汞柱；

● **空腹血糖**： ≥ 100 毫克 / 分升。

你如果认为自己患有代谢综合征，请与医生讨论有助于明确诊断的检查。吃有利于心脏健康的食物、达到健康的体重、提高运动水平都有助于预防代谢综合征、糖尿病以及其他严重疾病。监测和管理血糖、血压和胆固醇水平也很重要。

糖尿病前期和糖尿病检测

国际糖尿病专家委员会建议将糖化血红蛋白（A1c）测定用于糖尿病前期和糖尿病检测，糖化血红蛋白测定有助于确定过去 2~3 个月的平均血糖水平。如果无法进行糖化血红蛋白测定或身体状况可能导致糖化血红蛋白测定结果不准确，可以进行空腹血糖测定或口服葡萄糖耐量试验。

糖化血红蛋白水平*	空腹血糖测定值	口服葡萄糖耐量试验值	含义
<5.7%	<100 毫克 / 分升†	<140 毫克 / 分升	正常
5.7%~6.4%	100~125 毫克 / 分升	140~199 毫克 / 分升	糖尿病前期
≥ 6.5%	≥ 126 毫克 / 分升	≥ 200 毫克 / 分升	糖尿病

* 结果表明血红蛋白（红细胞中的一种蛋白质）被糖化的百分比。

† 每分升血液中含有的葡萄糖的毫克数。

资料来源：美国糖尿病协会，2016 年。

自我照护

你如果能充分发挥主观能动性，通常可以很好地控制糖尿病。要尽可能多地了解糖尿病及自我照护方法，包括如何监测血糖水平和有效治疗糖尿病，以及如何实现健康的生活方式。下面的自我照护建议有助于控制糖尿病。

监测血糖水平

控制血糖水平是保持自我最佳状态和预防糖尿病并发症的关键。血糖水平目标、检测频率和检测时间取决于糖尿病类型和治疗方案。如果注射胰岛素，每天要检测血糖至少 2 次，医生可能建议你更频繁地进行检测。

你如果患有 2 型糖尿病且不需要胰岛素治疗，请根据需要检测血糖，以确保血糖在目标范围之内，这可能意味着你要每天检测血糖 1 次或每周检测血糖 2 次，请与你的糖尿病管理团队讨论这个问题。

你可以与团队密切合作，按照美国糖尿病协会的规定来管理 ABC 等（详见下文），并减小心脑血管疾病和其他并发症发生的风险。这些目标适用于大多数糖尿病患者，请向医生咨询具体目标。

● A= A1c（糖化血红蛋白）。目标是 <7%，除非医生另有建议。

● B= 血压。目标是 <140/90 毫米汞柱。

● C= 胆固醇。目标如下。

▸ 低密度脂蛋白（"坏"胆固醇）<100 毫克 / 分升（如果患有心脏病或患心脏病的风险极大，低密度脂蛋白目标最好 <70 毫克 / 分升）。

▸ 高密度脂蛋白（"好"胆固醇），男性 >40 毫克 / 分升，女性 >50 毫克 / 分升。

▸ 甘油三酯水平 <150 毫克 / 分升（最新数据表明 <100 毫克 / 分升较为理想）。

正确使用药物

胰岛素和其他糖尿病治疗药物可以降低血糖并预防长期并发症。但药物的有效性取决于用药时间和剂量，这在很大程度上取决于你自己。了解何时以及如何使用糖尿病治疗药物（如对于某些药物，进餐时间非常重要）。向医生咨询各种药物的利弊，同时做到以下几点。

● 妥善储存药物以保持其有效性。

● 有问题及时向医生报告，用药剂量或时间可能需要调整。

● 谨慎使用新药，无论是非处方药还是针对其他疾病的处方药，都需要向医生咨询它是否会影响血糖水平。

如果你使用胰岛素，最合适的类型和剂量取决于你的血糖水平、摄入的食物、运动程度及你是否存在其他健康问题。

医生可能开一些其他种类的注射药物——利拉鲁肽（Victoza，Saxenda）或普兰林肽（Symlin），这些药物会影响葡萄糖进入血液的速度。请你仔细按照说明使用，并向医生咨询潜在的副作用。

选择健康饮食

营养师和糖尿病专家可以帮助你调整饮食方式以满足需求。以下是一些基本建议，有助于你更好地控制血糖。

● **制订饮食计划**。一日三餐，进食量和进食时间要与计划上的保持一致。如果在吃晚餐后感到饥饿，可以再吃一些热量低或碳水化合物含量低的食物，如生的蔬菜。

● **摄入膳食纤维**。多吃新鲜水果、蔬菜、豆类和全麦食品。这些富含膳食纤维的食物脂肪含量低，维生素和矿物质含量高，有助于控制血糖。

● **限制食用富含饱和脂肪酸和反式脂肪酸的食物**。选择瘦肉和低脂乳制品，用少量的健康油代替起酥油和黄油。

● **选择饱和脂肪酸含量低的蛋白质来源**。如果你食用过多的蛋白质，身体就会把多余的能量转化为脂肪储存起来。应选择食用鱼肉和家禽肉，不要吃太多的红肉。

● **少吃甜食**。并非禁止食用糖果、饼干和其他甜食，但它们通常含有大量脂肪和热量，应把它们计入碳水化合物总摄入量中。

● **适量饮酒**。如果医生允许，可以偶尔适量饮酒，但要注意控制饮酒量。酒精会使血糖水平升高，增加摄入的总热量，从而影响你的体重。

● **保持健康的体重**。超重是 2 型糖尿病目前最大的危险因素。如果是超重导致的，你即使只降低一点儿体重也可以改善血糖水平。

规律运动

规律运动和锻炼对降低血糖、提高人体利用胰岛素或其他降糖药物的能力至关重要，规律运动也可以减少人体所需的糖尿病药物用量。此外，规律运动和锻炼有助于降低体重、改善血液循环、减小患上心脏疾病风险以及减轻压力。

可以做一些简单的活动以增强体质，例如走楼梯代替乘电梯。你要学习如何在运动中避免低血糖。在开始执行运动计划之前，请向医生咨询。

紧急情况处理　　血糖过高或过低都可能导致严重的问题出现。请你了解以下征象以及出现这些征象时应采取的措施。如果出现医疗紧急情况，应立即采取措施。

低血糖

● **早期征象**：出汗、颤抖、视力障碍、紧张、头痛、乏力、饥饿、头晕、烦躁、恶心、皮肤湿冷。

● **晚期征象**：言语不清、嗜睡、醉酒样行为、意识模糊。

● **紧急征象**：癫痫发作、昏迷（可能致命）。

● **如何处理**：如果血糖 <70 毫克 / 分升，需进食能够快速提高血糖的食物，例如 1 颗硬糖、半杯常规非低糖软饮料、半杯果汁、3~4 片葡萄糖片。如果有需要，可在 15 分钟内多次食用。如果没有改善，请立即寻求医疗救助。你如果正在使用胰岛素，请向医生咨询是否需要准备胰高血糖素急救包。

危险的高血糖

● **早期征象**：极度口渴、下肢痉挛、口干、尿频、脱水。

● **晚期征象**：脉搏加快、乏力、意识模糊。

● **紧急征象**：癫痫发作、昏迷。

● **如何处理**：如果血糖 >350 毫克 / 分升，并且感到不适或紧张焦虑，请联系医生。当血糖 ≥ 500 毫克 / 分升时，如果身体感到不适，请立即到急诊中心就诊，如果身体感觉尚好，请立即寻找你的主治医生，若无法及时见到主治医生，请到急诊中心就诊。及时治疗可在数小时内解决这个问题，如果不及时治疗，可能有生命危险。

糖尿病酮症酸中毒（高酮）

● **早期征象**：高血糖、极度口渴、口干、尿频。

● **晚期征象**：疲劳、恶心、呕吐、腹痛、呼吸变浅、呼气中有甜水果味、视力模糊、意识模糊、食欲不振、体重减轻、乏力、嗜睡。

● **紧急征象**：癫痫发作、昏迷。

● **如何处理**：酮是人体利用脂肪作为供能物质代谢的产物，体内酮含量过高极其危险。检查你的尿酮水平，尤其是血糖持续超过 250 毫克 / 分升时。如果试纸颜色显示尿酮水平为中度或高度，请立即联系医生询问要使用多少胰岛素，并且要多喝水以防脱水。如果酮水平很高且无法联系到医生，请到急诊中心就诊。

足部护理可减小受伤和感染的风险

糖尿病会损伤足部神经，减少足部血液供应。因此进行以下足部护理至关重要。

- 每天检查足部是否有水疱、割伤、溃疡、红肿。
- 每天用温水洗脚，彻底擦干。
- 修剪指甲，去除指甲毛边。
- 不要自己使用除疣剂或修剪足部的老茧和鸡眼，而应去寻求医生的帮助。

- 穿有衬垫、合脚的鞋。每天检查鞋内的布料是否有磨损或毛边。
- 穿干净、干燥的袜子。
- 即使在家里也不要赤脚走路。
- 避免穿腿或脚踝周围过紧的衣服。
- 避免将双脚暴露在极端温度之下。
- 用乳液滋润双脚和脚踝，但不要在脚趾间涂抹。

心脏病

心脏通过血管网络将血液泵入人体各个组织中。心脏的问题可能出现在心肌、心脏瓣膜、电传导系统、覆盖心脏表面的包膜（心包）或心脏供血动脉（冠状动脉）中。这里重点介绍冠状动脉性心脏病。

冠状动脉性心脏病

冠状动脉是为心脏提供血液、氧气和营养的主要血管。**冠状动脉性心脏病**（coronary artery disease）是冠状动脉受损或发生病变，脂质沉积形成斑块所致的疾病。

这些沉积物会使冠状动脉逐渐变窄，进而影响心脏和其他重要器官的血液供应，这种情况称为动脉粥样硬化。血供减少最终可能导致多种症状和体征。由斑块积聚或斑块破裂引起的冠状动脉完全闭塞可能导致**心脏病发作**（heart attack）。有时心脏病发作是冠状动脉完全闭塞的第一个征象，但在某些情况下，心脏病发作没有任何症状和体征（详见第 17 页"心脏病发作"）。

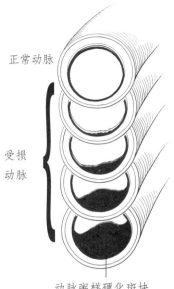

正常动脉

受损动脉

动脉粥样硬化斑块

当血液中胆固醇含量过高时，脂质沉积物（斑块）会在动脉中积聚，这一过程被称为动脉粥样硬化。随着这些沉积物的积聚，血流逐渐减少，你面临着心脏病发作或脑卒中的风险。高胆固醇血症是导致心脏病发作的危险因素之一。

症状和体征

血流减少可能在数年内不会引起冠状动脉性心脏病的症状。但随着动脉中脂质的沉积，可能出现以下症状。

心绞痛（胸痛）。你可能感到胸部有压迫、挤压、烧灼或紧缩的感觉，仿佛有人站在你的胸口上。这种症状被称为心绞痛，通常发生在进行体力活动时，并且休息几分钟即可缓解。如果症状发作逐渐频繁、程度逐渐加重或持续时间逐渐延长，则可能发生更危险的心绞痛（不稳定型心绞痛）或急性心肌梗死。女性的症状可能更不典型，在休息或压力大时会出现该症状，或其他部位（如上背部、下颌或手臂）出现疼痛。

呼吸困难。如果心脏无法泵出足够的血液来满足身体的需求，你可能在日常活动时出现呼吸困难或疲劳等现象。所有年龄段的女性和 65 岁以上的男性更有可能出现呼吸困难的症状，但几乎不会出现胸部不适的症状。

慢性腿部疼痛？可能是患上了外周动脉疾病（PAD）

如果下肢动脉因脂质沉积而出现完全或部分闭塞，可能是患上了外周动脉疾病，但这种疾病常常被误认为是关节炎。如果患有外周动脉疾病，身体其他部位也可能存在动脉闭塞，增大了你患急性心肌梗死和脑卒中的风险。

外周动脉疾病患者可能没有症状或有以下症状。

● 行走时腿部痉挛或疼痛，休息即可得到缓解（早期阶段）；

● 休息时腿部痉挛或疼痛（晚期阶段）；

● 腿脚感到寒冷；

● 脚趾、脚背或腿部的溃疡难以愈合。

一项简单的测试，即踝肱指数，通过比较脚踝血压和手臂血压以帮助诊断外周动脉疾病。即使没有症状，如果超过 70 岁，或 50 岁以上合并糖尿病或吸烟史，再或 50 岁以下合并糖尿病和其他外周动脉疾病的危险因素（如肥胖或患有高血压），请向医生咨询是否应该进行外周动脉疾病筛查。

危险因素

冠状动脉性心脏病的危险因素如下。

● **年龄**。年龄增长会增大冠状动脉受损和狭窄的风险。

● **性别**。男性患冠状动脉性心脏病的风险通常大于女性，但绝经后女性患病的风险会增大。

● **家族史**。有心脏病家族史的人患冠状动脉性心脏病的风险较大，特别是父母中的一方在较年轻时（男性 55 岁之前、女性 65 岁之前）患此病的。

● **吸烟**。尼古丁会收缩血管，一氧化碳会损害血管内壁，使血管更容易发生动脉粥样硬化。

● **高血压**。不受控制的高血压会导致动脉硬化和管壁增厚，减少血流量。

● **高胆固醇血症**。血液中胆固醇水平升高会增大斑块形成和动脉粥样硬化的风险。高胆固醇血症可能是由血液中低密度脂蛋白过高或高密度脂蛋白过低引起的。

● **糖尿病**。糖尿病与冠状动脉性心脏病的风险增大有关。这两种疾病有类似的风险因素，如肥胖和高血压。

● **肥胖**。超重通常会加重其他危险因素。

● **缺乏体力活动**。缺乏体力活动也与冠状动脉性心脏病的危险因素出现有关。

● **压力大**。生活中压力过大可能损害动脉，同时加重冠状动脉性心脏病的其他危险因素。

● **营养不良**。缺乏必需的营养物质（例如水果、蔬菜和谷物中的营养物质）会增大患病的风险。

如果有多种危险因素

危险因素越多，患急性心肌梗死的风险越大。危险因素可能同时出现，并且可以相互叠加，例如肥胖可能导致糖尿病和高血压。当某些危险因素组合在一起时，会导致患冠状动脉性心脏病的风险进一步增大。代谢综合征（包括血压升高、甘油三酯升高、胰岛素水平升高和腰部脂肪过多等一系列症状）会增大患冠状动脉性心脏病的风险（详见第271 页）。

你适合每日服用阿司匹林吗？

每日服用阿司匹林可以减少血小板的聚集，从而减小急性心肌梗死和脑卒中发作的风险。这有助于预防冠状动脉闭塞。如果你曾急性心肌梗死发作，每日服用阿司匹林可以预防再次发作。通常每日的预防剂量是 81 毫克，在开始治疗前请向医生咨询。

如果曾急性心肌梗死发作或脑卒中发作，或者有高风险因素（如糖尿病）的存在，建议每日服用阿司匹林治疗。即使不是高危人群，也可以从阿司匹林治疗中获益。45岁以上的男性和 55 岁以上的女性应向医生咨询每日服用阿司匹林治疗是否适合自己。

不适合所有人

对某些人而言，每日服用阿司匹林治疗会产生副作用，如胃出血。你如果有消化道出血或溃疡病史，这个问题尤其值得关注。虽然每日服用阿司匹林可以预防与脑血栓相关的脑卒中发作，但它可能增大与脑出血相关的脑卒中（出血性脑卒中）发作的风险。请向医生咨询以选择最适合自己的方案。

如果患有心力衰竭，除非医生建议，否则不要每日服用阿司匹林。

自我照护

冠状动脉性心脏病的一些危险因素可以通过改善生活方式或进行药物治疗来消除。可以采取以下措施来减小风险。

- **戒烟**。详见第 294 页。
- **控制血压**。详见第 279 页。
- **检查胆固醇水平**。详见第 324 页。
- **控制血糖**。详见第 263 页。
- **保持健康的体重**。详见第 314 页。
- **健康饮食**。食用足够的水果、蔬菜和谷物是关键。尝试每周至少吃 2 份（每份 85 克）富含有益心脏健康的 ω-3 脂肪酸的鱼类，如鲑鱼、沙丁鱼、鳟鱼和白鱼。详见第 320 页。
- **增加体育运动**。详见第 327 页。

● **控制压力**。详见第336页。

医疗救助　除了上述自我照护的方法外，医生还可能提出以下建议。

● **每日服用阿司匹林**。但是，未经医生允许，不要服用阿司匹林（详见第274页）。

● **服用鱼油补充剂**。与服用鱼油补充剂相比，食用富含 ω-3 脂肪酸的鱼类对心脏健康更有益。然而，心脏病患者是否能从鱼油补充剂中获益，这应与医生讨论。

● **处方药**。如果患有冠状动脉性心脏病或曾急性心肌梗死发作，药物可能减小心脏疾病或心肌梗死发作的风险。应与医生讨论有关药物治疗的内容，可选择的药物包括降胆固醇药物（如他汀类药物）、硝酸甘油、β受体阻滞剂、血管紧张素转换酶（ACE）抑制剂或钙通道阻滞剂。

● **血运重建**。包括血管成形术、支架置入术、冠状动脉搭桥手术。

心力衰竭

心力衰竭（Heart failure），也被称为充血性心力衰竭（CHF），指心脏无法泵出足够的血液来满足人体需求。如果患者有高血压、冠状动脉性心脏病、急性心肌梗死发作史、心脏瓣膜病、糖尿病或某些其他疾病，那么患心力衰竭的风险就会更大。心力衰竭可以是长期（慢性）的，也可以是突然出现（急性）的。

症状和体征

症状和体征如下。

● 腹部、腿部、脚踝或脚部肿胀，或不明原因的体重增加。

● 活动或休息时呼吸困难，夜间平躺时呼吸困难。

● 心跳加快或心律不齐。

● 感到劳累，难以进行日常活动。

● 持续咳嗽或喘息，伴白色或粉红色黏痰。

如何处理

你如果有上述任何症状和体征，请告知医生。治疗措施包括药物治疗，以及手术治疗或植入式设备治疗。

生活方式的改善有助于减轻症状，防止病情恶化。这些改善包括限制钠和酒精摄入、监测液体摄入量、健康饮食、进行体育锻炼，并且每天记录体重。

肝炎

肝炎是肝脏炎症的统称。甲型肝炎、乙型肝炎和丙型肝炎有何不同呢？

甲型肝炎

甲型肝炎（hepatitis A）是由甲型肝炎病毒引起的一种具有高度传染性的肝脏疾病。

甲型肝炎是如何传播的

甲型肝炎病毒可通过以下途径传播。

● 粪口途径——如病毒携带者在上完厕所后没有认真洗手的情况下接触了你要吃的食物或要喝的水；

● 食用被甲型肝炎病毒污染的贝类；

● 与感染者密切接触；

● 与病毒携带者发生性关系；

● 输了带有甲型肝炎病毒的血液（这种情况非常罕见）。

症状和体征

症状和体征包括疲劳、恶心、呕吐、腹痛或腹部（尤其是右侧肋下靠近肝脏的部位）不适、食欲不振、低热、尿液颜色变深、肌肉疼痛、瘙痒、皮肤和眼睛发黄（黄疸），通常在感染病毒 1 个月之后才会出现。

检查和治疗

血液检测可以检出甲型肝炎病毒，但目前尚无治疗方法。人体可以自行清除病毒，通常肝脏会在 2 个月内痊愈，不会出现持久的损害。

甲型肝炎的预防

建议成人和某些高危儿童接种甲型肝炎疫苗，详见第343页和第353页。如果你要进行国际旅游，请参考第428页的内容。

乙型肝炎

乙型肝炎（hepatitis B）是由乙型肝炎病毒引起的严重的肝脏疾病。对某些人而言，乙型肝炎会转为慢性疾病，导致肝功能衰竭、肝硬化或肝癌——肝脏出现不可逆损伤。

乙型肝炎是如何传播的

乙型肝炎病毒可通过以下途径传播。

- 与感染者发生无保护措施的性行为；
- 使用被感染乙型肝炎病毒的血液污染的针头和注射器；
- 被带有感染乙型肝炎病毒的血液的针头意外刺伤（这是医护人员防护需关注的问题）；
- 长期接受血液透析治疗；
- 感染乙型肝炎病毒的母亲分娩期间传染给孩子。

症状和体征

大多数患有乙型肝炎的婴儿和儿童及部分成人没有出现过任何症状和体征。症状包括腹痛、尿液颜色加深、关节疼痛、食欲不振、恶心、呕吐、乏力、疲劳、皮肤和眼睛发黄（黄疸），通常在感染病毒后2~3个月出现。

检查和治疗

血液检测可以诊断出乙型肝炎病毒感染。医生可以确定患者是否患有需要治疗的急性乙型肝炎。慢性乙型肝炎的治疗包括抗病毒药物治疗等，如果肝脏受损严重，甚至可以进行肝移植。

乙型肝炎的预防

任何人都可以接种乙型肝炎疫苗，包括婴儿（详见第

350 页）。如果你要进行国际旅行，请参考第 427 页的内容。

丙型肝炎

丙型肝炎（hepatitis C）是一种由丙型肝炎病毒导致的肝脏炎症性疾病。它被认为是最严重的肝炎类型，但它是可治愈的。

丙型肝炎是如何传播的

丙型肝炎病毒可通过以下途径传播。

- 1992 年之前经历过输血和器官移植（在美国）；
- 1987 年之前注射过凝血因子浓缩物（在美国）；
- 用过被感染丙型肝炎病毒的血液污染的针头和注射器；
- 被带感染丙型肝炎病毒的血液的针头意外刺伤（这是医护人员防护需关注的问题）；
- 长期接受血液透析治疗；
- 使用未经消毒的设备给身体或耳朵进行穿孔、文身或针灸；
- 感染丙型肝炎病毒的母亲分娩期间传播给孩子（不常见）；
- 与感染者发生无保护措施的性行为（罕见）。

症状和体征

在丙型肝炎病毒感染早期通常没有任何症状和体征。在发生感染后，症状通常不重，多呈流感样，包括疲劳、发热、恶心、食欲不振、肌肉和关节疼痛，以及肝脏区域触痛。

检查和治疗

血液检测可以诊断出丙型肝炎病毒感染，可能还需要进行肝脏活检以确定疾病的严重程度。通常采用抗病毒药物来治疗，以清除体内病毒。严重的话，可能需要肝移植。

丙型肝炎的预防

目前虽然没有丙型肝炎疫苗，但接种甲型肝炎疫苗和乙型肝炎疫苗可以减小肝损伤的风险。

阻止病毒传播　　如果已确诊甲型、乙型或丙型肝炎，请向医生咨询如何防止将病毒传播给他人。例如，你如果患有甲型肝炎，请避免性行为（避孕套无法提供充分的保护），如厕后应仔细洗手，不要为他人准备食物。你如果患有丙型肝炎，请避免饮酒，避免服用可能导致肝脏损伤的药物。

　　无论患有哪种类型的肝炎，请避免他人接触你的血液。遮好伤口，避免共用牙刷或剃须刀，及时告知医护人员你感染了病毒。避免捐献血液、器官、组织或精液。此外，保持健康的生活方式，包括不吸烟、健康饮食、保证充足的运动和休息。

高血压

　　大多数**高血压**（high blood pressure）患者即使血压达到较危险的水平，也没有任何症状或体征，这就是高血压被称为"无形杀手"的原因。很多人意识不到高血压会对动脉、心脏、大脑、肾脏和眼睛造成损害。

什么是血压？

　　血压是心脏泵出的血液作用于血管壁的压力。血压读数有两个数值：收缩压（最高数值）和舒张压（最低数值）。

　　当心肌收缩并泵出血液时，血压会达到最高值，这就是收缩压。在心跳间期，心脏舒张，血压下降，此时的压力就是舒张压。当患有高血压时，心脏需比正常状态下更费力才能将血液泵到全身。随着年龄的增长，高血压越来越容易出现。

了解血压水平

　　了解自己的血压水平并采取措施控制血压对自身健康至关重要。如果你的年龄超过 20 岁，请至少每 2 年检查一次血压；如果医生建议，血压检查应更加频繁。请参阅下一页的表格。

高血压前期指血压高于正常水平，但没有达到高血压的诊断标准。当病因无法确定时，高血压被称为"原发性高血压"；当存在潜在病因时，则使用"继发性高血压"这个术语。病因包括服用某些药物（如口服避孕药），患有肾脏疾病（如肾衰竭、肾上腺肿瘤），以及患有某些先天性心脏病。

血压水平

分类	收缩压（毫米汞柱）		舒张压（毫米汞柱）
正常血压	<120	和	<80
正常高值	120~139	和（或）	80~89
1 级高血压	140~159	和（或）	90~99
2 级高血压	160~179	和（或）	100~109
3 级高血压	≥ 180	和（或）	≥ 110

注：当收缩压和舒张压分属于不同级别时，以较高的分级为准。以上标准适用于 18 岁及以上的男性和女性。诊断基于非同日三次诊室血压测量值。

来源：译者引自中国高血压防治指南修订委员会，高血压联盟（中国），中华医学会心血管病学分会等 . 中国高血压防治指南（2018 年修订版）[J]. 中国心血管杂志，2019，24（1）：24–56.

自我照护

生活方式的改善有助于预防和控制高血压——即使正在服用降压药也应注意生活方式。以下是你可以采取的措施。

- **健康饮食**。尝试 DASH 饮食（Dietary Approaches to Stop Hypertension，通过饮食控制血压），多食用水果、蔬菜、谷物和低脂乳制品。摄入充足的钾，有助于预防和控制高血压（如果患有肾脏疾病，就需要限制钾的摄入量）。
- **减少饮食中盐分的摄入**。盐会导致体内液体潴留，因此对很多人而言，盐会导致高血压。不要在

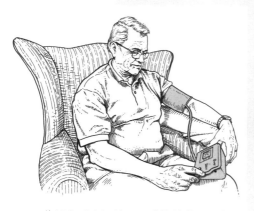

使用电子血压计，只需将袖带置于上臂，按下按钮即可为袖带充气并获得读数。家庭血压监测有助于监测治疗效果。

食物中加过量的盐；避免食用过咸的食物（如腌肉）、休闲食品、罐头（如罐装汤）和其他加工食品（如冷冻晚餐）。

- **保持健康的体重**。如果身体质量指数超过 25（详见第 316 页），请减重，除非过高的身体质量指数是由肌肉而不是脂肪引起的。即使减轻 2 千克也能降低血压。对某些人而言，减重足以让他无须服用降压药物。

- **增加体育运动**。规律的体育运动有助于降低血压和控制体重。每周应至少进行 150 分钟的适度有氧运动（如快走）或 75 分钟的剧烈有氧运动（如游泳）。

- **不要吸烟**。烟草会损伤血管壁并加速动脉硬化的进程。你如果吸烟，应请医生帮助你戒烟。

- **限制饮酒**。即使你很健康，酒精也会升高你的血压。如果必须饮酒，请适量——所有年龄段的女性和 65 岁以上的男性每天不超过 1 杯，65 岁及以下的男性每天不超过 2 杯。

- **减轻压力**。尽可能减轻压力。练习健康的应对压力的技巧，如放松肌肉、深呼吸、保证充足的睡眠。

- **家庭血压监测**。家庭血压监测有助于密切关注血压，观察药物是否有效，甚至可以提醒你注意潜在的并发症。

药物使用　　医生会确定哪种药物或药物组合对你最有效。成本、副作用、多种药物之间的相互作用以及药物如何影响其他疾病都需要考虑到。找到符合需求的最有效的药物可能需要一些时间。如果第一种药物不能降血压，第二种、第三种甚至第四种药物可以作为替代品或补充药物。

低血压

血压低于正常范围被称为**低血压**（Low blood pressure）。

慢性低血压并不罕见——血压低于正常水平但没有症状，这并不危险。但如果血压下降到危险的低水平（休克），则可能危及生命。

低血压可能由药物、妊娠、某些心脏病、糖尿病、甲状腺疾病、脱水、失血或其他情况引起。

　　一种常见的低血压是**体位性低血压**（postural hypotension），主要症状是从坐位快速转为直立位时出现头晕（尤其是眩晕）。这种类型的血压通常不会危及生命，但可能增大跌倒和受伤的风险（详见第 62 页"头晕和晕厥"）。

性传播感染

　　在美国，性传播感染（sexually transmitted infection，STI）呈上升趋势。大多数性传播感染是可以治疗的，但人类免疫缺陷病毒（**HIV**）引起的获得性免疫缺陷综合征（艾滋病，**AIDS**）感染目前无法治愈。目前可以通过多种药物很好地控制人类免疫缺陷病毒，一些患者的预期寿命与正常人的几乎无异。

　　尽管人类免疫缺陷病毒可以通过使用被污染的针头传播，少数可通过血液传播，但它主要是通过性接触传播的。该病毒存在于精液和阴道分泌物中，通过性交时阴道或直肠中的小裂口进入人体。病毒只有在与被污染的血液、精液或阴道分泌物亲密接触后才能传播。曾经有人类免疫缺陷病毒通过针头传给医护人员的案例。

　　性传播感染如**衣原体**（chlamydia）感染、**淋病**（gonorrhea）、乙型和丙型肝炎、**生殖器疱疹**（genital herpes）、**生殖器疣**（genital warts）和**梅毒**（syphilis）具有高度传染性。许多病毒仅通过一次性接触就能传播。引起性传播感染的微生物（包括人类免疫缺陷病毒）一旦离开人体，就会在数小时内死亡，因此这些病毒都不会通过日常接触（如握手或共用马桶）传播。

　　预防性传播感染和人类免疫缺陷病毒感染的可靠方法是避免性行为或保证是两个未感染者发生性行为。如果有多个性伴侣或一个被感染的伴侣，性传播感染的风险会大大提高。

使用避孕套
正确和坚持使用乳胶或聚氨酯避孕套，避免某些危险性行为可以减小感染人类免疫缺陷病毒和其他性传播感染的风险，但是避孕套无法完全消除感染风险。如果任何一方的阴唇或阴囊上有创伤，避孕套就无法保护使用者，因为它不能覆盖这些区域。有的避孕套是用动物体内的膜状物制成的，人类免疫缺陷病毒有可能通过这种天然皮肤避孕套中的毛孔。建议使用乳胶避孕套。

为了有效使用，避孕套必须完好无损。在生殖器接触前戴上，并保持完整直到性行为结束后取下。额外的润滑（包括使用润滑过的避孕套）有助于防止避孕套破裂。尽量使用水性润滑剂，因为油性润滑剂会导致避孕套损坏。

女性使用避孕套有助于减小性传播感染的风险。其他避孕措施（如服用避孕药）无法预防性传播感染。

危险行为
人类免疫缺陷病毒通常通过阴茎－肛门性交的性行为传播。虽然淋病和梅毒都可能从被动方的直肠中感染，但被动方感染人类免疫缺陷病毒的风险要比主动方大得多。人类免疫缺陷病毒传播的可能性还取决于感染的阶段。

异性间的阴道性交，尤其是与多名伴侣进行性交，有感染人类免疫缺陷病毒的风险。与由女性传给男性相比，人类免疫缺陷病毒更容易由男性传给女性。口－生殖器性交也是传播艾滋病、淋病、生殖器疱疹、梅毒和其他性传播感染性疾病的途径。

共用针头自我注射毒品也会增大感染人类免疫缺陷病毒以及乙型和丙型肝炎病毒的风险。乙型和丙型肝炎病毒也可通过性行为和接触被感染的血液传播。

性传播感染

如果怀疑自己患有性传播感染性疾病（STIs），请立即就医。如果被确诊，请告知你的性伴侣，在感染完全消失之前不要发生性行为。有些性传播感染性疾病不会引起症状或体征，因此你可能不知道自己被感染（详见第196页"虱子"、第197页"疥螨"）。

疾病名称	症状和体征	关于疾病	严重程度	医疗处理
艾滋病	● 盗汗 ● 反复发热 ● 慢性腹泻 ● 舌头或口腔有白斑或异常病变 ● 持续且不明原因的疲劳 ● 体重减轻 ● 皮疹或肿块	艾滋病是由人类免疫缺陷病毒引起的。但在人类免疫缺陷病毒感染初期检测并不准确，因为人体需要时间来生成抗体。通常需要检测 12 周，人类免疫缺陷病毒检测结果才会呈阳性	人类免疫缺陷病毒会削弱免疫系统，导致人体对平时能抵抗的疾病（机会性疾病）易感。尽管目前在治疗方面取得了重大进展，但艾滋病仍无法被治愈	目前尚没有疫苗，但使用恩曲他滨替诺福韦可以减小高危人群通过性传播感染人类免疫缺陷病毒的风险。治疗包括使用可以将血液中的病毒含量降到较低甚至检测不到病毒水平的药物（抗逆转录病毒药物）和帮助预防或治疗机会性感染的药物
衣原体感染	● 排尿疼痛 ● 阴道分泌物 ● 女性性交痛 ● 月经间期和性交后出血 ● 阴茎分泌物 ● 睾丸疼痛 ● 下腹痛	衣原体感染是由衣原体引起的。感染可导致女性输卵管瘢痕阻塞和男性前列腺炎或附睾炎	感染分泌物接触眼睛会导致眼睛感染。母亲可能在分娩期间将感染传播给新生儿，导致其患肺炎或眼部出现感染	使用抗生素。感染可在 1~2 周消失。所有性伴侣都必须接受治疗以防止再次感染，即使他们没有任何症状
生殖器疱疹	● 生殖器疼痛或瘙痒 ● 水疱或开放性溃疡 ● 阴道（女性）或尿道（男性）内有不可见的溃疡 ● 反复发作	生殖器疱疹是由单纯疱疹病毒引起的，通常为 2 型。症状在感染病毒 2~12 天后开始出现。瘙痒或灼热后会出现聚集性水疱和溃疡。病毒可以保持休眠状态，并呈周期性地被重新激活，引起症状	目前尚没有治愈此病的方法或疫苗。只要有溃疡，疾病就具有很强的传播力；即使没有明显的病变，病毒仍可以传播。新生儿在通过具有开放性溃疡的母亲的产道时可能被感染	口服抗病毒药物阿昔洛韦、泛昔洛韦和伐昔洛韦有助于加速愈合。如果频繁复发，可以每天口服抗病毒药物以抑制病毒繁殖

疾病名称	症状和体征	关于疾病	严重程度	医疗处理
生殖器疣	● 生殖器部位有肉色或灰色的小肿物 ● 数个疣紧挨一起呈菜花样 ● 生殖器部位瘙痒或不适 ● 性交出血	生殖器疣是由人乳头瘤病毒引起的。男性和女性都可受累，免疫系统受损的人和孕妇更容易被感染	生殖器疣是通过性传播感染的。有过生殖器疣病史的人患肛门癌的风险较大、妇女患肛门癌和宫颈癌的风险较大	可通过药物治疗、冷冻、手术切除、激光或电流除疣。这些操作需要局部麻醉或全身麻醉
淋病	● 尿道排出浓稠的分泌物 ● 排尿有灼烧感、尿频 ● 女性阴道分泌物增多并出现炎症 ● 肛门出现分泌物或刺激感 ● 偶有发热和腹痛	淋病是由细菌引起的。男性在感染细菌后2天至2周可能首次出现症状。女性可能在感染后1~3周都不会出现症状	这是一种具有高度传染性的急性感染，可转为慢性感染。对男性它可能导致附睾炎；对女性它可能扩散到输卵管并引起盆腔炎，也可能导致输卵管瘢痕形成和不孕。少数会引起关节或咽部感染	许多抗生素对治疗淋病都安全有效。虽然淋病是可以治疗的，但它对某些抗生素会产生耐药性。只有用头孢曲松（注射）类抗生素与阿奇霉素或多西环素联合口服才能治愈
乙型肝炎	● 皮肤和眼睛发黄 ● 尿液呈茶色 ● 流感样症状 ● 疲劳和疼痛 ● 发热 ● 关节疼痛 ● 食欲不振	乙型肝炎是由乙型肝炎病毒引起的。有些携带者从未出现过症状，但能将病毒传播给他人	孕妇可能将病毒传给正在发育的胎儿。急性乙型肝炎很少会引起肝衰竭和死亡	接触后应立即就医，在24小时内注射乙肝免疫球蛋白有助于保护你。向医生咨询是否需要抗病毒治疗。乙肝可以通过接种疫苗来预防

（续表）

疾病名称	症状和体征	关于疾病	严重程度	医疗处理
梅毒	● 生殖器、直肠、舌头或嘴唇出现无痛性溃疡 ● 腹股沟淋巴结肿大 ● 出现皮疹，特别是手掌和脚底部位 ● 发热 ● 头痛 ● 骨骼或关节酸痛	梅毒是由细菌引起的。一期梅毒：感染细菌后 10 天至 6 周，生殖器、直肠、舌头或嘴唇出现无痛性溃疡。二期梅毒：1 周至 6 个月后，可能出现红疹。三期梅毒：通常有多年的潜伏期，可能出现心脏病、智力退化	如果及早诊断并治疗，梅毒可以被完全治愈。如果不及时治疗，可能导致死亡。孕妇可以传播给胎儿，导致其畸形甚至死亡	梅毒通常用青霉素治疗。如果感染不到一年，单次注射青霉素就可以阻止疾病的发展。一些人对常规剂量的青霉素没有反应，必须定期进行血液检测以确保感染被消除

基于 MayoClinic.org.

精神健康

- 成瘾行为
- 焦虑症
- 抑郁
- 家庭暴力
- 记忆丧失

本节探讨了影响数百万美国人及其家庭成员精神健康的一系列问题，使读者获取有关如何处理成瘾行为、焦虑症（包括惊恐障碍）、抑郁、家庭暴力和记忆丧失的有用信息。

成瘾行为

有人会对许多物质和行为上瘾。成瘾行为的主要特征包括迫切需要使用成瘾物质或进行某种行为，由此导致控制力受损，以及尽管明知会产生不良后果仍继续使用该物质或进行该行为。本节讨论的内容涉及酒精、毒品、烟草与强迫性赌博。

■ 酒精滥用

酒精滥用（alcohol use disorder）可造成重大的社会问题、经济问题和公共卫生问题。超过 1 500 万美国成人存在不同程度的酒精滥用，每年大约有 8.8 万人死于与酒精相关的疾病。在美国，酗酒每年会造成数十亿美元的生产力损失和医疗费用。

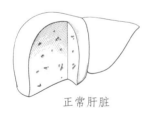

正常肝脏

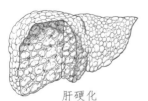

肝硬化
过量饮酒会损害身体组织，尤其是肝脏。过度饮酒会导致肝脏出现瘢痕（肝硬化）。

酒精在体内是如何作用的

人在喝酒后，酒精会像镇静剂一样抑制中枢神经系统。对某些人来说，酒精起初会发挥刺激作用，但随着饮酒量的增加，酒精的镇静作用会越来越明显。最初，酒精会影响人的思维、情感和判断能力。过量的酒精则会损害人的语言能力和肌肉协调能力。如果摄入足够多的量，酒精就会成为致命的毒药——它会严重抑制大脑的重要神经中枢，导致昏迷，甚至致命。

过度饮酒会对大脑和神经系统造成多种有害的影响，它会严重损害肝脏、胰腺和心血管系统。孕妇饮酒可能对胎儿造成永久性伤害。

醉酒（酒精中毒）

酒精的毒性作用与它在血液中的含量有关。例如，如果你不是一个经常喝酒的人，当血液中的酒精含量超过了0.10%，就有可能已经醉酒了，说话、思考和行动都会比较困难。随着血液中酒精含量的升高，轻微的神志不清可能发展为昏睡，最终进入昏迷状态。经常喝酒的人会对酒精产生耐受性，但过量饮酒，他们的身体仍会受到损害。

体型、体脂率、饮酒频率和酒精耐受性都会影响你对酒精的反应。女性饮酒之后血液酒精含量通常比男性的高，因为女性体内脂肪更多，吸收酒精的速度更快。

在美国，大多数州的法律中"醉酒"的定义为血液中的酒精含量为0.08%及以上，但在某些情况下，这个界限值更低。一些州要求21岁以下的司机血液酒精含量为零。即使酒精的摄入量远低于法定上限，饮酒者也可能失去协调能力，无法及时做出反应。

什么是酗酒？

酗酒指使血液中的酒精含量达到0.08%及以上的一种饮酒模式。这种饮酒模式通常指男性在同一场合喝5杯及更多的酒，女性喝4杯及更多的酒，饮酒时间通常在大约2小时内。酗酒与上述主要的健康风险有关，也是导致酒精中毒的主要原因。在美国的一些大学里，酒精中毒已经成为一个严重的，甚至致命的问题。

警示症状

酒精滥用的严重程度分为轻度、中度或重度，这取决于你出现的症状的数量。相关体征和症状如下。

- 无法控制自己的饮酒量；
- 想要减少饮酒量或试图减少饮酒量，但没有成功；
- 花大量时间饮酒、寻找酒精饮料，需要很长时间才能从醉酒状态中恢复正常；
- 有强烈的饮酒欲望或冲动；
- 由于反复饮酒，无法履行工作、学校或家庭中的义务；
- 明知会导致身体、社交或人际关系出现问题，仍继续喝酒；

●放弃或减少社交、工作和爱好；

●在不安全的情况下仍会饮酒，比如开车或游泳；

●对酒精产生了耐受性，需要摄入更大的量才能感受到它的作用，或者同等量的酒精对你的作用减弱；

●不喝酒时出现如恶心、出汗和颤抖等戒断症状，饮酒可以避免这些症状出现。

寻求评估

你如果认为酗酒已成为你生活中的一个问题，则可以寻求专业的评估，它包括症状、认知、感觉和行为模式等方向。

《精神疾病诊断和统计手册》第五版（DSM－5）常被用于诊断精神健康状况，并被用于保险公司报销治疗费用。嗜酒者可能被问到 DSM-5 中的特定问题以评估是否有酒精滥用现象，以及酒精滥用的严重程度。

抗拒治疗

大多数出现酗酒问题的人在接受专业评估或治疗时都不情愿或很抗拒，并否认自己有问题。他们通常是被迫接受评估和治疗的，例如在因酒后驾车而被捕扣押的情况下。健康问题也可能促使他们寻求治疗。你如果担心你的朋友或家人有酗酒问题，请向专业人士咨询。

自我管理酒精中毒筛查测试

为了筛查酒精滥用，Mayo Clinic 开发了自我管理酒精中毒筛查测试（SAAST）。它由 37 个问题组成。该测试可以识别酒精依赖者的行为、症状和饮酒导致的后果。以下是该测试中的一些问题。

1.你觉得自己是一个正常的饮酒者吗（也就是说，饮酒量不超过推荐饮酒量）？

2.你的亲属是否担心或抱怨过你的酗酒问题？

3.你想戒酒的时候总能成功吗？

4.饮酒是否引发了你和你的配偶、父母或其他亲近的人之间的一些问题？

5.你早上喝过酒吗？

6.你是否觉得有必要减少饮酒量？

7.是否有医生告诉过你应戒酒？
8.你曾因酒后驾驶而被逮捕吗？

答案的意义
以下答案表明你可能有酗酒

问题：1. 否；2. 是；3. 否；4. 是；
5. 是；6. 是；7. 是；8. 是。
　　如果你的答案符合上面列出的三个或三个以上的答案，建议你接受专业评估。

■ 个性化治疗

有多种治疗方法可以帮助有酗酒问题的人。治疗方法因人而异。治疗可能包括评估、简短的干预、门诊就诊或咨询，以及住院治疗。

重要的是先确定你是否有酒精滥用的情况。如果你还没有失去对饮酒行为的控制，治疗就会包括减少饮酒。如果症状轻微，你可以改善自己的饮酒习惯。对症状严重者来说，简单的戒断是无效且不恰当的，要将戒酒作为治疗目标的一部分。

对那些无酒精依赖但正在遭受饮酒带来的不良影响的人来说，治疗的目标是减少酒精带来的问题，通常可以通过咨询或简短的干预来实现。干预通常由经过认证的专家来完成，他们会制订具体的治疗计划。干预措施包括设定目标、修正行为、使用自助手册、提供咨询和治疗中心的后续护理。

住院治疗项目包括戒酒、个人治疗和团体治疗、参加戒酒互助会或其他自助小组、教育讲座、家庭参与、工作分配、活动治疗、借助咨询师（其中许多人正在戒酒）以及一些专业人士的力量。

住院和门诊治疗中有许多方法，如针灸、生物反馈疗法、动机增强疗法和认知行为疗法。

住院治疗项目

下页列出了经典的住院治疗项目。你可以向保险公司咨询这些项目的保险覆盖情况。

应对青少年酗酒问题

虽然许多成人可能需要饮酒数年时间才会出现与酗酒有关的问题，但青少年可能在几个月内就会成瘾。青少年酗酒问题通常会随着年龄的增长而加剧，尽管有报告显示青少年酗酒的情况正在减少。酗酒是美国第四大可预防的死亡原因，也是导致残疾的主要原因之一。酒精还经常与青少年的死亡有关，包括溺水、自杀和死于火灾。

对年轻人来说，酒精成瘾的可能性受父母、同龄人和榜样，开始饮酒的年龄，对广告的敏感度，对酒精的心理需求，以及使他们酒精成瘾的遗传因素（酗酒家族史）的影响。

你可以看看以下可能存在酗酒问题的迹象。
● 对活动和爱好失去兴趣；
● 焦虑、易怒；
● 很难维持与朋友的关系，或与朋友的关系发生变化（如加入一个新的群体）；
● 成绩下降。

预防青少年酗酒的方法如下。
● 在饮酒方面树立好的榜样；
● 与孩子多交流；
● 从法律和医学角度讨论酗酒造成的后果。

● **解毒与脱瘾**。治疗可以从解毒开始，通常需要 2~7 天。可能需要药物来预防震颤性谵妄或戒断性癫痫发作。

● **进行医学评估和治疗**。与严重酒精滥用有关的常见问题包括高血压、高血糖、肝脏疾病和心脏病。

● **接受事实并戒酒**。接受自己已经酒精成瘾且无法控制饮酒行为的事实，并停止饮酒，才能获得有效的治疗。

● **执行康复计划**。解毒和医学评估及治疗只是大多数人住院治疗计划的第一步。

● **心理支持和精神治疗**。团体和个人的咨询与治疗可以帮助酒精滥用者在心理层面恢复健康。有时这种疾病造成的情绪方面的症状可能与精神障碍相类似。临床抑郁和焦虑可能与酒精成瘾问题并存，治疗可以防止其复发。

● **药物治疗**。有时会使用一种叫作双硫仑（安塔布司）的酒精致敏药。如果服药期间饮酒，这种药物会使人产生严重的生理反应，包括脸红、恶心、呕吐和头痛。双硫仑不能用来治疗酒精中毒，也无法消除饮酒的冲动，但它是一种强大的威慑性药物。纳曲酮（ReVia）是一种已知的可以阻断麻醉兴奋的药物，而阿坎酸（Campral）被发现可以减少正在戒酒的酗酒者的饮酒冲动。与双硫仑不同，这两者都不会让人在饮酒后很快感到不适。还有一种注射用的纳曲酮（Vivitrol）。服用这些药物的人更有可能保持长时间的清醒。

● **持续帮助**。出院后的医疗计划和戒酒互助会可以帮助戒酒的人持续戒酒，让他们不再酗酒，并帮助他们改善生活方式。

应对宿醉的最佳方法：避免饮酒

即使少量饮酒也会引起令人不快的副作用。有些人会产生脸红的表现；有些人对某些成分过敏，可能出现头痛或其他反应。

尽管目前已进行了充分的研究，但典型的宿醉仍未被完全阐释清楚，它可能与脱水、酒精分解的副产物、肝脏损伤、吃得过饱及睡眠紊乱有关。

应对宿醉的最佳方法是预防它的发生：避免饮酒或适量饮酒。

如果已经出现宿醉，再想改善健康和身体功能就太晚了。许多方法被尝试用于解决宿醉问题，但并无太多的证据表明其有效，有些甚至会对人体造成伤害。

如果出现宿醉的情况，可遵循以下建议。

● 休息并补充水分。饮用清淡的液体（如纯净水、苏打水、果汁或肉汤）。避开酸性饮料、含咖啡因或酒精的饮料。

● 谨慎使用非处方止痛药（见第 394 页）。

■ 吸烟与烟草使用

吸入香烟的烟雾，就是在放任化学物质穿过身体的一些重要器官——肺、心脏、血管和大脑。香烟烟雾会向身体输送 60 多种已知的致癌化学物质——包括微量的毒物（如砷和氰化物），以及 7 000 多种其他有害物质。每年有超过 48 万的美国人死于**吸烟**（smoking）或二手烟。在美国，每 5 个死亡的人中就有 1 个与吸烟有关。

尼古丁是烟草的主要成分之一，是一种能令人成瘾的物质，而香烟是其最有效的传递媒介。尼古丁能让人一直想吸烟，它提高了大脑中一种被称为多巴胺的化学物质的含量，这种物质能让人产生愉悦和满足的感觉。获得"多巴胺刺激"（dopamine boost）是成瘾过程的一部分，它让人想继续吸烟以重复体验愉悦的感觉。

人们持续吸烟的另一个原因是，他们已经习惯了在某些情况下吸烟，并且发现很难打破这些根深蒂固的习惯，包括在早晨喝第一杯咖啡时、开车时以及饭后抽根烟以缓解自身压力，或者将吸烟作为完成一项任务或一件难事的奖励。还有一些人则看重吸烟在社交方面的作用，当他们与经常吸烟的人交往时，他们的戒烟计划很容易失败。

■ 如何戒烟

许多吸烟者想戒烟，却发现戒烟很难，因为烟草会使人上瘾。事实上，大多数人都需要不止一次的尝试才能够成功戒烟。下面是一些有助于**戒烟**（stop smoking）的建议。

做好准备工作。与曾经吸过烟的人交流，看看他们是如何戒烟的，以及他们戒烟的好办法。制订一个戒烟方案。在美国，许多社区都有由美国癌症协会和美国肺脏协会赞助的团体项目。

做一些小的改变。限制自己吸烟的场所；在室外吸烟；不在车里吸烟；按包而不要按盒购买香烟；换一个你不那么喜欢的香烟品牌。

注意吸烟习惯。当准备戒烟时，关注一下自己的行为习惯。什么时候吸烟？在哪里吸烟？和谁一起吸烟？列出吸烟的主要诱因。当戒烟时，制订计划以应对这些诱因。练习在不吸烟的情况下应对这些情况。

寻求帮助。参加一个正式的戒烟项目或向专业人士咨询。得到的帮助越多，成功的概率就越大。研究结果表明，参加正规戒烟项目的人戒烟成功的概率比独自尝试戒烟的人大 8 倍。

　　激励自己。成功戒烟的关键是下定决心。Mayo Clinic 的研究项目发现，那些有动力戒烟的人戒烟成功的可能性是那些没有动力的人的 2 倍。列出戒烟的原因。为了增强戒烟的动力，可以定期将它们添加到戒烟计划中。

　　设定一个戒烟日期。选择一个让自己压力小一些的日期，但是不要选择让自己没有压力的日期，因为那可能意味着永远推迟戒烟这件事。告诉你的朋友、配偶和同事自己的目标，让他们知道这件事并支持你。

■ 尼古丁替代疗法

　　目前，能帮助人们戒烟的最佳方法是通过吸烟以外的方式让尼古丁到达大脑，或者通过药物改变大脑中的化学物质来减少戒断症状和尼古丁对大脑的其他影响。

非处方药物

　　尼古丁贴片。这种贴片能使尼古丁通过皮肤渗透进入血液。研究结果表明，正确使用尼古丁贴片的人戒烟成功的可能性是其他人的 2 倍。早晨将尼古丁贴片贴在身体毛发最少的部位（胸部、上臂或腹部）。交替改变贴片的位置。在用新贴片之前，把旧贴片取下。重度吸烟者可能需要在医生的指导下一次性使用多个贴片。贴片的使用时间因人而异。通常需要 6~8 周的时间来建立所需的行为变化，但很多人需要更长的时间。主要的副作用是在贴片部位会出现令人发痒的皮疹。如果皮肤只是轻微发红，可在取下贴片后涂抹少量氢化可的松乳膏。

　　尼古丁口香糖。这种口香糖状的树脂通过口腔黏膜吸收使尼古丁进入血液。正确使用尼古丁口香糖的人比不使用者戒烟成功率大一倍。它有两种剂量：2 毫克和 4 毫克。重度吸烟者可能一次性需要更高的剂量。把一块尼古丁口香糖放进嘴里，轻轻地嚼几次，直到你感到刺痛或品尝到辛辣的味道。然后让口香糖来到齿颊间。每隔几分钟重复一次这个过程。

每片口香糖可以用 30 分钟左右。当你想吸烟时或者在你有吸烟冲动的情况下嚼一片尼古丁口香糖。一开始，你可能每天需要 10~12 片口香糖，之后用量会逐渐减少。注意，快速咀嚼和吞咽唾液会使尼古丁失去活性，并可能引起恶心。

尼古丁含片。这种含片像止咳药一样，尼古丁可以被口腔内壁吸收，从而进入体内。在嘴里来回移动含片使其慢慢溶解。有 2 毫克和 4 毫克两种剂量，无须处方就能购买。重度吸烟者可能一次性需要更高的剂量。可以用尼古丁含片来控制戒断症状或吸烟欲望。开始时，每天可能要使用 8~9 片含片，注意不要在未向医务人员咨询的情况下一天使用含片超过 20 片。6~8 周后逐渐减少含片的使用量。

处方药

尼古丁鼻喷雾剂。鼻喷雾剂中的尼古丁可以直接被喷入鼻孔，通过鼻黏膜的吸收进入静脉，被输送到心脏，然后进入大脑。这是一种与口香糖和贴片相比能让尼古丁更快被吸收的药物，虽然它远不如香烟快。常用剂量是每个鼻孔喷一次。开始时每小时 1~2 剂。最小使用剂量是每天 8 剂，最大使用剂量为每天 40 剂。对大多数人来说，在治疗后的 6~8 周，应该减少喷雾剂的使用剂量。在使用的最初几天，喷雾剂可能刺激鼻黏膜，导致流鼻涕、咳嗽和打喷嚏。这些症状通常会在 5~7 天后消失。

尼古丁吸入剂。这种吸入剂看起来像一支装有塑料嘴的短香烟，塑料嘴内有一小盒尼古丁。每吸一口，它就会在你的嘴里释放出少量的尼古丁蒸气。尼古丁通过口腔内壁慢慢被吸收进血液而非像烟雾那样通过肺部被吸收，然后进入大脑，缓解戒断症状。

安非他酮。安非他酮是一种抗抑郁药，能够有效地帮助人们戒烟。用于治疗抑郁症患者时，名为安非他酮（Wellbutrin）。用于治疗吸烟者时，名为载班（Zyban）。安非他酮被认为可以提高多巴胺的含量——多巴胺是一种可由吸烟刺激分泌的大脑化学物质。安非他酮的副作用包括失眠和口干。有癫痫发作史的人不要使用安非他酮。

伐尼克兰。伐尼克兰是一种选择性与大脑中的尼古丁受体结合的药物，它能模拟尼古丁的作用并促进多巴胺释放。研究发现伐尼克兰比安非他酮和尼古丁贴片更有效。副作用包括恶心和多梦（vivid dreams）。尽管因果关系尚未得到证实，但目前已有报告表明服药后会出现焦虑、抑郁情绪以及自杀的想法和行为。你如果出现了这些症状，请停止用药并联系医生。

将药物治疗与向医务工作者或戒烟专家寻求支持和咨询两种手段结合起来，以增大成功戒烟的概率。美国公共卫生署的指南建议使用联合疗法，例如，使用尼古丁贴片加短效尼古丁片（如口香糖或含片）或使用尼古丁片加安非他酮。

■ 应对尼古丁戒断

问题	解决方案
吸烟冲动	● 转移自己的注意力； ● 学习缓解压力的小技巧（详见第 339 页）； ● 意识到这种冲动很快就会过去。
易怒	● 做几次缓慢的深呼吸； ● 想象自己处在一个令人愉快的户外场景中，并稍微休息一下； ● 泡个热水澡。
失眠	● 睡觉前散步几小时； ● 通过阅读让自己放松； ● 洗个热水澡； ● 吃根香蕉或喝杯热牛奶； ● 中午之后不要喝含咖啡因的饮料； ● 请阅读第 76 页"睡眠障碍"。
食欲增加	● 制作一个生存工具包，里面应有吸管、肉桂棒、无糖糖果、甘草、牙签、口香糖和新鲜蔬菜； ● 喝大量的水或其他低热量的液体。
注意力不集中	● 散步——可能的话，去户外散步； ● 简化最近的日程安排； ● 休息。

（续表）

问题	解决方案
疲劳	● 进行更多锻炼； ● 保证充足的睡眠； ● 睡午觉； ● 在 2~4 周内，尽量不要给自己压力。
便秘、腹胀或胃痛	● 大量喝水； ● 在饮食中添加富含膳食纤维的食物：水果、未经加工的蔬菜、全麦谷物； ● 逐渐改善饮食结构； ● 请阅读第 98 页的"便秘"和第 100 页的"腹胀和胀气痛"。

■ 青少年吸烟：我们能做些什么？

青少年吸烟有什么危害？这是一个重要的问题，因为几乎所有每天吸烟的成人都是从青少年时期开始吸烟的。吸烟很快就会上瘾。许多青少年相信他们可以随时戒烟，然而研究发现事实并非如此。虽然需要为青少年提供咨询以帮助他们戒烟，但预防才是关键。

以下是父母可以尝试帮助青少年戒烟的一些策略。

● 了解孩子对吸烟的看法；

● 和孩子探讨关于压力和吸烟的个人感受；

● 鼓励孩子保持锻炼；

● 探讨吸烟的社会影响；

● 树立不吸烟的个人榜样；

● 帮助孩子找到香烟的替代品。

咀嚼烟

你想怎么称呼它都行——无烟烟草、口嚼烟、咀嚼烟、鼻烟、捏烟草、塞烟草或蘸烟草，但你不能说它是无害的。你如果认为无烟烟草不会对你造成伤害，并考虑将香烟换成**咀嚼烟**（chewing tobacco），请注意——咀嚼烟也会导致严重的健康问题。

● **成瘾**。咀嚼烟能使你对尼古丁上瘾，就像香烟一样。一旦成瘾，就很难停止使用咀嚼烟。

● **蛀牙和牙龈疾病**。咀嚼烟和其他形式的无烟烟草都会导致蛀牙。这是因为咀嚼烟含有大量的糖，会导致蛀牙，而且粗糙的颗粒会刺激牙龈，破坏牙齿上的牙釉质，导致牙龈疾病（牙龈炎）。

● **心血管问题**。一些证据表明，咀嚼烟和其他形式的无烟烟草有增大患心脏病和脑卒中的风险。

● **癌前病变口腔溃疡**。使用无烟烟草的人口腔里更有可能形成小白斑——黏膜白斑。这些口腔溃疡被认为是癌前病变，这意味着这些溃疡将来可能发展成癌症。

● **癌症**。使用无烟烟草会增大患口腔癌的风险。口腔癌包括口腔、喉、颊、牙龈、唇和舌这些部位的癌症。手术切除可能导致颌部、颏部、颈部或面部容貌受损。无烟烟草也与胰腺癌和食道癌的发生有关。

二手烟的危害

有充分的证据证实不吸烟者在暴露于香烟烟雾时健康会受到危害。二手烟（secondhand smoke）暴露与不吸烟者患肺癌和心脏病发作有关。因此制定工作场所禁烟的相关法律十分有必要。

患有呼吸性疾病或心脏病的人，以及年幼者和年长者暴露于二手烟环境中尤其危险。如果婴儿的母亲在妊娠期或分娩后吸烟，婴儿死于婴儿猝死综合征的可能性会增大2倍。

暴露于二手烟环境中的1岁以下儿童因呼吸道疾病住院的次数会多于父母不吸烟的儿童。二手烟会增大儿童患耳部感染、肺炎、气管炎和扁桃体炎的风险。

因此，我们需要采取措施保护自己和亲人免受二手烟的危害。

■ 药物的使用和依赖

药物滥用（drug abuse），无论是处方药物还是非法药物，由于它们对身体的长期影响、对家庭和工作的干扰，以及突然戒断导致的潜在风险，所以它们都可能是危险的。医疗救助对摆脱这种药物依赖通常是必不可少的。

常见滥用药物

胶水和其他吸入剂。儿童和青少年可能通过吸入（嗅闻）油漆稀释剂或发胶等产品中的胶水或烟雾来获得快感。这种做法会损害大脑、肺和中枢神经系统的其他部分，甚至导致死亡。嗅闻此类物质导致的症状和体征包括说话含糊不清、头晕、困倦、缺乏自制力、健忘，有时还会出现幻觉、体重下降或意识丧失。

兴奋剂。兴奋剂（如安非他命和可卡因）是易让人上瘾的药物，能让人产生短暂的快感。但如果反复使用，它们会削弱人感受快乐的能力，并导致心血管问题，甚至死亡。这些药物会让使用者变得更健谈、精力充沛、焦虑、多疑和充满敌意。滥用安非他命会导致语速加快、手抖、多动症和失眠。使用冰毒的症状和体征包括言语激动、焦虑、易怒、使用暴力、偏执和出现幻觉。可卡因会导致怪异的暴力行为，以及心脏病和脑卒中。

阿片类药物。在医生的指导下服用阿片类药物可以有效控制疼痛。阿片类药物包括吗啡、可待因、羟考酮等，它们在被滥用时，会像海洛因（另一种阿片类药物）一样危险。滥用此类药物的体征包括嗜睡或昏迷、思维混乱、逃避日常活动以及危险行为（如在药物影响下驾驶汽车）增加。

大麻和印度大麻。大麻会让人成瘾的部位是大麻植物的干花，印度大麻会让人成瘾的部位是它的树脂。它们都会导致注意力、感知能力、学习能力、记忆力和身体协调方面出现问题。它们还能使人心跳加快，并引起肺部问题。戒断症状包括易怒、失眠和焦虑。虽然大麻在美国一些州已经合法化，但经常使用仍会导致上瘾。

致幻剂。这类药物能引起看似真实的想象经历（幻觉）。麦角酸酰二乙胺（LSD）会使人的情绪和思想产生深刻的变化，并伴有幻觉，还可能让人恐慌和产生可怕的想法。麦角酸酰二乙胺还会导致心率加快、高血压和震颤。苯环己哌啶（PCP）是一种白色颗粒状粉末，可引起焦虑、妄想、幻觉和偏执，高剂量会导致昏迷和死亡。服用苯环己哌啶的人可能有暴力或自杀倾向。

合成致幻药和合成毒品。合成致幻药是由已获得批准的药物制成的，但它们的化学性质发生了改变。合成毒品，包括合成致幻药，可能被青少年和年轻人在舞蹈俱乐部、酒吧和音乐会中使用。摇头丸（名为 MDMA 或莫利）、γ－羟基丁酸（GHB）和氟硝西泮（洛喜普诺）等药物是非法且危险的——它们可能导致严重的医疗问题，甚至致人死亡。

医疗救助　家人和朋友要帮助药物使用者认识到治疗的必要性。治疗包括将有毒药物排出体外（解毒）的住院治疗、长期门诊治疗和参加互助小组以防止复发。

青少年可能吸毒的迹象

你可以从以下几个方面寻找孩子可能吸毒的迹象。

● **学校方面**。孩子逐渐表现出极为不喜欢学校的态度，并找借口待在家里。联系学校老师，查看孩子的出勤记录是否与你所知道的缺勤天数相符。如果一个成绩优异的学生突然考试成绩不及格或只得到最低的及格分数，那么他可能在吸毒。

● **健康方面**。精神萎靡和变得冷漠是可能吸毒的迹象。

● **外表方面**。外表对青少年来说非常重要。突然对衣服或外表失去兴趣可能是吸毒的重要警示信号。

● **个人行为方面**。许多青少年喜欢独处。然而，要留心那些阻止你进入他们卧室或者不告诉你他们和朋友去哪里的极端行为。

● **金钱方面**。没有合理理由，突然找你要很多钱可能是一个警示信号。

你可以做什么？

青少年需要与父母开诚布公地进行交流。即使孩子不愿意分享感受，父母也要表现得有很大的兴趣听孩子谈论他或她的经历。如需要了解更多关于青少年药物滥用的信息，可寻求专业人士的帮助。

■ 强迫性赌博

强迫性赌博（gambling）是一种冲动控制障碍，这种冲动是一种无法控制并不顾代价去持续赌博的冲动。强迫性（病理性）赌博的症状和体征如下。

● 能从巨大的赌博风险中获得刺激；
● 愿意承担越来越大的赌博风险；

●沉迷于赌博（当试图减少或停止赌博时，可能变得焦躁不安或易怒）；

●重温过去的赌博经历；

●从工作或家庭生活中抽出时间来赌博；

●隐瞒赌博行为；

●赌博后感到内疚或自责；

●当感到无助或痛苦时会去赌博；

●借钱或偷窃去赌博；

●未能成功减少赌博行为；

●为掩盖赌博行为而说谎；

●最严重的情况为破产、失去事业和家庭，甚至自杀。

某些治疗帕金森病和不宁腿综合征的药物有一种罕见的副作用——导致强迫行为出现。如果你正在服用治疗帕金森病或不宁腿综合征的药物，并突然开始赌博，请向医生咨询。

医疗救助

强迫性赌博的治疗方法主要有以下三种。

●**心理治疗**。认知行为疗法（CBT）对嗜赌成瘾者格外有帮助。认知行为疗法侧重于识别不合理的、消极的信念，并用健康的、积极的信念取而代之。专业医疗团队提供的治疗也会有所帮助。

●**药物**。抗抑郁药和情绪稳定剂有助于缓解情绪问题，但不一定能治疗强迫性赌博。一种被称为"麻醉药拮抗剂"的用于治疗药物滥用的药物，有助于治疗强迫性赌博。

●**互助小组**。"匿名戒赌互助会"（GA）和其他互助组织可以作为治疗的一部分来提供帮助，你也可以在网上找到国家资助的戒赌互助小组。

焦虑症

偶尔感到焦虑或担忧是正常的，这一点每个人都一样。但数以百万计的美国人患有焦虑症，而许多人并没有就医以寻求治疗。药物疗法、心理疗法或两者联合都对治疗焦虑症非常有效。

■ 广泛性焦虑障碍

如果你经常无缘无故地感到焦虑、担忧，并且这扰乱了你的日常生活，那么你可能患有广泛性焦虑障碍（generalized anxiety disorder）。广泛性焦虑障碍会导致过度或不现实的焦虑和担忧，并远远超出了合理范围。

除了广泛性焦虑（几乎对所有事情都会产生焦虑）外，焦虑的症状和体征个体差异很大。这些症状包括坐立不安、注意力难以集中、易疲劳、易怒、肌肉过度紧张、睡眠障碍、胃痛、出汗过多、呼吸短促、腹泻和头痛。广泛性焦虑可能导致或加重抑郁、药物滥用、失眠、消化问题和头痛。

治疗方案

通常包括药物治疗（抗焦虑药物和抗抑郁药物）、心理治疗，或两者联用。认知行为疗法可以帮助患者用健康、积极的想法来取代消极的想法和信念，并改正不健康的行为。

■ 社交焦虑障碍

在某些社交场合（比如演讲时）感到紧张是正常的。但社交焦虑障碍（social anxiety disorder）涉及非理性的焦虑或恐惧，即你认为别人在注视或评判你。

症状和体征包括对周围不认识的人产生强烈恐惧，担心自己会尴尬或被羞辱，因为害怕尴尬而避免做某些事或与人交谈，被焦虑扰乱了日常生活。身体上的症状包括脸红、出汗、发抖、恶心、眼神交流困难、声音颤抖和胃部不适等。

治疗方案

治疗方法与广泛性焦虑障碍的相似。选择性 5-羟色胺再摄取抑制剂（SSRIs）类抗抑郁药通常被认为是治疗社交焦虑障碍的长期症状最安全、最有效的药物。

什么是强迫症？

做完美主义者和患有**强迫症（obsessive-compulsive disorder, OCD）**是不一样的。强迫症是一种焦虑障碍，伴有不合理的想法和恐惧（强迫观念），会导致重复性行为（强迫行为）。

例如，强迫观念包括害怕污染、过分讲究秩序；强迫行为可能包括洗手直到皮肤变得粗糙，反复做同样的动作（比如反复检查门锁），或者按特定模式计数。

你如果认为自己有强迫症，最好去就医。药物和行为治疗有助于控制症状，让它们不干扰你的正常生活。

恐惧症

恐惧症（phobia）是对几乎没有危险的物体或情况出现压倒性、不合理的恐惧。有些人害怕开放空间（广场恐惧症）；有些人有着极端的自我意识，无法出现在社交场合（社交恐惧症）；还有些人有特定类型的恐惧症，比如害怕封闭空间（幽闭恐惧症）、蜘蛛或飞行。

并非所有的恐惧症都需要治疗，但如果恐惧症影响到日常生活，则需要进行干预。有多种疗法都有助于克服恐惧——效果通常是永久的。专科医生或心理医生可能建议服用药物或进行认知行为治疗，或两者联合使用。大多数成人不会自行好转，而需要某种类型的治疗。

■ 创伤后应激障碍

创伤后应激障碍（post-traumatic stress disorder, PTSD）是一种由创伤性事件引发的焦虑障碍。经历或看到某些会引起强烈恐惧或无助感的恐怖事件，比如性侵犯或战争，会患上创伤后应激障碍。创伤后应激障碍的症状通常在创伤事件发生后的 3 个月内出现，但在少数情况下，几年以后才会出现。症状可能包括做噩梦、创伤事件在脑中重现、情感麻木、强迫性重现创伤体验、社交关系出现问题、愤怒、内疚、羞耻、出现自杀想法和自我毁灭行为。在压力较大的时候，症状可能反复出现，并且更为严重。

治疗方案

有效的治疗方案通常包括药物治疗（抗抑郁药、抗焦虑药和其他药物）和心理治疗（如支持性谈话疗法和认知行为治疗）。这需要专业的医疗团队提供帮助。

■ 惊恐发作和惊恐障碍

惊恐发作（panic attack）指没有明显原因的突然发作的强烈恐惧，会引发严重的生理反应。惊恐发作常始于青年期。发作通常是突然的，可能在几分钟内结束，也可能持续几小时。症状包括心跳加快、出汗、颤抖和呼吸急促，还可能出现寒战、潮热、恶心、腹绞痛、胸痛、头晕、喉咙发紧或吞咽困难。症状可多可少。

如果你的近亲曾出现惊恐发作，那么你出现惊恐发作的概率就比较大。其他健康问题——如心脏病发作或甲状腺功能亢进——也会引起类似惊恐发作的症状。你如果惊恐发作频繁，或者对惊恐发作的恐惧影响了日常活动，则可能患有惊恐障碍（panic disorder）。严重的惊恐障碍会导致抑郁，甚至让你产生自杀的想法。

治疗方案

有效的治疗方案包括药物治疗、心理治疗或两者联合治疗。苯二氮卓类镇定剂对控制其发作有较好的效果。抗抑郁药对长期惊恐发作和惊恐障碍治疗是非常有效的。认知行为疗法有助于改变会引发惊恐发作的思维模式。

抑郁

几乎每个人都会时不时地情绪低落——有几天甚至一个星期的时间看起来很沮丧。这种情况通常会自行消失，你会恢复到正常状态。然而这种情况令人烦恼，可以采取一些措施来避免。

情绪低落与临床抑郁症不同。情绪低落是暂时的，常常会在短时间内消失，而临床抑郁症则不会。

抑郁症（depression）最终可以得到改善，但如果不进行治疗，它就会持续数月甚至更长的时间。你如果感到抑郁，可能很难找到生活中的乐趣。你可能缺乏精力或没有精力做事，会毫无理由地觉得自己没有价值或有罪恶感，很难集中注意力，或者易怒。你的睡眠质量很差，醒得很早，或者食欲发生变化——吃得比平时少或吃得过多。你可能感到绝望，甚至想自杀（详见第 309 页）。患有抑郁症的人可能有这些症状中的一些、大部分甚至全部。下表列出了重度抑郁和轻度抑郁的症状。

重度抑郁症状
- 长期缺乏活力；
- 持续悲伤；
- 易怒，易出现情绪波动；
- 反复出现绝望感；
- 持续对世界和他人产生负面看法；
- 暴饮暴食或食欲不振；
- 无价值感或出现罪恶感；
- 无法集中注意力；
- 反复早醒或睡眠模式发生其他变化；
- 无法享受愉快的活动；
- 感觉自己死了会更好。

轻度抑郁症状
- 情绪低落持续几天，但日常活动仍能正常进行；
- 偶尔缺乏精力，或睡眠模式发生轻微变化；
- 能够享受一些娱乐活动；
- 体重稳定；
- 产生绝望感，但会很快消失。

轻度抑郁症的自我照护

你如果陷入轻度抑郁的状态，可以试试以下方法。
- 和信任的朋友、配偶、家庭其他成员或心理咨询师分享自己的感受。他们会为你提供支持、指导和帮助。
- 与他人共度时光。
- 参加你感兴趣的活动，特别是你喜欢的活动。
- 有规律地进行适度的体育运动以改善自己的情绪。
- 保证休息充足和饮食均衡。

● 一次不要承担太多压力。如果有大的任务要完成，可以把它们分解成一个个小任务。设定你能完成的目标。

● 寻找机会帮助那些不太走运的人。

● 避开酒精、某些药物、镇静剂和其他会影响情绪的物质。

■ 抑郁症的病因

数百万美国人患有抑郁症。有时，抑郁症是某种处方药的副作用或某种疾病的症状中的一种。大脑中某些化学物质失衡可能是一个致病因素，但通常病因不明确。

如果直系亲属（如父母）患有抑郁症，那么你患上抑郁症的风险就比较大。抑郁的出现也可能是因为受过生活中的严重打击或应激，比如亲人去世和失业。有时，虽然生活和工作比较顺利，但也会出现这种情况。当然，遭受损失或挫折后感到悲伤是正常的。但如果这种悲伤不能很快停下来，就很可能发展成严重的抑郁症。

如果曾经患过抑郁症，那么再次患上抑郁症的风险就比较大。如果察觉到自己症状复发，不要延误就医。与家人或亲密的朋友讨论自己的感受可能对你有所帮助，但这并不能替代专业人士的帮助。

寻求帮助

抑郁症是一种生理疾病，不要指望突然之间就能恢复到正常状态，也不要认为全凭决心就能战胜它。如果抑郁症持续几周，或者感到绝望或有自杀倾向，那么就一定要寻求帮助。对许多人来说，最有效的治疗方法是药物治疗和心理咨询联合疗法。

请向精神科医生求助。接受过医学培训的精神科医生可以帮助你排除症状是否是由某种疾病所导致的。

如果症状轻微但持续存在，心理咨询师可能对你有所帮助。心理咨询师接受过心理治疗方面的培训，心理治疗在治疗抑郁和焦虑方面很有效。然而，心理咨询师可能没有医学学位，所以他们可能不能开具处方或管制用药。

你如果正在接受临床医生的抗抑郁治疗，请告知其他医生，他们可以合作以避免药物相互作用。在大多数情况下，抑郁症是可以治愈的。

季节性情绪紊乱是抑郁症的另一种表现形式，似乎与光照有关。这种疾病有时可以通过在白天增加光照来治疗，治疗中使用一个具有明亮广谱光源的灯箱作为光源。

帮助他人

你如果认识一个患有抑郁症的人，不要评判这个人或忽略他的感受，而要鼓励和支持他寻求专业的治疗。向他们保证情况会变好，但不要指望一个抑郁的人突然好转——这需要时间。

应对失去的实用建议

● **表达感情**。写一本有关回忆的书，甚至可以给逝者写一封信。

● **寻求帮助**。当人们遭受突然的失去时，他们的朋友可能不知道该怎样提供帮助。学会寻求特定类型的帮助对每个人都有好处。

● **维持正常的生活**。悲伤的人可能需要提醒自己锻炼、饮食和休息。

● **评估自己是否抑郁**。如果悲伤情绪在短期内非常严重，或长期（6 个月或更长时间）持续，那么就可能患上了抑郁症。

■ 治疗方案

大多数患有抑郁症的人在接受抗抑郁药物治疗之后病情都有了很大的改善。目前有几十种药物可供选择，它们的作用机制各不相同。医生可以为你选择合适的药物。

与医生讨论药物潜在的副作用。如果出现了副作用，请及时联系医生。常见的副作用包括恶心、疲劳、嗜睡、口干、失眠、便秘、视物模糊、头晕、神经过敏、体重增加和性功能障碍。如果你的孩子患有抑郁症，你要向孩子的医生询问使用抗抑郁药物的收益和风险。

其他治疗方法包括与精神科医生、心理咨询师或其他有相关专业资格证的心理健康服务提供者谈论自己的感受。心理疗法有很多种。认知行为疗治——帮助你用健康、积极的信念和行为取代消极的信念和行为，这种疗法非常有效。

治疗需要时间

请记住，治疗是需要时间的。一些好的变化可能在短短2周内就会出现，但需要8周甚至更长时间才能充分受益。这可能令人沮丧，所以在接受药物治疗的这段时间，朋友和家人给予的支持和鼓励是很重要的。不要太快停药，你至少需要服药1年，请务必听从医生的建议。

注意，要确保医生具有医师执业证和资格证，并且你和他在一起时感到很舒服。

自杀倾向的预警征兆

老年人，丧偶、离婚或单身的人，酗酒者及滥用药物者的自杀（suicide）风险更大。你或你的亲人如果出现以下征兆，应立即寻求专业人士的帮助。

● **沉默寡言**。不愿与人交流，有强烈的想要独处的冲动。

● **喜怒无常**。某一天突然情绪高涨，接着突然情绪低落，或者莫名其妙地突然变得平静。

● **遭遇生活危机或创伤**。离婚、亲人离世或遭遇事故，以及在失业或经济受挫后丧失自尊，都可能引发自杀的想法。

● **个性改变**。态度、个人仪表或行为上发生变化，或者一个内向的人突然变成了外向的人。

● **威胁**。威胁别人自己要自杀。身为亲人或朋友，要认真对待这些威胁。

● **送礼物**。把珍爱的东西送给朋友和爱人。

● **抑郁症**。表现出抑郁的症状，无法进行社交或工作。

● **冒险行为**。做出冒险行为，例如突然超速驾驶或进行不安全的性行为。

家庭暴力

殴打，强迫性性行为，害怕配偶或伴侣使用暴力，或者生活在担心配偶或伴侣会伤害或虐待孩子的恐惧中：这些情况都是**家庭暴力**（domestic violence）的例子或其造成的后果，家庭暴力也被称为家庭虐待。

女性往往是家庭暴力的受害者，包括被丈夫、前夫或伴侣殴打、强奸，有时还会被谋杀。但男性也可能是受害者，并且也需要寻求帮助。家庭暴力可能发生在不同种族、年龄、收入水平和宗教信仰的人之间。

殴打指使用暴力来维持对他人的控制。家庭暴力还涉及恐吓、精神虐待、骚扰、羞辱和威胁。

虐待行为的征兆和症状

如果出现下列情况，你可能处在一段被虐待的关系中。

- 被打、踢、推或被暴力威胁过；
- 无法选择如何打发时间、去哪里或穿什么；
- 被伴侣因你从未做过的事情而无端指责；
- 日常生活中做决定一定要征得伴侣的同意；
- 因为害怕伴侣生气，所以听从伴侣的决定。

自我照护

如何应对

- 在紧急情况下，请拨打 110 或当地的紧急求救电话。
- 如果你正处于一段受虐待的关系中，或者你担心自己有受虐待的可能性，最好告诉他人。向值得信任的朋友、亲戚或有执业医师资格证的心理医生寻求帮助。
- 向医生、护士或其他医务人员寻求帮助。
- 拨打家庭暴力求助热线以寻求帮助。
- 制订旅行计划。带上你的孩子、房子钥匙和重要证件。保持警惕，准备充分以便可以随时离开。明确知道自己要去哪里，如何去。

- 手头要有现金以备不时之需。
- 记住可以提供帮助的朋友的电话号码。

专业帮助　　报警，请求警察立即来处理。一些地区有强制逮捕法令，这意味着在家庭暴力案件开庭审理期间，施暴者将被赶出家门。

你如果去收容所，可以获得安全保护并进行心理咨询，你也可以寻求法律援助（例如，你可以申请一份人身安全保护令，要求施虐者远离你，否则其将被逮捕）。

拨打处理家庭暴力的国家热线、地方危机热线，或者联系咨询中心等社会服务机构，可以使你有能力采取行动。刚开始你可能很难开口谈论被虐待的问题，但你会逐渐感到轻松一些，并得到你急需的支持和建议。

记忆丧失

每个人都会忘记事情。忘记带车钥匙或忘记了刚认识的人的名字？这都是正常的现象。

记忆不是一个单一的过程。记忆有以下三种类型。

- **感觉记忆**。这是视觉、听觉、触觉、味觉或嗅觉在不到一秒钟内产生的短暂记忆。
- **短时记忆**。也被称为工作记忆，是暂时性记忆。例如，你在电话簿里查到一个号码，但在拨打这个号码后你就忘记了。信息一旦被使用完，就消失了。
- **长时记忆**。包括从记住家庭地址和电话号码到完成工作任务的复杂程序在内的所有事情的记忆。

出现可逆的记忆丧失的原因可能包括药物的副作用、轻微的头部损伤、抑郁、焦虑、应激、睡眠剥夺、过度饮酒或缺乏维生素 B$_{12}$。听力和视力出现问题以及频繁出现偏头痛也会影响记忆力。孕妇有时会出现短时记忆丧失问题。

健忘有随年龄增长而加重的趋势，但正常的健忘和与**痴呆症**（dementia）有关的记忆丧失有很大的区别。

阿尔茨海默病（alzheimer's disease）是最常见的痴呆症，其症状包括：对近期事件的记忆逐渐丧失以及无法记住新信息；越来越频繁地重复自己的话、把东西放错地方、对很多事情迷惑不解、迷路；性格改变，判断力和社交风度逐渐丧失；易怒，经常焦虑、抑郁、困惑和不安。

改善记忆力的自我照护	● **设定一个例行程序**。如果设定好一套例行程序，管理自己的日常活动就会变得非常容易。例如选择固定的时间做家务——周六打扫浴室，周日给植物浇水。 ● **锻炼"思维肌肉"**。玩文字游戏、填字游戏或其他能锻炼思维能力的活动。 ● **练习**。当你走进一个房间时，在脑海中列出房间内你认识的人的名字。当你遇到某人时，在谈话中重复他的名字。 ● **建立关联**。开车时，寻找与路线相关的地标，大声说出它们的关系，将它们的关系铭刻在你的记忆中。例如"在那所高中门口左转就到了鲍勃家"。 ● **列清单**。写下重要的任务和约会。例如，记录下每个月的哪一天要支付信用卡账单。 ● **集中注意力**。健忘可能意味着你有太多的心事。你应当慢下来，全神贯注地完成手头的任务。 ● **不要担心**。为记忆力下降而烦恼会让情况变得更糟。用积极的信息（如"我记得那些真正重要的事情"）代替自我责备（如"我真是个糊涂虫"）。
医疗救助	你如果担心记忆丧失，请向医疗服务人员咨询。如果你被诊断患阿尔茨海默病，相关医疗服务中心可以为你提供帮助。

健康维护

- 体重：什么样才算健康？
- 健康饮食
- 降低胆固醇
- 体育运动与健康
- 如何控制压力
- 筛查和免疫
- 保护自己
- 衰老与健康

　　这部分内容是一些很实用的信息，它将告诉你如何通过建立和保持健康的生活方式来管理健康。从健康饮食到接种疫苗，你可以做很多事情。

体重：什么样才算健康？

如今，无论走到哪里，人们都会发现有很多提供减重服务的商家。然而，任何一个尝试过减重的人都知道，减重并不是一件容易的事。成功减重的关键要素包括掌握相关知识、下定决心、健康饮食和进行规律的体育运动。

对大多数超重的人来说，减重（weight loss）是他们的健康目标。成功减重意味着减小了患心脏病、糖尿病和高血压的风险。

超重的危害

理想体重是让你保持健康的体重。体重是影响你的长期健康的部分因素。

超重可能让你面临以下风险。

- 高血压；
- 心脏病；
- 2 型糖尿病；
- 关节退行性疾病；
- 血脂异常。
- 某些癌症；
- 慢性下背部疼痛；
- 结石；
- 呼吸系统疾病；

减重是一项挑战。相当一部分减重者，尤其是那些减重速度很快的人，会在 1~5 年内出现体重反弹的情况。你该怎么做呢？你要先确定自己超重了多少，再制订安全且健康的体重管理计划。

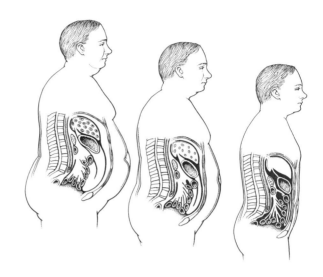

身体几乎可以无限制地储存脂肪，减重可以减轻内脏的拥挤以及下背部、臀部和膝盖的负担。

■ 确定身体质量指数

什么是健康的体重？接下来介绍的各种工具可以帮你确定体重是否处于健康范围内，并帮助你通过减重获益。

身体质量指数

确定体重是否健康的第一步是计算身体质量指数（body mass index，BMI）。你可以使用下一页的表格或在线 BMI 计算器进行计算。

BMI 低于 18.5 为体重过轻，18.5~24.9 是健康范围，25~29.9 为超重，30 及更大则为肥胖（obese）。如果 BMI 为 25 及更高，患超重相关疾病（如心脏病和 2 型糖尿病）的风险就比较大。不过，亚洲人 BMI 超过 23 就已经有很大的健康风险了。

然而，BMI 并不是完美的评价标准。肌肉较多的人可能 BMI 值较高，而其健康风险并不会增大。

身体质量指数（body mass index，BMI）

BMI	健康		超重					肥胖				
	19	24*	25	26	27	28	29	30	35	40	45	50
身高 / 厘米	体重 / 千克											
147	41.3	52.2	54.0	56.2	58.5	60.8	62.6	64.9	75.8	86.6	97.5	108.4
150	42.6	54.0	56.2	58.1	60.3	62.6	64.9	67.1	78.5	89.8	100.7	122.0
152	44.0	55.8	58.1	60.3	62.6	64.9	67.1	69.4	81.2	92.5	104.3	115.7
155	45.4	57.6	59.9	62.1	64.9	67.1	69.4	71.7	83.9	95.7	108.0	119.8
158	47.2	59.4	61.7	64.4	66.7	69.4	71.7	74.4	86.6	98.9	111.6	123.8
160	48.5	61.2	64.0	66.2	68.9	71.7	73.9	76.7	89.4	102.1	115.2	127.9
163	50.0	63.5	65.8	68.5	71.2	73.9	76.7	78.9	92.5	105.2	118.8	132.0
165	51.7	65.3	68.0	70.8	73.5	76.2	78.9	81.6	95.3	108.9	122.5	136.1
168	53.5	67.3	70.3	73.0	75.5	78.5	81.2	84.4	98.0	112.0	126.1	140.2
170	54.9	69.4	72.1	75.3	78.0	80.7	83.9	86.6	101.1	115.7	130.2	144.7
173	56.7	71.7	74.4	77.6	80.3	83.5	86.2	89.4	104.3	118.8	133.8	148.8
175	58.1	73.5	76.7	79.8	82.6	85.7	88.9	92.1	107.1	122.5	137.9	153.3
178	59.9	75.8	78.9	82.1	85.3	88.5	91.6	94.8	110.2	126.1	142.0	157.9
180	61.7	78.0	81.2	84.4	87.5	90.7	94.3	97.5	113.4	129.7	146.1	162.4
183	63.5	80.3	83.5	86.6	90.3	93.4	96.6	100.2	117.0	133.4	150.1	166.3
185	65.3	82.6	85.7	89.4	92.5	96.2	99.3	103.0	120.2	137.0	154.2	171.5
188	67.1	84.4	88.0	91.6	95.3	98.9	102.1	105.7	123.4	141.2	158.8	176.5
190	68.9	87.1	90.7	94.3	98.0	101.6	105.2	108.9	126.6	144.7	162.8	181.0
193	70.8	89.4	93.0	96.6	100.2	104.3	108.0	111.6	130.2	148.9	167.4	186.0

* 亚洲人 BMI ≥ 23 就会有较大的健康风险。参考 Circulation，2014；129（suppl 2）：S102；NHBLI Obesity Expert Panel，2013.（注：本表为换算后数字）

腰围

腰围对健康风险的评估而言很重要，它在一定程度上能说明脂肪的主要分布位置。我们通常将大部分脂肪堆积在腰部的身材称为"苹果形身材"，大部分脂肪堆积在腰部以下、臀部和大腿周围的身材被称为"梨形身材"。

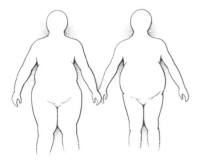

梨形身材　　　苹果形身材

重要的不仅是体重，还有身体储存多余脂肪的部位。苹果形身材的人比梨形身材的人出现健康问题的风险更大。

一般来说，梨形身材的人比苹果形身材的人更健康。腰部脂肪堆积会增大患高血压、糖尿病、高胆固醇血症和高甘油三酯血症以及冠心病的风险。

减少 3%~5% 的多余体重可以改善血压、血糖、胆固醇和甘油三酯水平，减小患心脏病、血管疾病和其他疾病的风险。

可以通过测量腰围来确定腹部是否脂肪过多。找到每块髋骨的最高点，用卷尺水平围绕这些点来测量腰围。男性腰围超过 102 厘米，女性腰围超过 89 厘米意味着健康风险增大。一般来说，腰围越大，健康风险就越大。

■ 关于减重的小贴士

为了减重，你需要改善生活方式。这意味着你需要在饮食和运动方面做出改变。下定决心减重后，你需要逐步改善饮食结构和运动习惯，只有长期坚持才能成功减重。

自我照护

准备工作

● **确定一个合适的时间开始实施减重计划。**开始实施计划的最佳时机是确定自己能投入时间和精力来改善生活方式的时候。繁忙的日程、过大的压力或抑郁都会减小成功率。

● **设定合理的减重目标**（包括长期目标和短期目标）。如果长期目标是减重 18 千克，就应该从减重 2 千克这个短期目标做起。

● **检查自己的食谱。**通常来讲，从目前的饮食中每天减少 500~1000 千卡热量可以使你每周减重 0.5~1 千克。要减少的热量的起始目标值根据个人的身高、运动水平和身体状况会有所不同。女性可以从每天摄入 1200 千卡开始，而男性可以从每天摄入 1400 千卡开始。每天通过饮食摄入低于 1200 千卡的热量可能无法满足你日常的营养需求（详见第 320 页 "健康饮食"）。

● **写饮食日记以记录饮食情况**。将所有饮食都记下来的人更容易长期保持健康体重。此外，应记录影响异常饮食行为的因素，如压力过大或饮食不规律。

选择健康食物

● **享用更健康的食物**。参阅第 321 页的 "Mayo Clinic 健康体重金字塔" 中关于健康饮食的建议。家中随时准备着健康食物。只有在为了避免下一餐暴饮暴食的情况下才可以吃些健康的零食，以免由于饥饿而导致过量饮食。

● **多吃蔬菜和水果**。蔬菜和水果能让人产生饱腹感，而且不含太多热量。每天至少要吃 3 份水果和 4 份蔬菜。

● **少吃高热量食物**。少吃肉食，选择脱脂或低脂的乳制品，避开油炸食品、油腻的甜点、加工食品以及黄油和沙拉酱等脂肪含量高的食品，以减少热量的摄入。

● **限制糖和甜食的摄入**。两者均为高热量食物但缺乏其他营养素。糖果和甜点等甜食的脂肪含量也很高。

● **关注你的饮料**。你应限制软饮料的摄入，适量饮酒。不应过量饮用低脂牛奶和果汁——否则会大幅增加热量摄入。水是最好的饮料。

改善饮食习惯

● **不要错过用餐时间**。按时进食可以让你更好地控制食欲和选择食物。

● **和家人分餐，而不要将整盘食物都摆在餐桌上**。这有助于防止吃得太多。

● **用较小的餐盘**。这样做能让你吃得少一些，同时会让盘子看起来很"满"。

- **吃饭时保持专注**。吃饭时不要阅读或看电视节目。

- **吃饱后就应停止进食**。无须把盘子里的食物吃得干干净净。

- **出现饮食冲动时试着克服**。饮食冲动通常会在几分钟内消失。如果没有消失,可以吃一些健康且热量低的食物。

其他建议

- **进行体重监测**。无论经常还是偶尔称体重,都要看体重在一段时间内的变化趋势而不是每天的变化情况。

- **每天补充维生素和矿物质**。如果可以选择的食物有限,则需要向医生或营养师询问自己是否需要补充维生素和矿物质。

- **如果需要,和医生谈谈其他选择**。一些肥胖症患者可能需要服用抑制食欲的药物或进行**胃旁路手术**(gastric bypass surgery)以促进健康。这些方法必须由医生仔细评估。但如果不改善饮食习惯,即使采取这些更激进的措施也有减重失败的可能。

■ 体育运动:消耗热量的关键

体育运动和锻炼对任何减重计划都很重要。锻炼习惯需要慢慢地改变,尤其是在身材已经走形的情况下。如果你的年龄超过40岁、吸烟、患有心脏病或有糖尿病,在开始锻炼计划之前请向医生咨询。

自我照护

- **试着找一些你喜欢并且可以规律进行的活动**。慢慢开始活动并逐渐增加活动量。你的目标是每周至少进行150分钟中等强度的运动。

- **不需要竭尽全力也能得到积极的结果**。可以通过进行适度、规律的体育运动(如步行)来达成目标。

- **丰富锻炼类型以提高整体的健康水平并保持锻炼的趣**

味性。

- **将运动拆分成 10 分钟 / 次**。每次运动都要计时。
- **找个一起锻炼的伙伴**。这有助于你坚持计划。
- **积少成多**。把车停在停车场的尽头；走楼梯而非坐电梯；坐公交时提前 1~2 站下车后步行到目的地，这些都是体育运动。
- **记录运动情况**。
- **坚持锻炼计划**。不要以没时间为借口不锻炼。

健康饮食

食物能为你提供营养、能量，当然，还有愉悦的体验。但是，想要获得均衡的营养是具有挑战性的。为了感觉良好、抵御疾病，并让身体处于最佳状态，需要均衡的营养。许多疾病，如心脏病和糖尿病，在一定程度上与不良的饮食习惯有关。

对大多数人来说，保持健康饮食的最佳方法是遵循 Mayo Clinic 健康体重金字塔原则，总结如下。

自我照护

- 以保持健康的体重为目标。
- 每天锻炼身体。
- 把蔬菜和水果作为饮食的基础。它们热量低，而且含有许多可以抵抗疾病的营养素。
- 食用全谷物食品，如全麦面包和全谷物面食。
- 食用不添加糖的低脂或脱脂乳制品。
- 多吃富含植物蛋白的食物，如黄豆、扁豆和豌豆，少吃肉。
- 每周至少吃 2 份（每份 85 克）富含对心脏有益的 ω−3 脂肪酸的鱼，如鲑鱼、沙丁鱼、鳟鱼和白鱼。*
- 限制饱和脂肪酸的摄入，避免摄入反式脂肪酸，要选择含不饱和脂肪酸的食物，如橄榄油、菜籽油、牛油果和坚果。

● 每天摄入的甜食的热量不超过 75 千卡，或者每周摄入不超过 500 千卡。

● 适量饮酒。对健康的成人来说，所有年龄段的女性和 65 岁以上的男性每天最多喝 1 杯酒，65 岁及以下的男性每天最多喝 2 杯酒。如果怀孕了，千万不要喝酒。

* 由于鲭鱼、鲨鱼和剑鱼汞含量过高，孕妇、幼儿和哺乳期女性应避免食用它们，并将白（长鳍）金枪鱼每周的摄入量限制在 170 克以下。

健康饮食中植物性食物更多

水果和蔬菜含有大量营养素，这些营养素有助于保持身体健康。

完整的新鲜水果和冷冻水果是最好的，因为它们比罐装水果、果汁和果干膳食纤维含量更高而且热量更低。

大多数新鲜水果和蔬菜的水分含量很高，这使其体积和重量较大，但热量较低。

果干的饱腹感较弱而热量较高，因为其中的水分已经被去除，所以体积比新鲜水果小得多。

因为不同的水果提供的营养素不同，所以品种丰富很重要。你的选择很多：苹果、香蕉、蓝莓、树莓、草莓、樱桃、葡萄柚、哈密瓜、香瓜、橙子、李子等。每餐都要有水果，在需要的情况下还可以将水果作为零食。

蔬菜是膳食纤维的极佳来源，而且它的脂肪含量和热量都很低。食用蔬菜可以获得多种营养素并促进健康，你可以选择蔬菜沙拉、芦笋、青豆、胡萝卜、西蓝花、菜花、丝瓜、西葫芦、茄子、蘑菇、洋葱、西红柿等。

有些蔬菜可以作为碳水化合物的来源，因为它们含有淀粉，而且比普通蔬菜含有更多的热量，它们在人体内的功能与碳水化合物的相似。含淀粉的蔬菜包括玉米、青豆、土豆、红薯和南瓜。

全谷物食品也是健康的碳水化合物来源，你可以选择糙米、全麦面条、全麦面包和其他全麦谷物制品。

■ Mayo Clinic 健康体重金字塔

如果体重对你来说是个问题，Mayo Clinic 的健康体重金字塔可以告诉你应该选择哪些食物来促进体重健康。你罹患体重相关疾病的风险也会减小。更重要的是，你如果遵循这个方法，就会得到更多的饱腹感和更少的饥饿感。

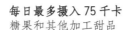

每日最多摄入 75 千卡
糖果和其他加工甜品

每日 3~5 份（少量食用）
橄榄油、坚果、菜籽油、牛油果

每日 3~7 份（1 份 =110 千卡）
豆类、鱼类、瘦肉、低脂乳制品

每日 4~8 份（1 份 =70 千卡）
全谷物食品：面条、面包、米饭、谷类

不限制：每天最少 3 份（1 份 =60 千卡）
水果：选择广泛
不限制：每天最少 4 份（1 份 =25 千卡）
蔬菜：选择广泛

在开始执行任何健康体重计划之前，都要向医生咨询。

不同热量水平的每日膳食建议					
食物种类	**开始时的热量目标（千卡）**				
	1200	**1400**	**1600**	**1800**	**2000**
蔬菜 *	4 份及更多	4 份及更多	5 份及更多	5 份及更多	5 份及更多
水果 *	3 份及更多	4 份及更多	5 份及更多	5 份及更多	5 份及更多
碳水化合物 †	4 份	5 份	6 份	7 份	8 份
蛋白质 / 乳制品 †	3 份	4 份	5 份	6 份	7 份
脂肪 †	3 份	3 份	3 份	4 份	5 份

* 表中水果和蔬菜的食用量为下限。土豆属于富含碳水化合物的食物。
† 碳水化合物、蛋白质 / 乳制品、脂肪和甜食的推荐摄入量为上限。
参考 The Mayo Clinic Diet，2017.

■ 健康烹饪

健康烹饪并不意味着你必须购买特殊的厨具。你只需要简单地使用常规的烹饪方法，就能以健康的方式烹调食物。你可以根据下文中的建议，改变熟悉的烹饪方法并尝试新的食谱。

自我照护

通过下列方法减少食谱中脂肪、糖和盐的含量。

● 减少或去除食物中的糖分；

● 烹饪前切去肉上的脂肪，烹饪后沥干油滴；

● 冷却后撇去汤、炖菜、酱汁和肉汁中的油脂；

● 在牛瘦肉碎中加入切碎的蔬菜，这样可以少放肉并增大食物的体积；

● 尽量少食用用于改善外观的食物，如椰肉、糖霜，以及番茄酱、蛋黄酱和果酱等食物；

● 用油需少量。必须使用时最好选择橄榄油或菜籽油；

● 用香草代替盐；

● 使用不粘锅，或者使用烹饪喷雾油来代替食用油和黄油；

● 使用以下烹饪方法可以保留食物的风味和营养素而不摄入太多脂肪：烘焙、炖、烤、煎、蒸和炒。避免油炸。

混合沙拉

吃沙拉是让你在饮食中加入更多蔬菜和水果的好方法。下次吃沙拉的时候，不要害怕尝试。要想准备一份营养且味美的沙拉，可以从下列每一栏中选择一种或多种食材。

选择一种绿叶蔬菜	加一种蔬菜	加一种高蛋白食物	加一种辅料	加一种沙拉酱
● 芝麻菜	● 洋蓟	● 黑豆	● 油炸面包丁	● 香醋汁
● 嫩甘蓝	● 甜菜	● 鸡胸肉	● 果干	● 香菜青柠汁
● 生菜	● 甜椒	● 毛豆	● 新鲜水果	● 淡凯撒酱
● 卷心菜	● 西蓝花	● 北豆腐	● 奶酪或干酪	● 淡意大利风味酱
● 油麦菜	● 胡萝卜	● 鹰嘴豆	● 坚果	● 低脂牧场风味酱
● 笋尖	● 菜花	● 虎皮鸡蛋	● 瓜子仁	● 低脂覆盆子油醋酱
● 菠菜	● 黄瓜	● 四季豆		● 橄榄油
● 混合时蔬	● 蘑菇	● 牛瘦肉碎		● 食醋
	● 洋葱	● 三文鱼		● 莎莎酱或塔可酱
	● 水萝卜	● 虾		
	● 西红柿	● 火鸡胸肉		

降低胆固醇

与心脏和血管有关的疾病（心血管疾病）是导致美国人死亡的主要病因。发病的主要原因是动脉狭窄或阻塞（动脉粥样硬化）。胆固醇在其中发挥了重要作用。

动脉粥样硬化是一个无声无痛的过程，可能从儿童时期就已开始。含胆固醇的脂肪沉积（斑块）在动脉壁中不断积聚，随着斑块的形成，动脉变窄，血流减少。流向心脏的血液减少会增大心脏病发作的风险，流向大脑的血液减少则可能导致脑卒中。

为什么人体需要胆固醇？

人体利用胆固醇构建健康的细胞，合成重要的激素。大约三分之二的胆固醇在肝脏内合成，其余的来源于进食的动物制品。

胆固醇通过血液被输送到全身。低密度脂蛋白（LDL）通常被称为"坏胆固醇"。随着时间的推移，它会在血管中积聚并形成斑块。由此可能引起血管阻塞，进而导致心脏病或脑卒中发作。相反，高密度脂蛋白（HDL）通常被称为"好胆固醇"，因为它有助于"清理"血管中沉积的胆固醇斑块。

为什么胆固醇水平会升高？

基因和生活方式会影响人的胆固醇水平。肝脏可能制造过多的低密度脂蛋白，或无法对血液完成足够的"清理"工作。此外，胆固醇水平升高可能是因为体内高密度脂蛋白含量不足。不过胆固醇水平过高这个问题在很大程度上是可以预防和治疗的。高脂肪饮食、缺乏运动和吸烟会提高低密度脂蛋白水平，降低高密度脂蛋白水平。

改善生活方式

生活方式的改善对降低总胆固醇水平至关重要。想要降低"坏胆固醇"的水平，减重、吃健康食品和增加体育运动都十分重要。你如果吸烟，请戒烟（详见第 294 页）。

药物治疗

如果在改善饮食结构并进行适当的体育运动后，体内仍然有太多的"坏胆固醇"（高胆固醇血症，high blood cholesterol）或没有足够的"好胆固醇"，医生可能建议你接受药物治疗。药物可以降低总胆固醇水平和甘油三酯（另一种血脂）水平。

间隔 5 年拍摄的冠状动脉造影显示了服用降胆固醇药物可以达到的效果。

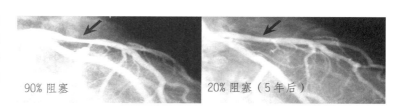

90% 阻塞　　　　20% 阻塞（5 年后）

药物可以降低低密度脂蛋白水平，防止斑块形成，减少或阻止斑块破裂，而斑块破裂会导致血栓堵塞动脉。他汀类药物（瑞托伐他汀、阿托伐他汀、辛伐他汀等）是最常用的处方药，但还有许多其他药物。药物的选择取决于患者的风险因素、年龄、健康状况和药物可能产生的副作用。

这些药物大多数都有良好的耐受性，但也可能产生副作用。例如，他汀类药物可能引起肌肉疼痛，但这种情况并不常见。在服用降胆固醇药物时，医生可能建议你验血以检查肝脏功能。

在体重减轻、进行更多的体育运动并采用更健康的饮食法后，医生可能让你减药或停药，但是，请不要在没有医生建议的情况下这么做。

知道这些数字

多年来，医生通常关注总胆固醇、低密度脂蛋白、高密度脂蛋白和甘油三酯的水平。然而，根据目前指南的推荐，需要考虑的不仅仅是胆固醇水平，还要考虑个体患心脏病的风险。请注意以下 5 个关键指标，以及它们是否随着时间的推移而变化。

指标名称	理想水平
总胆固醇 高密度脂蛋白（HDL）	检查胆固醇水平，和医生谈谈检查结果，以及它如何影响你的整体健康
血压	* 低于 120/80 毫米汞柱
空腹血糖	低于 100 毫克 / 分升
身体质量指数	低于 25

数据来源于美国心脏协会（American Heart Association），2016.

自我照护

- **减重**。减重 2.2~4.5 千克有助于降低总胆固醇水平。
- **吃富含膳食纤维和其他能够降低总胆固醇水平的食物**。
  - ▸ 选择富含不饱和脂肪酸的食物，比如橄榄油、菜籽油、花生油、核桃仁和杏仁（但要注意热量）。
  - ▸ 避免摄入反式脂肪酸，它可能在食品配料表中作为氢化植物油或者部分以氢化植物油的形式被列出。
  - ▸ 限制饮食中的胆固醇的摄入。不要吃富含脂肪的肉类、蛋黄和全脂乳制品，而应选择鱼类、家禽肉、家畜瘦肉、蛋清和脱脂牛奶。
  - ▸ 选择全谷物食品，比如全谷物面包、全麦意大利面、全麦面粉、菰米、麦片和燕麦麸。
  - ▸ 多吃水果和蔬菜，因为它们富含膳食纤维。以每天吃至少 4 份蔬菜和 3 份水果为目标。
  - ▸ 摄入对心脏有益的鱼类。请参阅第 320 页"自我照护"中的例子。
  - ▸ 可以选择添加了植物固醇的食物，如某些人造黄油抹酱和橙汁，但要注意热量。

▶ 食用含可溶性膳食纤维的食物，比如车前子。

● **如果吸烟，请戒烟**。戒烟可以降低总胆固醇水平，减小患心脏病的风险。

● **增加体育运动**。详见下一节。

体育运动与健康

规律的体育运动——每周至少 150 分钟——可以减小患上许多严重疾病的风险，这些疾病包括心脏病、高血压、脑卒中、糖尿病、某些癌症和骨质疏松症。体育运动会影响以下几个方面。

● **心脏**。规律的体育运动可以增强心脏的泵血能力并降低静息心率。心脏可以做更少的功并泵出更多的血液。

● **胆固醇和甘油三酯**。规律的体育运动可以改善血脂水平，提高高密度脂蛋白（"好胆固醇"）水平，降低低密度脂蛋白（"坏胆固醇"）水平。

● **血压**。规律的体育运动可以降低血压，尤其对轻度的高血压（高血压病）很有帮助。规律的体育运动也有助于预防高血压。

● **糖尿病**。如果患有糖尿病，规律的体育运动有助于降低血糖。而且，有助于预防 2 型糖尿病。

● **骨骼**。进行负重运动的女性患骨质疏松症的可能性更小。

● **体重**。规律的体育运动可以减少体内储存的脂肪。

● **其他情况**。规律的体育运动可以缓解压力，提高整体幸福感，改善睡眠状况，还有助于集中注意力。

■ 有氧运动与无氧运动

在有氧运动（以有氧代谢提供运动中所需能量的运动）

中会使用到持续运动量大的肌肉群，比如腿部肌肉群。有氧运动有助于改善心脏、肺和肌细胞的功能。不过，运动不宜太剧烈，否则会引起疼痛。你如果在良好的有氧运动范围内，就会大汗淋漓、呼吸加快，但仍然能够舒适地锻炼30~60 分钟。有氧运动能够增强人的整体耐力。步行、骑自行车、慢跑和游泳都是大家熟悉的有氧运动。

进行无氧运动（肌肉在无氧供能代谢状态下进行的运动）时，肌肉对氧气的需求量非常大，以至于它用光了储存的所有可用的氧气，然后在没有氧气的情况下消耗储存的能量，因此它会导致疼痛。不要长时间进行无氧运动，如举重或短跑。无氧运动可以增强力量和速度，也有助于增强耐力。在实施力量训练计划时，使用较轻的器械或将器械设置在轻阻力的状态可以避免受伤。应将有氧运动作为无氧运动的补充。

健康的表现

你如果很健康，就应该具有以下表现。

- 能在不感到疲劳的情况下完成日常工作，有足够的精力享受休闲活动。
- 步行 1 千米或爬几层楼梯后不会感到气喘吁吁、腿部沉重或疲劳。
- 在进行轻度或中度运动（如快走）时可以与人交谈。

你如果一天大部分时间都坐着，那你可能不太健康。不健康的表现如下。

- 总是感到疲劳。
- 跟不上同龄人的步伐。
- 拒绝体育运动，因为很快就会疲劳。
- 走一小段路就会感到气短或疲劳。

■ 开始执行锻炼计划

你如果吸烟、超重、大于 40 岁且从不锻炼，或者有心脏病等慢性疾病，再或者有心脏病、糖尿病、高血压、肺病或肾病的家族史，在开始执行锻炼计划之前请向医疗保健服务提供者咨询。体育运动的风险源于过量运动、运动过于剧烈而热身活动太少。

如果从医学角度分析，你可以开始运动，以下的一些提示对你会有所帮助。

- **循序渐进**。你如果还不习惯运动，就需要慢慢努力达成目标。如果在运动时感到说话困难，说明你的运动强度过大了。

- **选择合适的运动**。你应该选择自己喜欢的运动。

- **规律运动，但要适度，千万不要运动到出现恶心、头晕或呼吸极度短促的程度**。你应注意以下方面。

  ▸ **频率**。试着每周至少锻炼 3 天。

  ▸ **强度**。参阅第 331 页的"运动强度"，学习一些简单的运动方法。

  ▸ **时间**。每周至少进行 150 分钟中等强度的运动。或者，每周 3 次，每次 10 分钟，间歇进行高强度运动，这样也可以有效减小患病风险。

- **每次都热身和放松**。热身有助于放松肌肉。放松有助于增强柔韧性，扩大关节活动度。

运动 1 小时消耗的热量

热量消耗因运动类型、强度和个人身体状况的不同而存在很大差异，所以这里只估算热量。如果体重低于 72.5 千克，消耗的热量会比下表中的少。如果体重超过 110 千克，消耗的热量则会比下表中的多。

运动 （持续 1 小时）	体重和热量消耗		
	72.5 千克	**90 千克**	**110 千克**
低强度有氧运动	365 千卡	455 千卡	545 千卡
悠闲地骑自行车 16 千米	292 千卡	364 千卡	436 千卡
打高尔夫球，随身携带球杆	314 千卡	391 千卡	469 千卡
徒步旅行	438 千卡	546 千卡	654 千卡
慢跑 8 千米	606 千卡	755 千卡	905 千卡
越野滑雪	496 千卡	619 千卡	741 千卡

（续表）

运动 （持续 1 小时）	体重和热量消耗		
	72.5 千克	90 千克	110 千克
滑雪（选择下坡）	314 千卡	391 千卡	469 千卡
楼梯式跑步机	657 千卡	819 千卡	981 千卡
低强度或中强度游泳（佩戴游泳圈）	511 千卡	637 千卡	763 千卡
网球单打	584 千卡	728 千卡	872 千卡
步行 3.5 千米	204 千卡	255 千卡	305 千卡
步行 5.5 千米	314 千卡	391 千卡	469 千卡

参考 Ainsworth BE, et al.2011Compendium of Physical Activities: A second update of codes and MET values. Medicine & Science in Sports & Exercise. 2011;43: 1575.

■ "走"出健康

美国只有不到一半的成人会定期进行体育运动。每天 30~60 分钟的快走有利于身体健康，从而使你获得更长久的寿命和更健康的生活。体育运动不一定要非常剧烈，即使慢慢散步也能减小患心脏病的风险。更快、更远或更频繁的步行会给你的健康带来更多的好处。

明确最重要的事情

最好的步行计划能在安全、便捷和有趣的同时，充分达到你的健康目标。以下是有助于充分利用步行的小技巧。

● **设定切实可行的目标**。你想从规律的体育运动中获得什么？你今年 45 岁，正在担心如何预防心脏病吗？你今年 75 岁，想享受娱乐活动并延长独立生活的时间吗？想减重，降低血压，缓解压力，还是只想感觉更舒适一些？步行可以帮你实现这些目标。确定什么是最重要的，并明确如何实现目标。不要说"我要多走几步"，而要说"我打算在周二、周四和周六早上从 7 点步行到 7 点半"。

● **买一双好鞋**。你不需要花很多钱来买专门为走路设计的鞋子。你需要的是一双具有保护和稳定作用的鞋子。

● **正确选择衣物**。穿宽松且舒适的衣服。选择与天气相匹配的衣物——天气凉爽多风时穿一件风衣，寒冷时多穿几件衣服。穿颜色鲜艳且用反光面料或胶带装饰的衣服。避免穿戴橡胶材质的衣物——它会阻止汗水蒸发。用防晒霜（防晒指数至少为 30）、太阳镜和帽子保护自己。

● **喝水**。在进行体育运动或锻炼时，需要补水来维持体温正常，并给正在工作的肌肉降温。为了补充运动中流失的体液，运动前后都要喝水。如果快走超过 45 分钟，每 15~20 分钟就要喝一次水，尤其在天气炎热的时候。

● **向医生咨询**。如果你的年龄在 40 岁及以上，或者有慢性健康问题，就要在开始锻炼前和医生一起评估你的体育运动和锻炼目标。

制订你的锻炼计划

如果比平时多消耗了一点儿体力，你的身体就会做出反应，不断地提高进行体育运动的能力。因此，你可以在 8~12 周内通过逐渐增加运动量来提高身体素质。为了安全地增强心肺功能，应将运动的强度、频率和持续时间纳入锻炼计划。

● **运动强度**。记住，不一定要做剧烈运动。什么是理想的运动强度呢？下面有两个简单的方法能帮你找到答案。

▸ 谈话测试。在走路时，你应该能够与同伴交谈。如果做不到，则说明你的运动强度过高了，应放慢脚步。

▸ 目标心率。具体来说，可以用心率来评估运动强度。许多人的目标心率是最大心率的 50%~80%。你如果体质较差，或者刚刚开始实施运动计划，就要把目标定在最大心率的 40%~50%。随着身体素质的提高，你应提高运动的强度。

如果目标心率是最大心率的 50%~80%：

1. 220− 年龄 = 最大心率。

2. 你的最大心率 ×0.5 = 心率下限。

3. 最大心率 ×0.8 ＝ 心率上限。

● **运动频率**。试着每周至少步行 3 次。为了调理身体和保健，你的最终目标是每周步行 3~4 小时。

● **运动持续时间**。逐步将步行时间增加到每周至少 150 分钟。如果从未规律锻炼过，或者已经很长时间没有运动了，那就从你觉得舒服的运动量开始，即使只有 5 分钟也可以。记录你走了多少步或多少公里，以及花了多长时间。计步器是很好的追踪工具。

检查脉搏以获取心率

有两种方法可以用来检查脉搏以获取心率。如果要检查颈动脉的脉搏，就把示指和中指放在脖子上气管的位置。如要检查手腕处的脉搏，请遵循以下步骤。

1. 将两根手指放在桡动脉上方的骨骼和肌腱之间，在手腕的拇指一侧。

2. 当感受到脉搏时，看着手表，记录 10 秒内的搏动次数。

3. 将这个数字乘 6，就得到了每分钟的心率。

一次良好的体育运动包括以下 3 个阶段。

● **热身**。每次步行前，花大约 5 分钟的时间热身，让身体为步行做好准备。在锻炼最初的 3~5 分钟，应以较慢的速度步行，使心率、体温和流向运动中的肌肉的血液逐渐增加。拉伸运动也能增强和保持肌肉的柔韧性，扩大关节活动度。你可以参考下一页的"适合步行者的拉伸运动"。

● **训练**。步行可以通过提高心率、呼吸深度和增强肌肉耐力来提高有氧运动能力。步行会消耗热量，这取决于你的步行速度、步行时间以及你的体重（详见第 329 页"运动 1 小时消耗的热量"）。

● **放松**。在步行结束时，放慢脚步再走 3~5 分钟，使心率和血压逐渐降低。之后重复热身时做的拉伸运动以扩大肢体活动度。

制订全面的锻炼计划

为了取得最大的健康收益，你需要制订一个全面的锻炼计划。锻炼计划中应包含以下内容。

● **有氧运动**。有利于心肺健康。

● **拉伸运动**。可以增强柔韧性，防止受伤。

● **力量训练**。可以强化骨骼，增强肌肉力量。

● **核心训练**。可以使核心肌肉（腹部、背部和臀部的肌肉）更加强壮，这有助于保护背部，增强身体稳定性。

■ 适合步行者的拉伸运动

使步行更安全

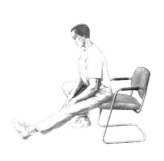

腿部筋膜拉伸

按照上图所示坐好。左膝慢慢伸直，直到出现拉伸感，保持 30~45 秒。

不要拉伸到出现疼痛的程度。可以用手轻轻地向下按压膝盖。右腿重复上述动作。

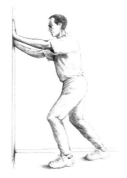

小腿拉伸

1. 以上图所示的姿势双手扶墙。保持右膝伸直的同时屈曲左膝，保持 30~45 秒，感受右小腿的拉伸。另一条腿重复相同动作。

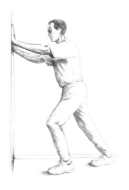

2. 姿势和前面的练习相似，但是右膝要屈曲而非伸直。左膝屈曲，向墙壁移动，保持 30~45 秒，感受小腿深层肌肉的拉伸。另一条腿重复相同动作。

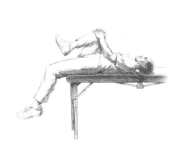

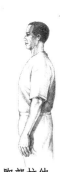

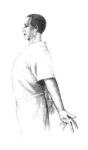

臀部拉伸

躺在坚固的桌子上或床上，双膝放在胸前，左腿慢慢伸直，垂在桌子或床边，保持 30~45 秒，感受左侧臀部的拉伸。另一条腿重复这个动作。

胸部拉伸

1. 让胸部保持如上图所示的中立位姿势。

2. 手臂向后伸且手掌向前。两侧肩胛骨相互靠近，深呼吸，然后胸部向上抬，保持 30~45 秒。回到初始位置。

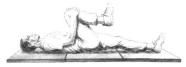

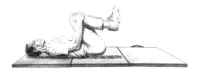

背部拉伸

1. 以上图所示的姿势躺下，慢慢将右膝拉向胸部，左腿放松，保持 30~45 秒，感受下背部和臀部的拉伸。左腿重复上述动作。

2. 以上图所示的姿势躺下。将双膝一起拉向胸部，保持 30~45 秒。这样做能使下背部得到更强的拉伸。

　　恭喜你！你坚持进行规律的步行锻炼，并对自己即将获得的收益充满信心。但是，你要当心这些"可怕"的事情——运动量太大、太辛苦、准备不充分。

　　脚部（尤其是脚后跟）疼痛很常见。此类问题会打乱你的步行计划，削弱你活动的积极性。以下方法可以减轻步行造成的疲惫。

　　● **逐渐加量**。如果过去 2 个月都没有运动过，就要慢慢开始运动。在最初的 2~3 周，进行低强度的步行。在能舒适地走完目标距离后再逐渐提高强度。

　　● **关注身体**。在增加运动时间后，你可能感到轻微的肌肉酸痛。然而，喘不过气和关节疼痛是你应放慢脚步的信号。肌肉僵硬持续数日意味着运动过量。

如果发现任何提示心脏病或肺部疾病的症状，如胸痛、胸闷、持续几小时的不正常的疲劳感、心悸、头晕和气短，请立即寻求医生的帮助。

- **更换磨损的鞋子**。鞋子在你步行 500~800 千米后会逐渐失去缓冲能力，这时就应更换了。另外，如果鞋底和鞋面开始分离，则需要买一双新鞋。检查鞋子是否失去稳定性，可以将鞋子并排放置，观察任意一只是否向左或向右倾斜。
- **谨慎选择路线**。仔细检查步行路线。避开有裂缝的人行道、坑洼、有低垂的树枝或不平的草皮的道路。不要在晚上沿着路边行走。可以的话，结伴而行，并携带有效身份证件。
- **不要过量**。如果你开始感到体育运动成为你的负担，则需要每周休息一天。利用这段时间做一些你喜欢的其他娱乐活动。

间歇训练

高强度间歇训练（HIIT）是一种有效的运动方式，可以获得许多与持续中等强度运动相同的益处。高强度间歇训练的训练方式为尽最大的努力锻炼 30 秒，再进行 3~4 分钟的低强度运动，重复该循环 3~4 次。

整个过程不超过 20 分钟，其中剧烈运动大约 2 分钟。这种锻炼类型已被证明可以非常有效地改善心血管系统的功能，并有助于加快新陈代谢和减重。

心脏病患者和肥胖症患者对高强度间歇训练的耐受性很好，许多人发现这种锻炼方式很有趣，可以将其轻松地融入生活。如果有关节疼痛或患有关节炎，请确保间歇训练是低强度的，可以借助固定自行车或椭圆训练机，或者在水中训练。

动起来

体育运动不仅仅是锻炼，它包括你做的任何可以消耗热量的运动——从园艺到上楼梯。每天都可以进行下面这些体育运动。

- 上班前后在家附近快步走一会儿。
- 做家务，速度要快到能让你心跳加快。

● 让全家人都参与进来，一起玩接球游戏或骑自行车。

● 每天和宠物狗一起散步。

● 可以的话，步行或骑自行车上班。如果乘公交车，提前几站下车，然后步行到目的地。

● 爬楼梯，不要坐电梯。

● 与同事组建一个午餐后散步小组。

你可以把体育运动安排得像约会一样。除非万不得已，否则不要改变计划。规律的体育运动对健康至关重要。

如何控制压力

压力过大，是大多数人都经常经历的事情。压力带来的压迫感通常是因为有太多的事情要做而时间不足造成的。在这个时代，压力是不可避免的。

压力可能是由好的事情（比如升职、度假或结婚）引发的，也可能是不好的事情（比如失业、离婚或爱人去世）导致的。压力是对事情的反应，而非事件本身。

当面对压力，尤其是严重的压力时，身体会做出相应反应以适应这种情况，这些反应包括心跳加快、呼吸加快和血压升高。此外，可能出现血糖升高，以及大脑和肌肉的供血增加等。在压力消失后，身体会慢慢放松。

压力可能是短期（急性）或长期（慢性）的。长期存在的压力通常与不易解决的问题有关，这些问题可能是人际关系问题、孤独、财务危机或长时间工作。你可能能够处理偶尔出现的压力，但当压力定期发生时，其影响会随着时间的推移而成倍增大。

压力会造成各种生理、心理和行为上的症状。如果你已经有了患病的风险，压力可能导致疾病发生——加重已有的健康问题，或者引发新的健康问题。

这就是**压力管理**（stress management）如此重要的原因。压力管理能为你提供重置报警系统的工具。如果没有压力管理，你的身体就会一直处于预警状态。随着时间的推移，压力会导致严重的健康问题，你不要等到那个时候，而要立即开始学习压力管理技巧。

以下各节介绍了压力对健康的影响，阐释了学习管理压力的重要性。

■ 压力会抑制免疫系统功能

承受压力期间产生的皮质醇激素可能抑制免疫系统功能，增强你对上呼吸道病毒感染（如感冒或流感）及其他感染的易感性。

压力也会加重自身免疫性疾病的症状，比如引发系统性红斑狼疮。

■ 压力会增大患心血管疾病的风险

压力会导致大量皮质醇产生，提高你的心率和血脂（胆固醇和甘油三酯）水平。这都是心脏病和脑卒中发作的危险因素。

如果你经历了令你痛苦的事件，你的血压可能因为皮质醇和肾上腺素的暂时升高而急剧升高。一旦压力消失，血压就会恢复正常。然而，即使偶尔出现血压峰值——如果出现频率足够高——也会损害血管、心脏和肾脏。

■ 压力会加重其他疾病

疾病和压力的关系并不明确。然而，如果你出现了以下任何一种情况，压力的症状就可能加重。

● **哮喘**。紧张的环境可能使呼吸道反应过度，从而引起哮喘发作。

● **消化道问题**。压力可能引发或加重与某些胃肠道疾病，如肠易激综合征或非溃疡性消化不良，相关的症状。

● **慢性疼痛**。压力会增大身体对疼痛的反应，从而导致关节炎、纤维肌痛或背部损伤等相关的慢性疼痛疾病更难控制。

● **心理健康障碍**。压力可能诱发抑郁易感者出现抑郁症状，还可能加重其他心理健康障碍的症状，如焦虑和失眠。

■ 压力的症状和体征

身体和大脑感受到压力的最初表现可能是出现与压力相关的症状——头痛、失眠、胃部不适和消化功能改变等。可能出现咬指甲之类的坏习惯。另一个常见的症状是对身边的人易怒。有时候，这些变化非常缓慢，以至于直到你的健康状况或人际关系发生变化时，你或你周围的人才能意识到。

压力的部分症状和体征

躯体症状	精神症状	行为
头疼	焦虑	暴饮暴食或食欲不振
磨牙	易怒	急躁
喉咙紧绷、干燥	认为危险或不幸即将来临	与人争辩
牙关紧咬	抑郁	拖延症
胸痛	思考迟钝或思维奔逸	过量摄入酒精或药物
呼吸短促	强迫性思维	吸烟量增加
心跳剧烈	感到无助	孤僻或孤立
血压升高	感到无望	回避及不负责任
肌肉疼痛	感觉自己一文不值	工作表现不佳
消化不良	感到人生缺少方向	精疲力竭
便秘或腹泻	感到不安全	个人卫生不佳
出汗增多	悲伤	宗教习俗改变
双手湿冷	防御行为	家庭关系或亲密关系改变
疲劳	愤怒	
失眠	过度敏感	
多梦	冷漠	

缓解压力的小技巧

放松呼吸

通过练习，你可以学会深沉且放松地呼吸。穿腰部和腹部宽松的衣服进行练习。首先学习仰卧练习，在你学会了这个姿势后坐着练习，最后站着练习。

● 仰卧在床上或垫子上。

● 双脚略微分开，一只手放松，放在腹部，另一只手放在胸部。

● 用鼻子吸气，同时鼓起腹部。然后用鼻子慢慢呼气，同时腹部回缩。

● 集中精力呼吸几分钟，感受每次呼吸时放在腹部的手的上下起伏。让每一次呼吸都像波浪一样流畅。

● 缓慢地呼出肺里大部分空气。

● 吸气时在脑中慢慢地数 4 个数，每个数大约 1 秒。

● 当你吸气时，想象温暖的空气流向身体的各个部位。

● 吸气后暂停 1 秒钟。

● 慢慢呼气，同样数 4 个数。当你呼气时，鼓起的腹部会慢慢回缩。

● 当空气流出时，想象紧张感也在流出。

● 呼气后暂停 1 秒钟。

● 如果数 4 个数对你而言比较困难，那么就缩短吸气和呼气的时间，并在适应后逐渐增加到 4 个数。如果感到头晕目眩，就放慢呼吸或降低深呼吸的程度。

● 重复慢慢吸气、暂停、慢慢呼气和暂停的过程 5~10 次：慢慢吸气，1、2、3、4；暂停；慢慢呼气，1、2、3、4；暂停；慢慢吸气，1、2、3、4；暂停；慢慢呼气，1、2、3、4；暂停……

如果很难保持规律的呼吸，那么就呼吸得更深一点儿，保持 1~2 秒，然后通过噘嘴呼气的动作慢慢将气体呼出，持续约 10 秒。重复这个过程 1~2 次，随后重复上述过程。

渐进性肌肉放松

● 以一种舒服的姿势坐着或者躺着，闭上眼睛，下颌自然下沉，眼睑放松但不紧闭。

● 在心里扫描你的身体，从脚趾开始逐渐到头部，关注身体的每个部分，想象压力逐渐消失。

● 收紧身体某个部位的肌肉，保持 5 秒，放松，然后进入下一个部位。

意念

● 让思维在脑内流动，但不要关注其中任何一点。向自己暗示你是放松的、平静的，手是温暖的（或者在你感到热的时候告诉自己你的手是凉爽的）、有分量的，心跳是平稳的。

● 深深地、缓慢地、规律地呼吸。

● 放松后，想象你在自己最喜欢的地方，或者一个非常美丽的地方。

● 10 分钟后，逐渐将自己从这种状态中唤醒。

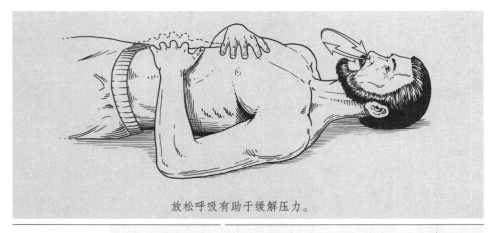

放松呼吸有助于缓解压力。

自我照护

● **学会放松。**引导意念、冥想、肌肉放松和放松呼吸等技巧可以帮助你放松（详见第 339 页）。目标是降低心率和血压，同时缓解肌肉紧张。

● **与信任的朋友讨论你的忧虑。**交谈有助于缓解压力以及正确地看待问题，并且由此可以制订出有益健康的行动计划。

● **以循序渐进的方式工作。**将大的任务分解成多个小的任务。

● **处理好你的情绪。**怒气需要被释放，但要谨慎。数 10 个数，冷静下来，以更有效的方式处理愤怒情绪。

● **暂时离开。**改变生活节奏有助于形成新的局面。

● **现实一些。**设定现实的目标，并按重要性进行排序，专注地做更重要的事情。不切实际的高目标会导致失败。

● **避免自行用药。**有时，人们试图使用药物或酒精来缓解情绪。这些物质只会掩盖问题。

● **睡眠充足。**健康的身体可以促进心理健康。睡眠充足有助于人们在精神饱满的状态下解决问题。

● **坚持锻炼身体。**锻炼对身体有益，它有助于消耗压力造成的多余能量。即使是短时间（10~20 分钟）的体育运动也有助于缓解紧张状态，改善情绪。

● **健康饮食。**垃圾食品会增大压力。你应享受健康的正餐和零食。

- **限制咖啡因摄入。** 喝太多咖啡、茶或苏打水会增大压力。
- **为喜欢的活动腾出时间。** 包括看电影、加入读书俱乐部、和朋友打高尔夫或聚在一起玩纸牌游戏等。
- **培养内心世界。** 可以通过亲近自然、艺术、音乐、冥想、参加祈祷等宗教活动来实现。
- **建立支持网络。** 在应对压力时，可以向家人、朋友和同事寻求情感和物质的支持，他们非常重要。
- **寻求帮助。** 如果压力越来越大或出现身体状态不好时，请联系医生或心理健康专家以寻求帮助。

筛查和免疫

■ 成人筛查检测及其流程

该筛查检测建议适用于健康状况良好且无疾病和症状的人。针对有症状、既往病史或家族史的人，医生会提出其他建议。

针对不同年龄女性的筛查检测建议			
检测	**18~39 岁**	**40~50 岁**	**大于 50 岁**
血胆固醇检测	初筛年龄 20 岁，随后每 4~6 年 1 次	每 4~6 年 1 次	每 4~6 年 1 次
血压监测	每 3~5 年 1 次	每年 1 次	每年 1 次
乳腺癌筛查（乳腺钼靶检查）	向医生咨询	初筛年龄 40 岁，之后检查需向医生咨询	每 1~2 年 1 次
宫颈癌筛查（巴氏检查），同时联合 HPV 检测	29 岁前每 3 年 1 次，随后每 3-5 年 1 次	每 3~5 年 1 次	每 3~5 年 1 次，直到 65 岁
直肠癌筛查	向医生咨询	向医生咨询	通常情况下每 5~10 年 1 次，直到 75 岁
牙科检查	每年 1 次	每年 1 次	每年 1 次

（续表）

检测	18~39 岁	40~50 岁	大于 50 岁
糖尿病筛查	向医生咨询	初筛年龄为 45 岁，随后每 3 年 1 次	每 3 年 1 次
眼科筛查	向医生咨询	初筛年龄为 40 岁，随后每 2~4 年 1 次	每 2~4 年 1 次直到 54 岁，随后每年 1 次
HIV 筛查	15~65 岁之间至少 1 次		

女性需要考虑的其他检查

检测	18~39 岁	40~50 岁	大于 50 岁
骨密度检测	向医生咨询	向医生咨询	初筛年龄 65 岁
临床乳房检测（乳房触诊）	向医生咨询	向医生咨询	向医生咨询
全身皮肤检测	向医生咨询	向医生咨询	向医生咨询
听力检测	向医生咨询	向医生咨询	初筛年龄 60 岁
乙型 / 丙型肝炎病毒检测	向医生咨询	向医生咨询	向医生咨询
性病筛查	向医生咨询	向医生咨询	向医生咨询
促甲状腺激素检测	向医生咨询	向医生咨询	向医生咨询
结核筛查	向医生咨询	向医生咨询	向医生咨询
肺癌筛查	曾经吸烟或正在吸烟的人，55~80 岁之间至少 1 次		

针对不同年龄男性的筛查检测建议

检测	18~39 岁	40~50 岁	大于 50 岁
血胆固醇检测	初筛年龄 20 岁，随后每 4~6 年 1 次	每 4~6 年 1 次	每 4~6 年 1 次
血压监测	每 3~5 年 1 次	每年 1 次	每年 1 次
直肠癌筛查	向医生咨询	向医生咨询	通常情况下每 5~10 年 1 次，直到 75 岁
牙科检查	每年 1 次	每年 1 次	每年 1 次
糖尿病筛查	向医生咨询	初筛年龄为 45 岁，随后每 3 年 1 次	每 3 年 1 次
眼科筛查	向医生咨询	初筛年龄为 40 岁，随后每 2~4 年 1 次	每 2~4 年 1 次直到 54 岁，随后每年 1 次
HIV 筛查	15~65 岁之间至少 1 次		

男性需要考虑的其他检查

检查	18~39 岁	40~50 岁	大于 50 岁
骨密度检测	向医生咨询	向医生咨询	初筛年龄 70 岁
全身皮肤检测	向医生咨询	向医生咨询	向医生咨询
听力检测	向医生咨询	向医生咨询	初筛年龄 60 岁
乙型 / 丙型肝炎病毒检测	向医生咨询	向医生咨询	向医生咨询
前列腺癌筛查	向医生咨询	向医生咨询	向医生咨询
梅毒筛查	向医生咨询	向医生咨询	向医生咨询
促甲状腺激素检测	向医生咨询	向医生咨询	向医生咨询
结核筛查	向医生咨询	向医生咨询	向医生咨询
肺癌筛查	曾经吸烟或正在吸烟的人，55~80 岁之间至少 1 次		
超声主动脉检查	建议吸烟的人在 65~75 岁之间至少 1 次		

■ 成人免疫

和医生讨论你可能需要接种的**疫苗**（vaccines）。有关国际旅行疫苗接种的信息详见第 427 页。

成人免疫推荐表

疫苗▼ 年龄▶	19-21 岁	22-26 岁	27-59 岁	60-64 岁	≥ 65 岁
流感疫苗	每年 1 剂				
风疹、白喉二联疫苗（Td）；风疹、白喉、百日咳三联疫苗（Tdap）	用 Tdap 代替 Td1 次，然后每 10 年补接 Td1 次				
麻疹、腮腺炎、风疹三联疫苗（MMR）	1 或 2 剂				
水痘疫苗	2 剂				
带状疱疹疫苗				1 剂	
人乳头瘤病毒（HPV），女性	3 剂				
人乳头瘤病毒（HPV），男性	3 剂				

（续表）

疫苗▼　　　　　　　　年龄▶	19~21 岁	22~26 岁	27~59 岁	60~64 岁	≥ 65 岁
13 价肺炎球菌多糖结合疫苗（PCVt13）					1 剂
23 价肺炎球菌多糖结合疫苗（PPSV23）		1 或 2 剂			1 剂
甲肝疫苗		2 或 3 剂			
乙肝疫苗		3 剂			
脑膜炎球菌结合物疫苗（MenACWY，MPSV4）		1 或多剂			
B 群脑膜炎球菌疫苗（MenB）		2 或 3 剂			
B 型流感嗜血杆菌结合物（Hib）		1 或 3 剂			

▢ 推荐所有成人　　■ 推荐特定高风险人群

资料来源：美国疾病控制和预防中心免疫实践咨询委员会，2017 年.

成人疫苗

疫苗	建议
风疹、白喉二联疫苗（Td）；风疹、白喉、百日咳三联疫苗（Tdap）	需要每 10 年接种一次。当你出现深层污染的伤口时应尽早接种，特别是在距最近一次接种超过 5 年的情况下。同时建议 19~64 岁的成人至少接种一次 Tdap 以替代 Td
人乳头瘤病毒（HPV）疫苗	预防宫颈癌和生殖器疣。11~12 岁的女孩和男孩建议注射 6 个月内 2 针的剂型（最早可从 9 岁开始），13~26 岁未接种疫苗的女性、男性建议注射 3 针的剂型。在有性行为前注射最有效
水痘疫苗（两针系列）	易感成人——免疫力低下的医护人员及没有已知疾病的成人
带状疱疹病毒疫苗	60 岁及以上，无论是否患过带状疱疹，都要注射一次活疫苗。虽然无法保证不会患上带状疱疹，但如果患病，疫苗能减少带状疱疹的范围、减轻严重程度并减小出现后神经痛（一种痛苦的带状疱疹的并发症）的风险。如果你患有某些疾病或免疫力低下，则不宜注射
麻疹、腮腺炎、风疹三联疫苗（MMR）	1956 年以后出生的成人在没有接种疫苗或免疫证明的情况下应接种 2 次疫苗。怀孕期间或计划怀孕 4 周内不得接种

（续表）

疫苗	建议
流感疫苗	想预防流感的人每年都可以接种。尤其是 50 岁以上的人及患病风险较大的人——如医护人员，住在长期护理机构的人，有慢性疾病或者免疫力低下的人，或者与患病高风险人群居住在一起的人。6 个月至 18 岁都可以接种。任何年龄的成人如果与幼儿一起生活，都需要接种疫苗以防传染给儿童，因为儿童感染流感的风险很大
13 价肺炎球菌多糖结合疫苗（PCV 13）和 23 价肺炎球菌多糖结合疫苗（PPSV23）	预防严重的肺炎链球菌感染。建议 65 岁及以上的老人以及 19 岁及以上的免疫力低下的成人接种 PCV13。建议 65 岁及以上的老人以及 19~64 岁吸烟或者患有哮喘的成人接种 PPSV23
甲肝疫苗（两针系列）	旅客以及高风险人群（慢性肝病患者、有男性性伴侣的男性、静脉注射的吸毒者、接触过甲肝患者的人）。现在甲肝疫苗常规给婴儿接种，这些婴儿成年后不需要再次接种
乙肝疫苗（三针系列）	医护人员、高危人群（有一个以上性伴侣，或一个以上性伴侣为携带者的人群，或有男性性伴侣的男性），以及其他可能接触到被感染的血液或体液的人群。目前我国常规给婴儿接种（详见第 350 页），这些婴儿成年后不需要再次接种
脑膜炎球菌结合物疫苗（MPSV4）和 B 群脑膜炎球菌疫苗（MenB）	适合 11~12 岁的儿童，在 16 岁时接种应增大剂量。青少年和年轻人（16~23 岁）也可以接种血清型 B 脑膜炎球菌疫苗。建议未接种过疫苗的国际旅行者（见第 427 页）、住在宿舍的年轻大学生，或者没有脾脏（或脾脏没有功能）的人接种此类疫苗

译者注：部分建议与中国情况不符，国内免疫及疫苗接种建议请参考下表。

疫苗名称	疫苗（剂次）	备注
新冠疫苗	新冠疫苗。 1.灭活疫苗：3 剂，前 2 剂间隔 3~8 周，第 3 剂与第 2 剂间隔半年 2.腺病毒重组疫苗：2 剂，间隔 6 个月 3.重组亚单位疫苗：3 剂，前 2 剂间隔 4 周及以上，第 3 剂建议在首剂接种后 6 个月内接种	新冠肺炎是一种严重危害人类健康的传染病，为了减小发病、重症和死亡的风险，建议 18 岁及以上所有无禁忌症的成人接种新冠疫苗，以减小患病和传播的风险，保护自己和他人的生命安全

（续表）

疫苗名称	疫苗（剂次）	备注
流感疫苗	流感灭活疫苗	建议 18 岁及以上的所有无禁忌证的成人接种流感疫苗，目前减毒活疫苗在我国大陆地区没有成人剂型，三价和四价流感疫苗无优先推荐
23 价肺炎疫苗	肺炎球菌多糖疫苗：接种 1 剂，间隔 5 年及以上接种第 2 剂。间隔 1 年有机会可接种肺炎球菌结合疫苗（PCV）	老年人、呼吸系统疾病（如慢阻肺）、心血管病（如心脏病）、代谢系统疾病（如糖尿病）、免疫相关疾病（如无脾）等慢性病人群或吸烟、酗酒者都是高风险人群，感染后发病可能导致住院甚至死亡。因此，建议上述 18 岁及以上人群接种 23 价肺炎球菌多糖疫苗
重组带状疱疹疫苗	接种 2 剂，间隔 2~6 个月。大陆地区暂未上市效果弱于 RZV 的减毒疫苗（ZVL）	带状疱疹是由于既往感染过水痘 - 带状疱疹病毒后，病毒潜伏在神经节内因免疫功能降低等原因导致复发的疾病。适用于 50 岁及以上人群
HPV 疫苗	双价 HPV 疫苗：接种 3 剂，第 0、1、6 个月各接种 1 剂 四价和九价 HPV 疫苗：接种 3 剂，第 0、2、6 个月各接种 1 剂	人乳头瘤病毒（HPV）是导致宫颈癌和尖锐湿疣的主要原因，也可能引起肛门癌、阴茎癌、头颈癌等。为了减小患宫颈癌的风险，建议适龄女性通过接种 HPV 疫苗联合筛查的方式进行预防。建议 18~45 岁女性接种
甲肝疫苗	接种 2 针，间隔 6 个月	甲型肝炎是一种通过被污染的食物和水源传播的疾病，在一些特殊情况下可以在性行为过程中传播，我国在 2008 年才将此疫苗纳入免疫规划，因此很多成人没有抗体，因此可以考虑接种甲肝灭活疫苗来减小感染风险。建议旅行者、有性接触的男同性恋者等接种
乙肝疫苗	常规剂量：3 剂，第 0、1、6 个月各接种 1 剂 高剂量：1 剂	由于乙肝病毒传播途径为血液、性和母婴传播，日常接触不会感染，因此没有抗体并且可能接触到病毒的成人可以考虑接种乙肝疫苗。乙肝表面抗体（五项中第二项）> 10 为阳性，目前尚无证据证明低于 100 需要补种

（续表）

疫苗名称	疫苗（剂次）	备注
戊肝疫苗	接种3剂，第0、1、6个月各接种1剂	戊肝和甲肝相似，也是通过粪－口途径传播，急性发病，对妊娠期——尤其孕晚期——女性更加危险。在我国，虽然戊肝没有造成大规模疫情，但现阶段每年的发病人数甚至超过了甲肝发病人数，因此群体居住人员和食品相关工作者都应考虑接种。建议餐饮工作者、集体居住者接种
麻腮风疫苗	常规接种：1剂。密切接触者：中学之后教育机构的学生、国际旅行者以及没有证据表明对麻疹、流行性腮腺炎或风疹有免疫力的家庭或个人的密切接触者接种2剂，间隔最少4周；育龄期妇女：没有证据表明对风疹具有免疫力（风疹抗体阴性）的育龄妇女接种1剂	麻、腮、风分别指代麻疹、腮腺炎、风疹3种疾病，都是传染性非常强的传染病，麻腮风疫苗可以一次有效预防3种病毒导致的相应疾病，但由于是减毒活疫苗，因此免疫缺陷人群和孕期人群禁止注射。孕妇需要在孕前接种；免疫缺陷人群只能得益于群体免疫。建议备孕人群、旅行者接种
水痘疫苗	接种2剂，间隔至少4周（部分地区可能要求间隔3个月）	既往无感染史和水痘疫苗接种史的儿童和成人都可以接种。如果身边有人得水痘了也不用惊慌，尽快接种水痘疫苗即可，应急接种的有效性接近100%。既往感染过水痘－带状疱疹病毒或接种过水痘疫苗的50岁及以上人群应接种带状疱疹疫苗。建议无免疫史者暴露后接种
四价脑膜炎球菌多糖疫苗	接种1剂	流行性脑脊髓膜炎在我国的发病已经非常少了，目前我国没有给成人常规接种的脑膜炎球菌疫苗，但旅行者尤其是经常去非洲一些地区的旅行者，在出国前应接种四价流脑多糖疫苗，以避免旅行途中被感染

（续表）

疫苗名称	疫苗（剂次）	备注
双价肾综合出血热疫苗	接种 3 剂，接种前 2 剂间隔 14 天，接种第 2 剂后 1 年后加强接种 1 剂。根据我国专家最新共同建议，应每 7 年加强接种 1 剂	肾综合征出血热是一种由汉坦病毒导致的传染病，病毒可以通过被感染啮齿类动物的粪便和尿液的气溶胶传播，除了灭鼠之外，接种肾综合征出血热疫苗是避免罹患出血热的最有效方式，因此疫区群众应考虑通过接种疫苗进行防疫
乙型脑炎疫苗	乙脑灭活疫苗：3 剂，第 0、7 天各接种 1 剂，1 个月至 1 年内加强接种 1 剂，可根据当地流行情况每 3 至 4 年加强接种 1 剂 乙脑减毒活疫苗：2 剂，间隔 1 年接种 1 剂	乙脑是由蚊虫传播的乙脑病毒所致的虫媒传染病，全球病死率约为 25%，即便得到了非常妥善的治疗，也有约一半的患者会出现后遗症。目前我国一些地区要求从无乙脑风险地区到有乙脑风险地区读书或务工的人员接种。疫苗类型包括减毒活疫苗和灭活疫苗两种。建议从无风险地区到有风险地区的人接种。我国各省情况略有差别，具体应参考当地建议
黄热病疫苗	接种 1 剂。按照国际标准需要出示 10 年内接种的证明	黄热病是由携带黄热病病毒的蚊虫叮咬导致的疾病，黄热病疫苗是预防黄热病的唯一选择，我国目前使用的疫苗为黄热病减毒活疫苗，在奔赴高风险国家前可以接种
霍乱疫苗	接种 3 次，第 0、7、28 天各口服 1 次。需配合抗酸剂使用	霍乱亚单位疫苗目前在我国获批，这种疫苗既包括霍乱菌体还包括霍乱毒素 B 亚单位，能够有效预防霍乱的发生。建议旅行者和大型活动工作人员接种
森林脑炎灭活疫苗	接种 2 剂，间隔 14 天，未来可在流行季前加强接种 1 剂	森林脑炎是由蜱传脑炎病毒导致的疾病，国内唯一预防森林脑炎的疫苗就是森林脑炎灭活疫苗，疫区居民和进入疫区的人都应考虑接种该疫苗

（续表）

疫苗名称	疫苗（剂次）	备注
伤寒 Vi 多糖疫苗	接种 1 剂	伤寒是由沙门氏菌感染引起的疾病，我国目前使用的伤寒 Vi 多糖疫苗，建议部队、港口、铁路沿线的工作人员，下水道、粪便、垃圾处理人员，餐饮行业、医务防疫人员，水上居民或疫区人群接种。国产疫苗无接种年龄要求，参考同工艺进口疫苗为 2 岁以上人群，各省可用于应急接种，建议特定职业人员、疫区人员接种
狂犬病疫苗	暴露后 5 针法：第 0、3、7、14、28 天各接种 1 剂 暴露后 4 针法：第 0、7、21 天中首次接种 2 剂，其余接种 1 剂 暴露前 3 针法：第 0、7、21 至 28 天各接种 1 剂	接种狂犬病疫苗和正确使用被动免疫制剂是阻止狂犬病发病的唯一方法，伤口得到正确处理可以 100% 有效预防。建议暴露后和有特殊需要的暴露前，根据免疫史和暴露情况使用被动免疫制剂，无风险动物可不接种疫苗
破伤风疫苗	无免疫史者：3 剂，第 0、1、7 个月各接种 1 剂 完整免疫程序接种后的常规加强：每 10 年接种 1 剂 距离完整免疫程序接种后 5~10 年的非清洁伤口：接种 1 剂 距离完整免疫程序接种后超过 10 年的清洁伤口：接种 1 剂 距离完整免疫程序接种后超过 10 年的非清洁伤口：接种 1 剂 + 被动免疫制剂 未完成完整破伤风疫苗免疫程序或接种史不详的伤口：接种 3 剂，第 0、1、7 个月各接种 1 剂，根据免疫史和暴露情况使用被动免疫制剂	出现开放性或贯穿性伤口以及烧伤后，正确使用破伤风疫苗和被动免疫制剂能够有效避免破伤风的发生，但需要根据暴露者的免疫情况选择不同的免疫程序来接种。建议暴露后、烧伤后接种，也可常规加强接种

注：参考中国疾控中心发布的相关疫苗接种指南（截止至 2022 年 9 月发布）。

■ 优质儿童免疫计划

下表介绍的是**儿童免疫计划**（vaccine schedule for children）。新生儿疫苗包括轮状病毒疫苗，它可以保护新生儿免于腹泻。医疗保险通常会承担大部分费用。美联邦一个名为"儿童免疫计划"的计划为没有医疗保险的儿童和其他特定儿童群体提供免费疫苗。关于这个项目的具体内容请向医生咨询。

推荐给 0~6 岁儿童的免疫计划

疫苗▼　　　　年龄▶	出生	1 月龄	2 月龄	4 月龄	6 月龄	12 月龄	15 月龄	18 月龄	19~23 月龄	2~3 岁	4~6 岁
乙肝疫苗（HepB）	第1剂	第2剂			第3剂						
轮状病毒疫苗（RV1 或 RV5）			第1剂	第2剂	第3剂*						
白喉、破伤风、百日咳三联疫苗（DTaP）			第1剂	第2剂	第3剂		第4剂				第5剂
B 型流感嗜血杆菌结合物疫苗（Hib）			第1剂	第2剂	第3剂†	第3或4剂					
肺炎链球菌结合物疫苗（PCV13）			第1剂	第2剂	第3剂	第4剂					
灭活脊髓灰质炎病毒疫苗（IPV）			第1剂	第2剂	第3剂						第4剂
流感疫苗					流感疫苗（每年接种1或2剂）						
麻疹、腮腺炎、风疹三联疫苗（MMR）						第1剂					第2剂
水痘疫苗						第2剂					第2剂
甲肝疫苗（HepA）						第2剂					
脑膜炎球菌结合物疫苗（Hib-MenCY, MenACWY）											
肺炎球菌多糖疫苗（PPSV23）											

　　建议该年龄段所有儿童接种　　　　建议特定高风险人群接种

* 第 3 剂仅适用于轮状病毒疫苗系列。

† 根据所用疫苗的不同，B 型流感嗜血杆菌结合物疫苗可分为 2 剂或 3 剂的系列（随后是加强剂）。

推荐给 7~18 岁儿童的免疫计划

疫苗▼　　年龄▶	7~8 岁	9~10 岁	11~12 岁	13~15 岁	16 岁	17~18 岁
风疹、白喉、百日咳三联疫苗（Tdap）			1 剂			
人乳头瘤病毒疫苗（HPV）			2 剂			
脑膜炎球菌结合物疫苗（Hib-MenCY,MenACWY）			1 剂		2 剂	
肺炎球菌多糖疫苗（PCV13）						
流感疫苗			1 剂，每年 1 次			
甲肝疫苗（HepA）						
B性脑膜炎球菌疫苗（MenB）						
肺炎球菌多糖疫苗（PPSV23）						

　　█ 建议该年龄段所有儿童接种　　　█ 建议特定高风险人群接种

资料来源：美国疾病控制和预防中心免疫实践咨询委员会，2017 年。

注：有关预防宫颈癌的 HPV 疫苗的更多信息详见第 235 页。有关儿童、青少年和成人免疫接种的更多详细信息，请访问美国疾病控制和预防中心（CDC）的网站并在搜索框中键入"免疫接种计划"进行搜索。

译者注：部分建议与中国情况不符，国内免疫及疫苗接种建议请参考下表。

月龄	免费疫苗（剂次）	自费疫苗（剂次）	备注
出生	卡介苗、乙肝疫苗①	自费乙肝疫苗①	出生接种，卡介苗若有延迟，<3 月龄可以直接补种，≥3 月龄需要做结核菌素试验，呈阴性才可接种。可选择自费乙肝疫苗替代免费乙肝疫苗
1	乙肝疫苗②	自费乙肝疫苗②	可以选择自费乙肝疫苗替代免费乙肝疫苗
1.5		五价轮状病毒疫苗①	部分地区可以和 13 价肺炎结合疫苗同时接种
2	灭活脊髓灰质炎疫苗（IPV）①、百白破疫苗①	五联疫苗①	五联疫苗可以同时预防百日咳、白喉、破伤风、脊髓灰质炎、b 型流感嗜血杆菌感染相关疾病。可选择五联疫苗替代免费灭活脊髓灰质炎疫苗（IPV）和百白破疫苗
2.5		13 价肺炎结合疫苗①	预防由肺炎球菌 13 个血清型引起的侵袭性疾病

（续表）

月龄	免费疫苗（剂次）	自费疫苗（剂次）	备注
3	灭活脊髓灰质炎疫苗（IPV）②、百白破疫苗②	五联疫苗② 五价轮状病毒疫苗②	可选择五联疫苗替代免费灭活脊髓灰质炎疫苗（IPV）②和百白破疫苗②
4~5	2 价脊灰减毒活疫苗（bOPV）①、百白破疫苗③	五联疫苗③ 13 价肺炎结合疫苗② 五价轮状病毒疫苗③	可选择五联疫苗替代免费的 bOPV ①和百白破疫苗③
6	乙肝疫苗③、A 群流脑疫苗①	自费乙肝疫苗③ A 群 C 群结核疫苗① 自费流感疫苗 13 价肺炎结合疫苗③	可选择自费乙肝疫苗替代免费乙肝疫苗 可选择自费流脑 A 群 C 群结核疫苗替代免费 A 群流脑疫苗① 6 月龄可以开始接种流感疫苗，6 月龄至 8 岁之间接种 2 针，间隔一个月，第二年开头接种 1 针即可。建议新的流感疫苗上市后尽早接种
7		肠道病毒 71 型疫苗①	预防 EV71 相关的手足口病、疱疹性咽颊炎
7.5		流脑 A 群 C 群结核疫苗②	
8	麻腮风疫苗①	乙型脑炎疫苗① 麻风疫苗	部分地区如北京、浙江、河南等已经开始使用"麻腮风疫苗"（麻疹、腮腺炎、风疹）来替代麻风疫苗，如果第一针接种的是麻风疫苗，那么建议 8 月龄后补种一针腮腺炎疫苗，或接种第二针麻腮风疫苗 乙型脑炎也叫"日本脑炎"，部分地区如北京，满 1 岁应接种乙脑减毒活疫苗
8.5		肠道病毒 71 型疫苗②	
9	A 群流脑疫苗②		
12	乙脑减毒活疫苗①	水痘疫苗①	部分地区，如北京，建议在 1 岁半以后接种水痘疫苗
12~15		13 价肺炎结合疫苗④	
18	麻腮风②、甲肝①、百白破④	自费甲肝疫苗① 五联疫苗④	可以选择自费甲肝疫苗替代免费甲肝疫苗① 可选择五联疫苗替代百白破疫苗④

（续表）

月龄	免费疫苗（剂次）	自费疫苗（剂次）	备注
24	乙型脑炎疫苗②、甲肝②	自费乙型脑炎疫苗② 自费甲肝② 23 价肺炎多糖疫苗	可选择自费乙脑疫苗替代免费乙脑疫苗② 可以选择自费甲肝疫苗替代免费甲肝疫苗② 免疫力低下、有特定慢性基础性疾病（如糖尿病）的人，需要接种 23 价肺炎多糖疫苗，每 5 年接种 1 针
36	流脑 A 群 C 群结核疫苗①	流脑 ACYW135 多糖疫苗	补充对 Y 群、W135 群脑膜炎双球菌的保护
48	2 价脊髓灰质炎减毒活疫苗（bOPV）②	水痘疫苗②	接种了 4 针五联疫苗的儿童可以自愿不接种 bOPV ②

注：免费疫苗又称一类疫苗，在非禁忌证条件下应该做到应种尽种；自费疫苗又称为二类疫苗，是自愿自费接种的疫苗。本表内容参考中国疾控中心发布的相关疫苗接种指南（截止至 2022 年 9 月发布）。

保护自己

美国每年有超过 13 万人死于意外伤害（事故）。意外伤害是 1~44 岁的人群最常见的死亡原因。在接下来的几页中，你会看到各类安全提示，它们可以帮助你为潜在的危险做好准备。关于工作场所安全的信息详见第 369 页。

■ 应急准备

你可能面临从汽车故障到厨房火灾等各种紧急情况。虽然自然灾害、有毒物质泄漏、流感疫情或恐怖主义行为造成的重大紧急情况很少见，但是它们会同时影响很多人。重大紧急情况可能涉及人员伤亡、食物和水的缺乏，以及公共设施损坏、交通瘫痪和服务缺失。能否生存下来取决于你的准备程度。

需要采取的行动

遇到紧急情况时，需要迅速做出决定：应该待在原地还是撤离？如何与家人和朋友联系？你做出的决定取决于你的常识以及对眼前危险的了解程度。为了更好地做准备，你可以采取以下措施。

● **了解情况**。确定你所在地区可能发生的灾害，例如洪水、野火、传染病或危险品泄漏。了解紧急情况下如何获取信息，比如特殊警报器、收音机、电视广播，或者紧急救援人员挨家挨户的通知。可以考虑购买一个天气警报收音机，它可以预警紧急天气情况。

● **与他人保持联系**。选择一个常用的紧急联系电话号码——例如朋友或亲戚家的电话号码——所有家庭成员都可以在紧急情况下拨打该号码以保持联系。请注意，当出现重大突发事件时，联系远方的人往往比联系附近的人更容易。

● **决定是就地避难还是撤离**。政府部门会指导你撤离或留在原地。如果待在原地，你需要应急物资。

● **制订疏散计划**。如果必须疏散，确定你和家人见面的地点。了解如何关闭家庭设施，如水、电和煤气。可能的话，做好带上宠物的计划。车辆的油箱应始终保持至少半满的状态。

● **保持冷静**。重大紧急情况通常是意外、陌生和无法控制的。这些事件带来的压力会引起恐慌和混乱。为了在紧急情况出现时做出正确决策，你应做到以下几点。

▶ 练习应急预案；

▶ 了解所在社区的资源；

▶ 让孩子参与应急预案的制订和练习。

应急物资包

应急准备包括准备在灾难发生时随时会用到的物资。记住，清洁的水、食物和空气是最重要的。你可以根据自己的需要和喜好定制工具包，以应对可能发生的灾难。

至少为每个人准备 3 天的补给品。将应急物资包存放在干燥阴凉的地方，远离阳光。将各种物品装在便于携带、易于取用的容器中，以便在家中使用或需要疏散时携带。

基本物品包括以下几种。

● **水**。准备的量为每人每天 4 升，用于饮用和清洗。将水密封储存在干净的塑料容器中。

● **食物**。选择不需要冷藏或制备、保质期长且几乎不需要水就能食用的食物。

● **卫生用品**。带包装的防尘口罩、湿巾、含酒精的洗手液、牙膏、牙刷、卫生纸、大型垃圾袋和绳索。

● **工具**。包括手动开罐器、餐具、手电筒、电池式收音机、备用电池、火柴（放在防水容器中）、塑料布、胶带、刀、扳手、钳子、剪刀和哨子。

● **急救箱**。装有黏性绷带、清洁剂（肥皂或清洁湿巾）、抗生素药膏、温度计、镊子、烧伤药膏、洗眼液、无菌敷料、胶带、弹力带、阿司匹林或其他止痛药。

● **家庭用品**。别忘了现金、经常使用的药物、银行卡、重要证件、医疗处方、驾驶执照和护照，以及钥匙。

其他物品包括：烹饪和饮食用具、毯子或睡袋、更换的衣物和鞋、洗浴用品、婴儿用品（如有必要）、指南针、帐篷、营地铲、灭火器、纸巾、消毒剂或家用含氯漂白剂、宠物用品、特殊需要物品、药用吸入器、隐形眼镜、备用眼镜、助听器电池和女性用品。

为流感疫情做准备

无论是季节性流感还是大流行性流感，请采取以下措施保护自己和他人。

● 如果有疫苗可用，就应接种季节性流感疫苗，并向医生询问你是否有必要接种大流行性流感疫苗。

● 保持呼吸道和手部卫生以减少疾病传播。不要用手触碰眼睛、鼻子和嘴巴。咳嗽时请捂住口鼻。良好的洗手方式详见第 361 页。

● 生病了就待在家里。如果生病了，不要接触他人。照顾好自己，这样才可以在需要的时候照顾别人。吃健康的食物，多休息。如果症状严重，请致电医生寻求建议，不要去医院就诊。

● 在家里做好准备。要准备不易腐烂、易于制备的食物。如果你或你的家人生病了，你可能无法外出购物，因此手上要有足够的处方药和非处方药。

● 为学校或托儿所可能停课做好准备。

● 你如果使用公交车或其他公共交通工具，请制订替代出行计划。

你如果患有其他严重疾病，可能需要预防性或对症性服用抗流感病毒药物。你如果怀疑自己感染了流感病毒，请尽早（48 小时内）进行检测，并判断能否服用抗病毒药物。

■ 减小道路上的风险

每年都有成千上万的人在公路或高速公路上丧命。为了减小风险，你应做到以下几点。

● **系安全带**。哪怕进行短距离驾驶也必须系好安全带。

● **将儿童放在汽车的安全座椅上，并正确固定安全座椅。**

● **保守驾驶**。随时注意其他的交通情况。

● **关注天气**。并根据天气情况调整车速。

● **不要在状态不佳的情况下（如饮酒后或睡眠不足时）驾驶。**

● **避免分心**。不要让收音机或路边的景色分散你的注意力。开车时务必不要打电话或发短信。

● **妥善保养汽车，以减小故障风险。**

● **携带急救箱**。急救箱中应有手机、手电筒、急救用品、跨接电缆、照明弹、蜡烛和火柴，以及应对极端天气的用品。

保护儿童车内安全

● 将婴儿和幼儿固定在汽车后座的**安全座椅**（car safety seats，也称婴儿座椅或可转换座椅）上，直到他们 2 岁后或达到汽车座椅制造商允许的最低体重或身高要求才可以不使用安全座椅。

● 学步儿童和学龄前儿童的体重或身高已超过可转换座椅的体重或身高限制时，应尽可能久地使用带安全带的前向座椅，直到他们达到汽车座椅制造商允许的最低体重或身高。

● 体重和身高超过汽车前向座椅限制的学龄儿童应使用安全带定位加高座椅，以使汽车安全带处于正确位置。通常这些儿童身高为120 厘米且年龄为 8~12 岁。

● 当儿童年龄足够大，能够正

确使用车辆安全带时，还应使用膝 所有 13 岁以下的儿童都应该坐在
部和肩部安全带，以获得最佳保护。 汽车后座。

■ 减小居家风险

使用这个安全检查表，让你的家更安全。

☐ 家庭应急准备和应急物资包（详见第 353 页）

☐ 与所有住户一起审查消防疏散图

☐ 在各楼层和工作区安装烟雾探测器

☐ 在各楼层和工作区安装一氧化碳探测器

☐ 消除火灾隐患：易燃物品应远离明火或热源

☐ 有毒物品或危险物品应被锁起来或者放在儿童接触不到的地方

☐ 将中毒急救中心、其他紧急联系电话号码和家庭住址张贴在固定电话附近

☐ 工具、枪支、电气设备或高温物品等危险物品应远离儿童

☐ 电气设备应远离水；保持电线和设备状况良好

☐ 走廊和楼梯照明良好，地面防滑且无异物

☐ 有夜间可用的夜灯和视觉辅助设备

☐ 浴室、淋浴间和楼梯上有扶手，地面防滑

☐ 去除过敏原：清洗水槽，去除潮湿区域的霉菌，安装除湿器，用吸尘器去除灰尘斑、地毯毛絮等

☐ 了解水和天然气的紧急切断阀以及电力主开关的位置和功能

☐ 准备可用的防护装备，如护目镜、耳塞、手套和口罩

■ 预防跌倒

绊倒和**跌倒**（falls）对每个人来说都很危险，尤其是对幼儿和老年人来说。跌倒是老年人受伤的常见原因，有时会导致死亡。失去平衡、视力差、疾病、药物和其他因素都会导致跌倒。制订减小跌倒风险和预防受伤的计划很有必要。

自我照护

以下是一些预防跌倒的小贴士。

● **定期检查视力和听力**。如果视力和听力受损，就无法接收有助于保持平衡的重要信息。

● **定期锻炼**。锻炼可以增强你的力量、肌张力和协调能力。这不仅有助于防止跌倒，还可以降低跌倒受伤的严重程度。

● **警惕药物带来的影响**。向医生询问你所服用的药物的信息。有些药物会影响你的平衡能力和协调能力。

● **避免饮酒**。即使是少量酒精也可能导致跌倒，尤其是当你的平衡能力和反应能力已经受损时。

● **慢慢起床**。如果你起得太快，药物或衰老导致的血压短暂下降可能导致头晕。

● **保持平衡和站立稳定**。如果你感到重心不稳，请使用拐杖或助行器。穿结实的、宽底且防滑的低跟鞋。

● **扔掉松散的地毯或垫子**。

● **安装足够的照明设备**，尤其是夜间照明设备。

● **在楼梯上为婴儿和蹒跚学步的儿童**安装栏杆，为老年人安装扶手。

■ 铅中毒

据美国疾病控制和预防中心称，美国约有 53.5 万名 1~5 岁的儿童血液中的铅含量值得关注。**铅中毒**（lead poisoning）几乎能影响全身每个系统。儿童比成人对铅中毒更敏感。血铅检测对 1~2 岁的儿童很重要。一些高危地区的卫生部门建议，你如果认为家中的铅含量很高，就要在儿童 6 个月时对其进行铅中毒检测，然后按照医生的建议进行治疗。

以下是铅中毒的一些潜在来源。

● **土壤**。多年前使用过的油漆或汽油中的铅颗粒沉淀在土壤中可以存留多年。在老房子周围和某些城市环境中，土壤中的铅浓度很高。

● **家庭灰尘**。可能含有油漆碎片或从外部土壤中带入的铅。

● **水**。铅管、铜管和管道固定装置的铅焊接处的铅颗粒可能被释放到自来水中。如果你家有这样的水管，就要在饮用前打开冷水管，让冷水流 30~60 秒。而热水会比冷水吸收更多的铅，因此美国环境保护署（EPA）警告人们不要用旧管道系统的热水来调配婴儿配方奶粉。

● **含铅涂料**。虽然现在已被取缔，但在许多老房子（一般为 1978 年以前建造的房子）的墙上和木制品上仍有铅漆。在老房子里打磨墙壁或除漆时，要戴上口罩，并让孩子远离灰尘和碎屑。

■ 一氧化碳中毒

一氧化碳是燃料不完全燃烧产生的有毒气体。它无色无味，会在红细胞中积聚，抑制其携氧功能，导致人体缺氧。

每年都有数百名美国人死于意外的**一氧化碳中毒**（carbon monoxide poisoning）。下面这些简单的措施有助于防止一氧化碳中毒。

● **了解症状和体征**。一氧化碳中毒的症状包括头痛、发热、皮肤发红、头晕、虚弱、疲劳、恶心、呕吐、呼吸短促、胸痛和思维障碍。一氧化碳中毒的症状进展缓慢，可能被误认为是感冒或流感。判断依据包括：同一栋楼里的每个人都有类似的症状，当你离开这栋建筑一天及更长时间后症状有所改善，但回来时症状又加重了。

● **了解一氧化碳可能的来源**。最常见的来源是气化炉、油炉、木炉、燃气用具、泳池加热器和发动机废气。火炉上破裂的换热器，堵塞的烟囱、烟道或电器通风口会让一氧化碳进入生活区域。火炉内新鲜空气供应不足也会导致一氧化碳在生活区域积聚。密集的房屋建设也可能增大中毒的风险，因为进入室内的新鲜空气比较少。

● **安装一氧化碳探测器**。一氧化碳积聚时探测器会发出警告。你应使用符合行业标准的探测器。

● **知道何时采取行动**。如果警报响起，应立即打开门窗，通风透气。如果有人出现中毒症状，应立即撤离，并通过附近的电话呼叫紧急医疗援助。如果没有人出现症状，就继续通风，关闭所有燃油燃烧设备，并请相关技术人员进行检测。

■ 室内污染

室内空气污染是威胁健康最严重的环境风险。其他问题包括室外空气污染、工作场所的有毒化学品和被污染的饮用水。室内空气中最危险的污染物包括以下几种。

● **二手烟**。吸烟会导致肺癌。即使你不吸烟，和吸烟的人住在一起，你患肺癌的风险也比无烟家庭中的人大20%~30%。空气过滤装置有助于去除烟雾中的固体颗粒，但无法去除烟雾。

● **氡**。这种天然气体是由岩石和土壤中铀的放射性衰变产生的。因为看不见、尝不到也闻不到，所以氡很容易被忽视。然而，氡可以通过地基裂缝、下水道开口以及墙壁和地板之间的接缝渗入住宅和其他建筑。长期暴露在高浓度氡下，可能患上肺癌。若想检查家中的氡水平，请联系当地卫生部门询问他们是否有检测计划，或购买氡探测器。如果家里氡水平很高，请拨打当地的相关援助热线。

● **家用化学品**。当在室内使用胶水、油漆、清洁剂、溶剂和下水疏通剂等化学物品时，应确保该区域通风。

● **石棉**。石棉是一种耐热、耐腐蚀的天然矿物产品。过去，它被广泛用于制作绝缘材料、阻燃材料、水泥和一些乙烯基地砖等产品。**石棉肺**（asbestosis）是一种因吸入石棉纤维而引起的呼吸障碍。这些纤维在肺部长期积累会导致肺组织瘢痕和呼吸短促。石棉肺的症状随其累及的范围大小从轻到重，通常在接触石棉很多年后才会出现，严重的会导致肺癌或其他严重的健康问题。在 20 世纪 70 年代中期，在美国政府开始管制石棉的使用之前，大多数石棉肺患者都是在工作（采矿、研磨、制造、安装或移除石棉）中患病的。石棉的清除最好由专业人士完成。

■ 洗手

美国人每年花费数十亿美元对抗感染。随着当今高科技医疗手段的发展，人们很容易忘记最简单的避免感染的方法——洗手。

为什么洗手很重要？

大多数普通感冒、流感、腹泻、呕吐和肝炎都是由洗手不充分引起的。当你进行日常活动时，细菌会积聚在你的手上。如果不洗手，你可能感染或传播一系列疾病。

除了心脏病和癌症，感染比其他任何疾病夺走的生命都多。肺炎和流感在美国是主要的致死病因。

怎样正确洗手？

按以下流程进行。

● 把手放在流水下。水温没有要求。温水（约 40 ℃）是最好的，它足以溶解油脂，而温度高到可以杀死细菌的水会伤害你的手。

　● 在手上涂抹肥皂或洗手液。

　● 双手用力摩擦至少 10 秒钟。

　● 清洁手指缝隙、指甲下方和手的皱褶。

　● 冲洗手上的所有泡沫，以尽可能多地去除微生物。

你如果没有时间用肥皂和水清洗，请使用免洗洗手液。

含酒精的免洗洗手液可以显著减少皮肤上的微生物，而且作用迅速。倒硬币大小的洗手液在手上，双手摩擦 15 秒钟，把洗手液充分抹匀即可。

什么时候应该洗手？

保持双手无菌是不可能的，但洗手以减少细菌等微生物是至关重要的。

以下情况建议洗手。

　●处理或食用食物前；

　●接触钞票和硬币后；

- 如厕后；

- 擤鼻涕、打喷嚏或用手捂住嘴咳嗽后；

- 换尿布后；

- 与宠物玩耍或处理宠物用品如刷子、宠物箱或垃圾箱后；

- 处理生食（尤其是生肉）后；

- 进入病房前和离开后；

- 处理垃圾后。

衰老与健康

■ 衰老如何影响你的健康

你如果超过 40 岁了，无疑要面对一些**衰老**（aging）问题。你可能在镜子里看到脸上又多了几条皱纹，也可能已经注意到，在锻炼或做园艺后，身体的疼痛会持续更长时间。在四五十岁之前，人们几乎感受不到衰老——尽管这是一个从出生就开始并贯穿终生的过程。

随着年龄的增长，大多数成人都会经历常见的身体变化。以下是几个常见的例子。

- 随着动脉壁变厚，血管弹性变差，收缩压（最高值）升高。

- 身体重新分配脂肪，肌肉质量下降。

- 从 20 岁左右开始，听到高频声音的能力下降，而在 60 多岁时，很难听到低频声音。

- 呼吸能力下降。

- 大脑中神经细胞丢失、受损。

- 膀胱容受性减弱，导致排尿更频繁，有时还会漏尿。

- 肾脏清除血液中废物的效率降低。

- 跌倒的风险增大。

你能活多久？

下表显示了基于年龄、性别和种族等条件，一个人的平均剩余寿命。当然，这些只是估计的数值。如果你吸烟或开车不系安全带，你长寿的概率就会减小。你如果拥有健康的生活方式，长寿的概率就比较大。

平均剩余寿命

当前年龄（岁）	白人男性平均剩余寿命（年）	白人女性平均剩余寿命（年）	非裔男性平均剩余寿命（年）	非裔女性平均剩余寿命（年）	西班牙裔男性平均剩余寿命（年）	西班牙裔女性平均剩余寿命（年）
50	29.9	33.4	27.1	31.5	32.0	35.6
55	25.7	29.0	23.1	27.3	27.6	31.0
60	21.7	24.7	19.5	23.3	23.5	26.5
65	18.0	20.5	16.3	19.6	19.6	22.2
70	14.4	16.6	13.3	16.0	15.8	18.1
75	11.2	12.9	10.5	12.7	12.4	14.3
80	8.3	9.7	8.1	9.7	9.3	10.8
85	5.9	6.9	6.0	7.3	6.7	7.8

依据（美）国家生存统计报表，2016；65：3.

■ 健康地老去

健康地老去有许多可控因素，以保持整体健康为基础。

采取积极的生活态度。记住，你的生活态度影响着你的生活质量。只有在你认为自己老了的时候，你才真正老了。没错，你的身体会衰老。然而，在大多数情况下，你的大脑就像你感觉的那样年轻。在生活中，专注地做重要的事情，对不重要的事情别太在意。幽默感和适应变化的能力是宝贵的财富。详见第336页"如何控制压力"。

吃得健康。大量研究结果表明，健康的饮食，加上规律的身心活动，可以让你活得更长、更好。然而，随着年龄的增长，你可能需要在饮食方式上做出某些调整。除了参考从第320页开始的"健康饮食"外，请记住以下建议。

● 由于你的新陈代谢减慢，所以应考虑限制食物的分量以控制摄入的能量，从而保持健康的体重。

● 为了预防心脏病和血管疾病，应减少饱和脂肪酸、胆固醇和钠的摄入量，同时限制食物和饮料中糖的量。

● 如果你喝酒，要适量——一般情况下，健康的、所有年龄段的女性和 65 岁以上的男性，每天最多喝 1 杯酒，65 岁及以下的男性每天最多喝 2 杯酒。

● 记住，随着年龄的增长，你的口渴机制可能逐渐失效。因此，要养成每天大量喝水（非酒精饮料）的习惯。

避免吸烟。吸烟与牙龈疾病、高血压、心脏病、脑卒中、肺癌和其他各种癌症有关。你如果吸烟或吸食咀嚼烟草，应制订戒烟计划。

保持运动。经常锻炼有助于减小患冠心病、高血压、脑卒中、糖尿病、抑郁症、某些癌症及跌倒的风险。健身还能减少骨质疏松和关节炎对生活的限制。

不论多大年龄，从现在开始进行体育锻炼都不会晚。但在你开始进行一项比步行更剧烈的锻炼之前，要请医疗服务人员对你进行医学评估。

保持头脑清醒。你的大脑就像一块肌肉。为了保持它的强壮，要多使用它。你可以多参与社区活动，如辅导学生功课、参与社区董事会服务或志愿服务。

保持社交联系。与家人和朋友保持紧密联系是很重要的。随着年龄的增长，这些联系变得更加重要。研究结果表明，如果一个人没有什么社会关系，那么他早逝的风险会比那些建立了许多社会关系的人更大。

寻求心灵宁静。研究结果表明，相信有比自己更伟大的力量，并以此来应对生活中的一切，是一种人生智慧。

每个人对心灵宁静的定义都不同。对一些人来说是参加有组织的宗教活动；对一些人来说，可通过冥想、听音乐或进行艺术活动来表达——这些方式都可以帮助你从痛苦中解放并体验平静。

健康和工作场所

- 健康、安全和预防伤害
- 缓解压力
- 应对高科技带来的问题

这一章的重点是教你如何提高在工作环境中的幸福感。你将得到各种有关基本健康和安全问题的实用信息。本章中还有一些管理压力的技巧，以及应对与高科技带来的痛苦和紧张的策略。

健康、安全和预防伤害

■ 保护你的背部

在进行负重活动时背部可能向多个方向移动。无论是在工作场所还是在家中，背痛尤其是腰痛都是最常见的问题之一。好消息是，只要每天锻炼 5~10 分钟，在抬举重物时遵循一些简单的建议，就可以预防许多背部问题。

自我照护

请按照以下建议照护背部。

● **保持健康的体重**。保持健康的体重可以使背部的压力降到最低。

● **定期锻炼**。进行一些针对背部肌肉的强化运动和伸展运动。这些锻炼被称为核心力量训练，因为它们可以锻炼腹部肌肉和背部肌肉。强壮而灵活的肌肉有助于保持背部形态、改善姿势和对抗腰痛。核心力量训练包括自由体操、普拉提和健身球等。能否从核心力量训练中获益取决于是否掌握了恰当的技术，如有需要，请向训练有素的专业人士寻求帮助。日常的背部练习详见第 93 页。

● **抬举重物的姿势要正确**。有关使用正确的姿势抬举重物的信息详见第 93 页。

● **养成健康的工作习惯**。观察办公室或工作区域的布置。考虑如何调整重复性工作任务以减少身体的负担。尽量保持健康、安全的姿势。如果在计算机前工作，请确保显示器和椅子位置恰当。更多关于减小出现背部损伤和疼痛风险的建议详见第 92 页"预防常见的背痛和颈痛"。

● **避免更严重的背痛**。你如果已出现背痛，可以在不就医或寻找脊柱按摩师帮助的情况下采取一些措施来缓解疼痛，详见第 88 页的"自我照护"，同时参见第 89 页的"医疗救助"，了解你应该何时就医。

■ 手部和手腕护理

腕管综合征

腕管（carpal tunnel）是手腕上的一条狭窄通道。这条通道保护着通往手部的一条主要神经和手指屈肌。腕管内的组织肿胀或发炎会对神经造成压力，从而影响拇指、示指、中指和环指。这种压力会导致麻木、疼痛，最终导致手部无力，即**腕管综合征**（carpal tunnel syndrome）。

如果不及时治疗，可能导致神经和肌肉损伤。幸运的是，对大多数腕管综合征的患者来说，适当治疗通常可以缓解疼痛和麻木，恢复手腕和手的正常功能。更多详细信息，包括相关症状和自我照护的内容详见第 153 页。

■ 在工作中管理关节炎

以下是在工作中管理关节炎的技巧。

● 在开始工作之前，预留时间热身并放松关节。

● 安排好工作空间，这样可以尽量少拿东西、抬东西或搬运东西。

● 安排好工作，以尽量减少重复运动。交替进行需要体力劳动的工作与轻松的工作。

● 使用特殊工具、改良设备和辅助器具，使工作更为便利。例如，人体工学椅、电动订书机、加粗的笔杆和地板垫（如果你长期站立工作）对你可能有帮助。

● 与雇主沟通，说明你的特殊需求。有时最好通过负责员工健康或职业健康的部门（如果公司设有该部门）或在医生的帮助下完成。你可能需要工作环境中的微小改变或生活中的改变。

有关管理关节炎的更多建议详见第 248 页。

■ 办公室职员应如何锻炼

每天在工位上坐 8 小时会引起疲劳、压力、背痛甚至血栓。下文中这些伸展运动有助于改善你的工作表现。

每天 3 次，每次 5 分钟的伸展运动可以让你振作起来、放松肌肉、提高柔韧度。你可以在不离开办公桌的情况下做下面的练习，每个动作保持 10~20 秒，左右两侧各重复 1~2 次。

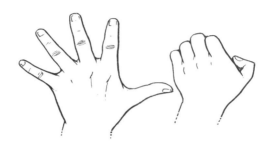

1.尽可能地伸展手指，保持10秒。放松，然后在手指关节处屈曲手指并向内挤压。

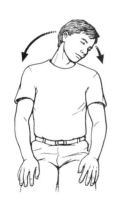

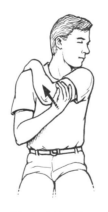

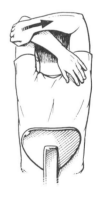

2.缓慢向左倾斜头部，直到颈部右侧感觉到拉伸。然后，向右、向前重复此动作。

3.右手握住左臂肘部正上方，轻轻地将肘部从胸前拉向右肩，同时转头看向左肩。然后，另一只手臂重复此动作。

4.将左肘抬到头部上方，左手手掌放在颈后。然后用右手抓住左肘，轻轻将左肘拉到头部后方，再拉向右肩，直到肩部或上臂感觉到充分的拉伸。然后，另一只手臂重复此动作。

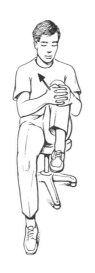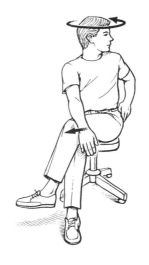

5.左腿屈曲并抬高，左脚位
于左膝正下方，双手轻轻地
将左腿拉向胸部，然后如上
图所示握住左腿并向右肩方
向拉动。右腿重复此动作。

6.双腿交叉，左腿放在右腿上，
右肘放在左侧大腿上，并轻轻
按压腿部，扭转髋部、中背部
和下背部。头转向左肩，完成
拉伸。另一侧重复此动作。

■ 工作场所的安全

请遵循以下安全规则和指南来保护自己和他人。

● **戴好护目镜**。如果工作中存在损伤眼睛的风险，就必须佩戴护目镜。如果戴护目镜影响工作效率，可尝试其他防护方案。

● **做好噪声防护**。在噪声过大的情况下，应定期测量噪声水平并提供保护装置。可选择有特殊设计的耳罩。有些耳罩能使人与外界声音隔绝；你也可佩戴耳机和麦克风来与其他员工交流。由泡沫、塑料或橡胶制成的市售耳塞或定制的耳塞也可以有效地减轻过度的噪声暴露。不要使用棉球，因为棉球可能卡在耳道深处。

● **减少烟雾、灰尘和有害气体**。在工作场所接触的有毒烟雾、气体和颗粒物可导致许多呼吸道症状。你可能长期接触低剂量的化学品，也可能短时间内意外接触大剂量的工业有毒化学品。因此，你应穿戴适当的衣物、空气过滤面罩、护目镜和其他防护装置，并确保工作场所通风良好。如果工作时使用呼吸器，应在首次使用前确认呼吸器适合自己，并至少每年检测一次。

你如果怀孕或正在备孕，请避免接触任何危险的化学品，并与安全专员和产科医生一起评估你的暴露风险。

你如果怀疑自己在工作场所暴露于危险烟雾、灰尘或化学品，请向医生咨询。许多由长期工业暴露引起的永久性呼吸道疾病进展缓慢，看起来似乎无害的轻度暴露可能导致长期的问题。你如果认为自己面临着不必要的风险，请与安全专员沟通。其他信息可从美国职业安全和健康管理局或工会（你的工作单位有工会的话）获得。

● **不要饮酒和服药**。不要在工作中和工作前饮酒。服用可能导致嗜睡、困倦的药物时，请勿操作机器。你如果正在服药，请向医生或药剂师咨询，请他们评估药物可能对你的工作产生的影响。

● **做好应急准备**。确保自己了解在工作场所遇到紧急情况时需要采取的措施。许多公司制订了应对各种紧急情况的方案。如果公司没有这样的方案，请和相关部门主管沟通并制订方案。

■ 轮班工作人员的睡眠技巧

如果由于轮班而经常改变工作和休息的节奏，就需要一段时间调整身心状态。如果工作需要经常轮班，那么随着年龄的增长，身体将越来越难适应和调整节奏。

以下是一些可以尝试的建议。

● 如果可以，与上级讨论解决问题，尝试至少连续 3 周在同一时间段工作，不要每周轮换到不同的班次。

● 如果是轮班工作，在当前班次的最后几天，随着新班次的临近，将入睡时间和起床时间调整 1~2 小时。

● 可能的话，调整轮班顺序。当轮班顺序是白天－晚上－凌晨而不是白天－凌晨－晚上时，你的睡眠模式会更正常。

● 对轮班的耐受度因人而异。如果入睡困难，请向医生咨询能否服用短效安眠药。如适应困难，可考虑更换工作。获得充足的睡眠是具有挑战性的，但它必须作为你的重要目标之一。

更多信息详见第 76 页。

■ 酒精和工作

在工作场所中酗酒会影响你的健康和安全，也会影响同事的安全。下列问题是美国普遍存在的。

● 有酒精滥用问题的职员因工伤缺勤的可能性是没有酒精滥用问题职员的 2.7 倍。

如果你的同事遇到了问题，应鼓励同事去寻求帮助。如果工作场所因有酒精成瘾职员而存在安全隐患，那么很有必要上报安全问题。

自我评估

你可以评估自己是否存在酗酒问题，请回答以下问题。

● 是否在酒精的作用下做过不安全或冒险的事情（如开车、操作重型设备）或做出影响他人安全的决定？

● 是否有亲戚、朋友、医生或其他人对你酗酒表示担忧？

● 酗酒是否对你的人际关系、健康或工作能力产生了负面影响？

如果对上述任何一个问题的回答是肯定的，则表明有酗酒的迹象，应该立即采取相应的行动。

自我照护

● 如果你或你的家庭成员对酒精有依赖，请参见第 288 页"酒精滥用"。

● 许多大公司提供保密的职员援助方案，以帮助职员处理酗酒问题。你可以向工作人员或人力资源部了解更多情况。

● 如果公司未提供酗酒康复计划，请联系医疗保健服务提供者或精神卫生专业人员进行保密转诊。

缓解压力

■ 精疲力尽时调整自己的状态

如果你害怕上班，经常感到精疲力尽或压力很大，这意味着你正面临着可能影响你职业生涯和人际关系，甚至生计的情况。

对工作极度沮丧、冷漠，持续易怒、愤怒、讽刺他人和急于争辩，这些都是需要及时处理的指征。你可以考虑采取以下措施。

● **照顾好自己**。规律、均衡饮食，如按时吃早餐，保证充足的睡眠和体育锻炼。

● **在工作中和工作之外建立友谊**。与信任的人分享不安的感觉是解决问题的第一步。少和那些会增强你的消极情绪的"朋友"一起活动。

● **抽出时间休息**。去度假或过个愉快的周末。计划好每周的私人时间，不要接电话、回复短信或留言。在工作日，抽出时间短暂休息一下。

● **设置限制**。必要时，学会以友好而坚定的态度说"不"。

● **明智地选择争论**。有人不同意你的观点时，不要急于与人争论，保持冷静的头脑，把你的精力留到真正重要的事情上。更重要的是，尽量不要与人争吵。

● **充分利用在职培训**。研讨会和课程可以激发你对工作的兴趣，提高工作满意度和效率。

- **关注公司内部的机会**。查看公司内部的公告和通知，这些信息会挑战你的思维，或许其中有些内容更符合自己的技能和兴趣。

- **建立一个宣泄渠道**。阅读、培养爱好、锻炼或参加一些其他活动，可以让你的注意力从工作中解脱出来，放松身心。

- **寻求帮助**。如果以上这些措施都无法缓解你的压力或倦怠感，那就找单位的相关人员或其他医疗服务提供者谈谈。

■ 同事间的冲突：6 个和解的建议

最好直接处理分歧，也就是说，直接和与你有冲突的人沟通。沟通的氛围至关重要。以下是一些建议。

- **私下讨论**。在双方都同意的特定时间选择合适的地点。以一种不具威胁性的方式和对方沟通，例如"我想和你谈谈，我感觉……"或者"如果有机会和你聊聊，我想和你一起讨论一些事"。

- **不要责怪他人**。使用不会让对方产生抵触情绪或生气的语气、语句。

- **仔细倾听对方**。理解对方的观点可以帮你减轻压力或愤怒。

- **思考这是个性化问题还是系统化问题**。例如，也许这个人没有得到充分的培训，他需要更多的培训。

- **关注解决问题的方法**。不要在争论中偏离主题。

- **寻求帮助**。与单位相关人员交谈，他可以帮助你制定讨论的基本规则，并促进有礼貌的沟通。

■ 5 个时间管理小技巧

这里有一些建议，有助于你尽可能明智地管理时间。

- 为自己设定切实可行的时间期限，并定期回顾进度。

- 把桌子上除了重要文件以外的所有文件都处理掉。准备一个总任务清单。先处理掉 6 个月以前的文件。

● 浏览当日的主清单，按优先顺序完成任务。

● 使用计划表。列出地址和电话号码。把清单上的项目复制到计划完成的那一天。每天进行评估和优先排序。

● 对于特别重要或困难的项目，预留一段与外界隔绝、不受打扰的时间。

■ 了解你的老板，与其建立健康的关系

你如果和老板很难融洽相处，不要绝望。为了建立健康的关系，应努力去更好地了解老板。方法如下。

● **尊重老板**。试着从老板的角度来理解业务。

● **思考老板真正需要什么**。对老板来说，是按时完成任务更重要，还是为了完美完成项目可以牺牲最后期限？了解老板的偏好，并利用这些信息让你们的相处更加轻松。

● **了解老板的期望**。如果对老板的期望不清楚，应该直接询问他的期望是什么。

● **确定老板的个人风格**。正式或非正式？注重大局还是细节？试着调整你的行为，不要变成克隆人。如果你们的风格不同，考虑是否可以讨论这个问题，看看是否有妥协的空间。

● **保持乐观**。当出现问题时，积极沟通，可能的话，应提出解决方案，不要抱怨。

● **不要害怕老板**。你的表现有助于老板成功。

● **积极反馈**。向老板寻求建议，让他帮助你在需要发展的领域成长。

■ 消除敌意：说出你的想法

消除敌意最重要的是沟通，沟通可以缓解紧张关系，还可能获得新的视角。

当关系不融洽时，可以参考以下建议。

● 在讨论问题的同时讨论解决方案。与他人合作解决问题。

- 在了解所有的事实之前，尽量不要生气。

- 如果感觉无法控制情绪，应休息一下。数 10 个数、深呼吸，或者出去散散步都能让你冷静下来，不要做一些可能让你后悔的事情。

- 运用积极的倾听技巧，平静地复述所听到的内容（如"让我确认一下，我理解的你的意思……"）。

- 当一场愤怒的对抗似乎不可避免时，寻求中立的第三方来帮助你解决问题。

应对高科技带来的问题

■ 计算机屏幕和眼睛疲劳

越来越多的人工作时离不开计算机——坐在计算机前，盯着屏幕。你如果是其中一员，可能就要每天花好几个小时坐在电脑前。和许多计算机用户一样，你可能因此感到眼睛疲劳。

症状可能包括以下几种。

- 眼睛疼痛、疲劳、灼热、发痒或干涩；

- 视物模糊或复视；

- 长时间盯着显示器后，远距离视物模糊；

- 头痛或颈部疼痛；

- 难以在显示器和文件之间转换注意力；

- 视线难以聚焦于屏幕图像；

- 当你的视线离开显示器时，视野中会出现彩色条纹或残影；

- 对光的敏感度提高。

试着减轻压力

人们普遍认为与计算机显示器有关的眼睛疲劳不会造成严重或长期的后果。虽然无法改变所有可能导致眼睛疲劳的因素，但这里有一些缓解压力的方法可以尝试。

● **让眼睛休息**。每隔 10 分钟把视线从屏幕上移开，看向远处或几米外的物体 10 秒钟。

● **改变节奏**。至少每 2 小时走动一下，让眼睛和身体都得到必要的休息。将不依赖计算机的工作安排在离开屏幕的时间内。可以考虑站着工作。

● **经常眨眼**。长时间使用计算机会导致眼睛干涩，特别是对隐形眼镜佩戴者来说。有些人在使用计算机工作时，1 分钟才眨一次眼（正常情况是 5 秒眨眼一次）。眨眼次数较少意味着眼泪对眼睛的润滑作用被削弱，可能导致眼睛干燥、发痒或有灼烧感，所以要经常眨眼。如果眨眼没有帮助，可以考虑使用人工泪液等非处方药。

● **定期关闭屏幕**。可以的话，尽量往后靠，偶尔闭上眼睛眯一会儿。但你可能不想在办公桌前这样做，因为这样做，你就会有被指责在工作时睡觉的风险。

将物品放在适当的位置

显示器。将显示器放置在距离眼睛 45~76 厘米的地方。许多人发现把屏幕放在一臂远的地方效果很好。如果你看不清小字而不得不靠得太近，可以考虑调大字号。

屏幕的顶部应该与视线齐平或低于视线，这样工作时，就可以略微向下看。如果把显示器放得太高，就不得不仰着头看，这样会导致脖子酸痛、眼睛干涩，因为眨眼的时候可能无法完全闭上眼睛。

屏幕上的灰尘会降低对比度，可能导致眩光和光线反射的问题，所以应保持屏幕整洁。

键盘。将键盘放在显示器前面。如果你把它放在角落或旁边，眼睛将被迫分开聚焦，这会让你感到疲惫。

文件。把要阅读的材料和参考资料放在显示器旁边的立体文件支架上，使其和显示器保持同一水平、同一角度，并与你保持同一距离。这样，眼睛在来回移动时就不需要不断地进行调整了。

周围的光线和眩光。坐在计算机前，关掉显示器的倒影。你将看到反射光和平时看不到的图像——包括自己的倒影。你应注意任何强烈的眩光，最糟糕的光线是来自你的上方或背后的光，例如荧光灯光线和阳光。

如果可能，调整显示器，使最亮光源偏向一侧，与你看向显示器的视线平行。

考虑关掉头顶部分或所有的灯。如果做不到这一点，就把显示器往下倾斜一点儿以减少眩光。关上百叶窗或窗帘也会有所帮助。遮光罩或防眩屏也是很好的选择，但要确保不会牺牲屏幕的白色亮度。可调节的工作台灯能让你在看屏幕时眼睛不会被闪到，也可以缓解眼睛疲劳。总的来说，周围的光线应该比屏幕上最白的光线更暗。

眼镜。你如果戴眼镜或隐形眼镜，请确保矫正效果适用于计算机工作。大多数镜片适合阅读印刷品，但不是使用计算机时的最佳选择。例如，许多双焦眼镜佩戴者经常伸长脖子，透过镜片的下半部分看东西，从而出现背部或颈部疼痛。为对着计算机工作而设计的、能正确对焦到屏幕的眼镜或隐形眼镜或许值得购买。

何时寻求帮助

如果出现以下情况，请向眼科护理专业人员咨询。

- 眼睛长期不适；
- 视力明显下降；
- 复视。

不要让科技统治你的生活

科技能让你的生活更轻松。但是，如果你是一个一心多用的人，而你的多台设备又在不断地分散你的注意力，那就会让事情变得困难。如果你被手机、平板电脑、笔记本电脑、众多社交网络平台、电视和其他电子产品所束缚，就会影响你的注意力，增大你的压力。

确定优先事项，不要让自己被各种不重要的事弄得超负荷。而且，你应该定期离开屏幕，让眼睛休息一下。

有关健康的消费

- 你和你的医疗团队
- 家庭医用检测试剂盒
- 家族史图谱
- 用药注意事项
- 膳食补充剂
- 整合医学
- 旅途健康

在本章中，你将学习如何成为一名精明的医疗保健方面的消费者。本章将介绍如何与医生沟通合作、你的家族史图谱的价值、家庭医用检测试剂盒的应用、如何恰当地使用药物（包括感冒药和其他非处方止痛药）。本章内容也涉及了家庭药箱和急救箱中应常备的药物以及如何避免与旅行相关的健康风险。

你和你的医疗团队

目前，医疗保健变得越来越复杂，找到合适的医护人员也成了挑战。可能你现在身体健康，没有立即就医的需求，但当你有相关需求时，有一个了解你的疾病情况，并能快速有效地协调你的医疗安排的人，是相当重要的。本章介绍了一些找到合适的医疗团队的方法。

■ 从保健开始

一开始，你可以找一名精通全科的医生作为你的全科医生，他通常领导着一个包括医疗助理、医师助理、护士和执业护士在内的医疗团队。全科医生及其团队可以完成以下工作。

- 出现紧急情况和急症时，作为你就诊的第一站。
- 提供预防保健措施，例如血压监测、癌症筛查和疫苗接种。
- 当无须去医院就诊时，提供电话和电子邮件咨询服务。
- 提供持续的护理服务。这对慢性病患者及其家属而言尤其重要。

以下是全科医生的典型角色。

- **家庭医生**。为各个年龄段的人提供医疗帮助，部分医生还可以提供妇产科护理。
- **内科专家**。为包括老年人在内的成人提供常规的医疗帮助。
- **老年医生**。专门提供老年人日常需求的医疗救助。
- **儿科医生**。为儿童和青少年提供医疗帮助。
- **妇科医生**。妇科医生是专业护理的提供者，有许多妇科医生能为成年女性提供初级医疗救助。

■ 如何找到医生

一旦确定自己要找什么样的全科医生，就可以列出候选人，列完之后再与朋友或同事讨论候选医生的水平。此外，你要考虑其他家庭成员的需求，是否需要儿科医生或妇科医生提供更为专业的医疗服务。

医保或其他商业保险会限制可选医生的名单，你只能选择保险范围内的医生，记得及时更新医生名单。

查验医生执业资格

在拜访医生之前，建议通过电话或者网站确认医生的执业资格。如果想要了解该医生是否受到过纪律处分，请致电你所在地区的医疗许可委员会。相关电话号码，请查看省政府提供的相关信息。需要注意的是，即使是最好的医生也有遇到法律问题的可能，所以不要让这一点成为你做决定的唯一因素。

拜访医生

一旦选择了 2~3 位医生，就可以进行第一次访问。告诉接待员你正在寻找医生，希望与有关的负责人谈一谈，了解医生和一些诊治流程方面的问题。

你可以从了解医生是否还接收新患者开始交谈，随后询问医生能否接受你的医疗保险。

以下是你应该了解的一些其他问题。

● 医生所接受的培训和专业领域是哪方面的？

● 医生的办公时间？

● 医生每周哪几天可以接待患者？

● 晚上或周末能否就诊？

● 如果打电话询问医疗问题，能否与医生直接对话？

● 医生下班后，如果有医疗问题，是如何安排的？

● 就诊需要提前多久进行预约？（如果该医生的患者太多，你可能需要找其他医生。）

● 每次就诊，大概需要等待多长时间？

● 如果有需要，医生是否愿意积极进行转诊？

● 问诊一般持续多长时间？（一些机构要求总时间限制在 30 分钟以内。）

相信你的直觉

如果你觉得这个医生不适合，就联系下一位候选医生。你应该找一个接触后感觉良好的医生，以便提高你的依从性。医生也了解这一点，所以不要担心冒犯他们，关注自己的需求即可。

■ 可能需要的专科医生

怎么知道何时需要专科医疗人员，例如理疗师、医师助理或护士呢？一般来说，全科医生在必要情况下会建议你去看专科医生。此外，当全科医生无法完成疾病的诊疗时，患者也会希望寻找更有经验、更有针对性的专科医生就诊。

去看专科医生时，请携带既往的诊疗记录，以便专科医生全面了解你的整体健康状况。你也应保存一份专科诊疗记录，以便下次去全科医生那里就诊时告知对方专科医生的诊疗情况。

专科医生

以下是你可能需要的专科医生列表，以及他们擅长的领域。

变态反应科医生、免疫科医生。治疗过敏和免疫系统疾病。

麻醉师。管理和监督麻醉药物的使用。

听力矫正医生。测试听力，治疗听力障碍。

心脏病医生。治疗心血管和循环系统障碍。

皮肤科医生。治疗皮肤疾病。

急诊科医生。评估和治疗外伤及紧急情况。

内分泌科医生。治疗各种腺体相关疾病，包括糖尿病。

家庭医生。应对所有家庭成员的各种疾病。

消化科医生。治疗消化系统疾病。

遗传病医生。应对遗传相关疾病。

妇科医生。研究女性健康问题。

血液科医生。治疗血液疾病。

感染科医生。治疗传染病及进行免疫接种。

内科医生。参与成人疾病的诊断和非手术治疗。

新生儿科医生。治疗新生婴儿疾病。

肾病科医生。治疗肾脏疾病。

神经科医生。应对神经系统（脑、脊髓、神经）疾病。

产科医生。擅长妊娠和分娩相关疾病的处理。

肿瘤科医生。专攻癌症。

眼科医生。治疗眼部疾病。

骨科医生。通过手术治疗骨骼疾病和损伤。

耳鼻喉科医生。治疗耳鼻喉疾病。

病理科医生。研究组织液和组织。

儿科医生。为儿童和青少年提供预防保健以及疾病治疗。

康复科医生。治疗神经和肌肉骨骼系统疾病。

预防医学专家。专注于预防疾病和各种损伤。

精神科医生。治疗精神疾病。

心理学家。擅长心理评估和辅导治疗。

呼吸科医师。治疗呼吸系统疾病和睡眠障碍。

放射科医生。使用影像学技术来诊断和治疗疾病。

风湿科医生。治疗关节、肌肉和结缔组织病。

外科医生。通过手术治疗各种疾病，具有许多亚专业。

泌尿科医生。擅长治疗泌尿和泌尿生殖道疾病。

其他医务人员

护士。如果住院诊治，你见到护士的频率将远高于见到医生的频率，因为护士承担着绝大部分的护理工作。护士能观察你的症状并听取你的描述，帮助执行医嘱并评估结果。

作业治疗师。作业治疗师可以帮助外伤或残疾的患者重新获得日常的生活能力。"作业"这个词可能引起歧义，此处的"作业"不是旨在帮助患者重返工作岗位，而是致力于恢复患者居家或在工作中完成日常任务的能力，比如吃饭、穿衣、洗澡、做家务和娱乐等。治疗师可能建议患者对家庭或工作场所的物理环境进行调整，例如重新摆放家具或添加坡道和栏杆，以便患者行动并完成日常任务。

药剂师。无论是处方药还是非处方药，药剂师都是获取药物信息的绝佳来源。由于药剂师会记录患者在药店购买的所有处方药，因此在同一家药店购买所有的处方药具有一定的意义。同时，他们可以再次检查以确定你不会服用与正在服用的其他药物存在反应的药物。药剂师还可以帮助你选择最适合的非处方药。

理疗师。与作业治疗师类似，理疗师通过锻炼、按摩和超声等技术帮助受伤和残疾人恢复丧失的身体功能。理疗的重点在于最大限度地恢复尚存的身体功能，以弥补已经受损或丧失的功能。

助理医师。与执业护士一样，助理医师经常与医生一起诊断和治疗各种常见病。大多数助理医师至少拥有学士学位，他们通常在医生的监督下工作，执行医生分配的任务。作为医疗团队的一员，他们负责记录病史，治疗可能需要缝合或用石膏固定的轻伤，预约和解读实验室检查和影像学结果，并进行诊断。在大多数情况下，他们可以开具处方。

在一些诊所，大部分常规护理由助理医师提供。除非你患有严重疾病，否则你很可能看不到医生。

选择外科医生

如果需要手术，全科医生可以帮你找到一位优秀的外科医生。例如，如果需要进行关节置换，你会被转诊给专门从事关节、肌肉和骨骼手术的外科医生。在选择外科医生时，应尽量选择有相同手术经验的外科医生。

由于许多手术存在潜在的风险，而且花费不菲，所以通常需要听取多个医生的意见。你或你的全科医生应当有备选的外科医生。当需要选择第二个外科医生时，不必瞒着你的全科医生，而且应该及时告知对方详细情况。

手术前要了解的问题

无论是普通医生还是外科医生建议进行手术，你都要了解以下问题。

除了手术是否还有别的选择？ 有时手术是治疗的唯一方法。另外的选择可能是观察等待，观察疾病是好转还是恶化。

手术怎么做？ 你应清晰地了解手术的过程。获取与手术相关的更多细节和图片资料，或者让医生通过图画的方式帮助你准确了解手术内容。

手术有什么获益？ 例如，髋关节置换术可能意味着你能够再次舒适地行走。但是关于手术后关节活动范围如何，效果能持续多久等问题，需要根据实际情况调整你的期望值。

手术有什么风险？ 所有手术都有一定的风险，你要权衡收益与风险，还要询问手术的副作用，如手术的疼痛程度以及疼痛持续的时间。

医生既往手术的情况？ 医生做了多少例这种手术，成功的比例如何？为了减小风险，你需要一位在手术方面受过全面培训且有丰富经验的医生。

手术在哪里做？ 现在，许多手术都是在门诊进行的。或许可以去医院或诊所做手术，当天就可以回家。

手术是否全麻？ 手术可能只需要局部麻醉，这意味着身体的某一部分会在短时间内麻木。如果是全身麻醉，你会进入睡眠状态。

术后恢复需要多长时间？ 患者术后多久能够做家务或重返工作岗位？你可能认为在术后 1~2 周就可以搬起一袋杂货，但事实并非如此。尽可能仔细地听医生的建议。

手术需要花多少钱？ 医疗保险的覆盖范围各不相同。你可能无须支付任何费用，也可能需要支付免赔额，或需要支付一定比例的药费。医生通常会告知你费用，但你还需要向保险公司确认。

了解你需要支付固定的自付费用（手术的固定金额）还是一定比例的手术费用。它们之间可能存在巨大的差异。

家庭医用检测试剂盒

药店有可用于在家中进行医用检测的工具包，无须医生或其他医疗保健服务提供者的参与，即可自行检测。

与医院实验室中进行的大多数检测一样，家庭检测也使用尿液、血液或粪便。其中一些相对便宜的试剂盒可以使用多次。

示例

- **妊娠试验**。用来确定你是否怀孕。
- **排卵预测试验**。帮助你确定受孕的最佳同房时间。
- **血糖检测**。监测你的血糖水平及控制情况。
- **胆固醇检测**。确定你的总胆固醇水平。
- **尿常规**。检测异常的蛋白质尿或与糖尿病有关的酮类酸性物质的水平。
- **粪便潜血试验**。用于检测肠道疾病，比如结肠癌。
- **人类免疫缺陷病毒（HIV）测试**。检测导致艾滋病的人类免疫缺陷病毒的抗体的水平。

家庭检测的缺点

- **存在错误操作的风险，从而得到一个误导性结果**。必须完全按照说明进行操作，否则检测将无法正常进行。医学实验室的专业人员不太可能出错，因为他们有丰富的经验和先进的设备。
- **医学检测并不总是准确的**。在家进行的检测和在医学实验室进行的检测都是如此。检测结果表明存在某些异常，但事实上可能并不存在（假阳性）。例如，假阳性检测结果表明你怀孕了，而事实上你并没有怀孕。
- **可能出现假阴性结果**。检测结果表明不存在某些异常，而异常客观存在，这被称为假阴性。例如，假阴性检测结果表明血糖水平正常，而实际并非如此。根据其他医学证据、培训和经验，医生可以更好地判断假阴性和假阳性检测结果。
- **错误解读结果**。检测结果的外观变化（例如颜色）可能造成混淆。通常情况下，无论结果如何，你都需要去寻求医生的帮助或让医学实验室重复检测。
- **不知如何处理结果也是一个问题**。进行检测后，你可能很难决定下一步该做什么。例如，你确定大便中有血，但检测结果为阴性，还应该去就诊吗？是的，不要拖延，请立即就诊。

注意事项　　　在使用得当的情况下，许多家庭医用检测设备是准确的。但请谨慎使用，它们不能替代规范的医疗检测，尤其是当你认为自己可能面临严重的疾病时，你需要与医生一起分析并解决令人担忧的、异常的检测结果。

家族史图谱

家庭聚会是了解家庭信息的理想时间，也是一个了解自己家族史的好机会。

一小部分结肠癌患者有一定的遗传性。与父母不酗酒的孩子相比，酗酒者的孩子更容易对酒精或其他药物上瘾。高血压、糖尿病、某些癌症和某些精神疾病的家族史会显著增大所有家庭成员患上此病的概率。

如果某人患有特定的疾病，其后代是否一定会患这种疾病？不一定，但这意味着后代患此类疾病的风险更大。

许多重大疾病都有一定的遗传性。家族史图谱揭示了疾病的遗传模式。借助家族史图谱提供的信息，医生可以做相应的检查以确定你是否患有特定疾病，与你讨论基因检测的利弊（如果它适用于你的情况），或者根据你的家族史建议你改善生活方式以减小患病的风险。

当你知道自己患某种疾病的风险增大时，应采取措施，或者至少在疾病的早期发现，以提高治愈率。

创建家族史图谱

● **了解家庭成员间的关系**。首先要了解父母、兄弟姐妹和孩子的信息。其次要了解祖父母、阿姨、叔叔、堂兄弟、侄女和侄子的信息，涵盖的亲戚越多越好。

● **回顾过去**。所有相关信息——从过敏到行走困难——都可能有用。要特别注意严重但可预防的疾病或不良习惯，例如癌症、高血压、心脏病、糖尿病、抑郁症和酗酒，还要注意亲属确诊时的年龄。了解他们的生活方式，例如是否抽烟、是否经常运动以及饮食情况。

● **汇总信息**。将资料整理成图表的形式，让家族史图谱一目了然。为每种疾病分配一个字母，然后将此字母写在患者姓名旁边。注意，要写明患者的死亡年龄。

● **向医生咨询**。请医生评估你的家族史图谱。判断是否存在需要进行早期筛查测试的疾病。

● **尽量详细**。可以通过电话、电子邮件、邮寄调查问卷的形式获得资料。

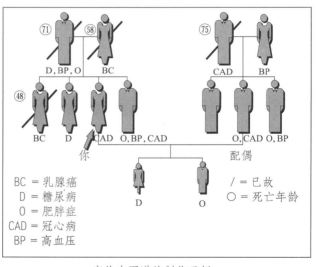

家族史图谱的制作示例

用药注意事项

服药时应遵循以下重要原则。

- **告诉医生你正在服用的非处方药**。包括通便药、抗酸药、止痛药、止咳剂、感冒药、抗过敏药、减重或增重产品、矿物质和维生素补充剂以及草药补充剂。非处方药与处方药混合时可能产生严重反应。

- **了解用药情况**。了解你服用的药物以及服用药物的原因。

- **仔细阅读药物说明**。向医生和药剂师询问药物潜在的副作用、用药期间饮食的注意事项，比如用药时是否应该避免饮酒等问题。如果你的处方与既往的不同，你应向药剂师问明原因。

- **按要求用药**。过量用药有危险。"越多越好"的理论不适用于服药。

- **不要症状一减轻就立即停药**。除非有特殊的医嘱，否则即使症状消失，也要服药到疗程结束。

- **如果每天服用多种药物，请清晰地列出来**。把药物清单放在手提包或钱包里。此外，列出你过敏和不耐受的药物。

- **告知医生你的不良反应**。若出现头痛、头晕、视物模糊、耳鸣、呼吸急促、荨麻疹和其他意料之外的不适感，要警惕。

- **你如果怀孕了、正在备孕或处于哺乳期，请告知医生**。有些药物可能对胎儿有害，或者可能跟随母乳排出，这会伤害到胎儿。

- **在同一家药店买药**。可以帮助你避免药物相互作用的问题。药剂师可以帮助你监测药物的搭配，即使它们是不同的医生开具的处方。你如果有慢性病，要告知药剂师，确保药物不会加重你的病情或对你的身体产生不利的影响。

- **妥善储存药物**。大多数药物都需要在干燥、安全的室温下保存，避免阳光直射。有些药物需要冷藏。由于温度和湿度的变化较大，浴室里的储物柜并不适合存放药物。

- **丢弃过期药物**。药物会随着时间的推移而变质，有时会成为毒药。不要吃过期的药物。

- **避免儿童接触药物**。将处方药和非处方药放在儿童接触不到的地方。当家中有年幼的孩子时，应购买防儿童包装袋装药。

● **将药物保存在原有的包装里**。原包装可以很好地保存药物并提供重要信息。如果标签与药物容器分离，并且你对其中的内容有任何不确定，应立即丢弃该药物。

● **不要出借或分享处方药**。可能对他人有害。

● **不要将药物和酒精混合**。两者可能产生有害的相互作用。

● **不要被药价吓倒**。如果药物的费用超出你的支付能力，请询问医生或药剂师是否有更便宜的替代药物。

■ 在网上订购药物

在网上订购药物可以节省时间和金钱。许多网上药店提供有关药物相互作用的信息。有些药店甚至会在药物被召回或仿制药出现时发电子邮件提醒。

但仍需谨慎，有些药店可能售卖过期的药物或未被正确储存的药物，有些网上药店可能不看处方、不检查药物相互作用，还有一些网站甚至出售假冒产品。

为了保护你的健康，避免损失，请记住以下几点。

● **向医生咨询**。医生可以针对患者情况，确定哪些药物安全，哪些治疗效果更好。确保医生知道你正在服用的所有药物，包括非处方药和处方药。

● **选择有认证的药店**。互联网上的一些药店通过了权威机构的认证。要通过认证，该药店必须经过相关卫生管理部门的检查。

● **坚持向注册药剂师咨询**。信誉良好的网站可提供注册药剂师的免费电话，以帮助回答消费者用药的相关问题。一些网上药店也有实体店。你如果在服药后有疑问或担心药物反应，可以去实体店与药剂师直接交谈。

● **阅读隐私和安全政策**。在下订单之前，请确保你的个人健康信息和其他个人身份信息受到了保护。

- **比较价格**。你可能在网上找到超值的产品，但是没有任何的保证。当地药店的价格可能比网上药店的价格还便宜。

- **警惕国外网站**。合法的国外网站确实存在，但也有风险。产品说明及标签可能使用你不懂的语言。药物可能不符合严格的安全标准。同样的药名在不同的国家可能是不同的药物，在一些国家合法的药物在另外的国家可能不合法。

- **避开忽略处方的网站**。只有医生才能为你开具安全的处方，并监测不良反应。

- **不使用网站提供的风险处方**。有的网站允许从未见过你、不了解你病情或用药情况的医生为你提供咨询，并开具处方邮寄给你。应避免这种情况。

- **明确地址和电话号码**。避开那些不提供街道地址和电话号码或仅列出外国信息的网站。只有一个电子邮件地址是不够的。

- **警惕虚假宣传**。不要从宣传"包治百病"或通过各种宣传来掩饰的缺乏科学依据的网站购买药物。

- **查找拼写错误的药物名称**。若网站存在药物名称拼写错误的情况，通常表明该网站不合法。

- **报告问题**。如果你的订单遇到问题，请及时报告，这有助于构建更安全、规范的市场。

■ 止痛药：根据疼痛程度用药

所有非处方口服止痛药都含有以下成分中的一种：水杨酸盐（如阿司匹林）、对乙酰氨基酚、布洛芬或萘普生钠。对缓解疼痛来说，不同的产品之间差异不大。

止痛药被称为镇痛药（来自希腊语"an"，意思是"没有"；"algos"，意思是"疼痛"）。非处方口服止痛药通常可缓解轻到中度的头痛、感冒、牙痛、肌肉酸痛、背痛、关节痛和痛经。止痛药还可以缓解发热症状。常见的非处方止痛药（详见第 394 页）包括以下几种。

● **非甾体抗炎药**。布洛芬和萘普生钠可减轻炎症，被称为非甾体抗炎药。它们对关节炎和肌腱炎等疾病引起的疼痛最有效果。此类药物常见的副作用包括胃部不适、消化道溃疡和出血。

● **阿司匹林**。尽管传统上被认为是一种非甾体抗炎药，但阿司匹林的作用不同于其他非甾体抗炎药。除了缓解疼痛和炎症外，它还可以减小脑卒中和心脏病发作的风险。

● **对乙酰氨基酚**。对乙酰氨基酚不能缓解炎症。它的副作用在推荐剂量下很小，所以可以长期服用。在服用非甾体抗炎药存在风险时，它可以作为替代药。

所有常规剂量的非处方止痛药都能缓解常见的疼痛（如头痛或肌肉酸痛）。对痛经来说，布洛芬和萘普生钠的效果可能更好。

正确选择止痛药的剂型

非处方止痛药有多种类型。有时，你只需要一种较便宜的常用药。如果你有任何疑问，请向药剂师或医生咨询。

以下是不同类型止痛药的介绍。

● **缓冲型**。缓冲型镇痛剂含有抗酸剂，可以中和胃的酸性。这些产品是否真的能对胃起到保护作用，尚存在争议。

● **肠溶片**。带有的特殊涂层可以让药片通过你的胃，在小肠溶解，有助于减少药物对胃的刺激。如果每天都需要服用止痛药，应考虑肠溶片。肠溶片的保护膜会延缓身体对药物的吸收，所以它不适合需要快速止痛的病情（例如头痛）。

● **缓释型**。包括缓释型和控释型两种，这类产品溶解缓慢，可持续释放药物以保持恒定的血药浓度，延长药物的作用时间。如果你需要持久而非快速的止痛，可以选择这类产品。

● **加强型**。这类药物的止痛药成分比一般止痛药的高，单药的剂量可达到 500 毫克阿司匹林或 325 毫克对乙酰氨基酚。当需要使用超过常规剂量的止痛药时，可以选择加强型，但应该减少服用频率。

● **复合型**。有些止痛药含有咖啡因或抗组胺成分，可以增强疗效。研究结果表明，在阿司匹林或对乙酰氨基酚中添加咖啡因确实可以增强镇痛效果。

● **片剂、糖衣片、软胶囊、软糖或液体**。如果你吞咽圆形片剂或椭圆形片剂有困难，圆滑的胶囊能让你更好地咽下。此外，你可以选择服用阿司匹林泡腾片或咀嚼片（阿司匹林软糖），或与抗酸剂一同使用。

● **普通型**。普通型止痛药成本通常低于品牌药。可向医生和药剂师咨询药物的效果。

自我照护

● **了解自身的风险因素**。一般来说，如果你将止痛药与抗凝血药同时服用，或者患有肾脏疾病、溃疡病、出血性疾病，或者对阿司匹林过敏，则不要服用非甾体抗炎药。如果患有高血压，请在用药前向医生咨询，因为长期使用可能升高血压。

● **避免药物相互作用**。如果正在服用其他非处方药或处方药，请向医生或药剂师了解应如何选择合适的止痛药。

● **不要过量用药，除非医生建议**。

● **避免饮酒**。将酒精与阿司匹林、布洛芬或萘普生钠混合使用会增大胃部不适和出血的风险。服用了过量的对乙酰氨基酚后饮酒会增大肝脏受损的风险。

● **将非甾体抗炎药与牛奶和食物一起服用**，可以减少胃部不适。

● **用药时间不宜过长**。定期评估你是否有服用止痛药的必要性。

● **阅读并始终按照说明用药**。

非处方口服止痛药

	阿司匹林	对乙酰氨基酚	布洛芬	萘普生钠
品牌名示例	拜耳，Bufferin，Ecotrin	泰诺	Advil，Motrin IB	Aleve
减轻疼痛和发热	是	是	是	是
减少炎症	是	否	是	是
副作用	胃痛、烧心、消化道出血	按照指示短期(数天至数周)服用时很少见	胃痛、烧心、消化道出血、头晕	胃痛、烧心、消化道出血、头晕
特别注意事项	如果患有哮喘、出血性疾病、痛风、溃疡或对阿司匹林过敏，请勿服用	过量服用可能有肝毒性。酒精会增强高剂量的毒性作用	如果患有肝病、心脏病或肾脏疾病，出血性疾病或胃病，请勿服用	如果患有肝病、心脏病或肾脏疾病，出血性疾病或胃病，请勿服用
儿童用药	可能导致患有水痘、流感或其他病毒性疾病的儿童出现瑞氏综合征 *	可供儿童使用。剂量应根据年龄和体重来确定。向医生咨询	可供儿童使用。剂量应根据年龄和体重来确定。向医生咨询	除非有医生的建议，否则不要给 12 岁以下的儿童服用

* 瑞氏综合征（Reye's syndrome，RS）是一种可能致命的脑组织肿胀。

注意：此列表并不全面。数据来源于药物制造商。

■ 感冒药的作用

普通感冒没有治疗方法，药物只能缓解症状。然而，缓解普通感冒的症状（流鼻涕、发热、充血和咳嗽）的药物在美国的非处方药市场占比最大。其中一些药物可被配制成抗过敏药，用于治疗眼睛发痒和打喷嚏。

大多数人感冒不需要用药。但是，如果感冒症状严重，某些药物可能有一定的帮助。关于咳嗽，美国胸科医师学会认为，非处方祛痰药和止咳药通常不能缓解症状。如果你的咳嗽持续、严重或伴有发热，应及时就医。

非处方感冒药

	抗组胺药	减充血剂	感冒咳嗽组合
品牌名称示例	苯海拉明 氯雷他定 西替利嗪	阿夫林 去氧肾上腺素 盐酸伪麻黄碱 速达菲 PE	曲普利啶
症状缓解	打喷嚏、流鼻涕、眼睛发痒、过敏引起的充血	充血、不通气	决定要素：打喷嚏、流鼻涕、鼻塞、咳嗽、全身不适
副作用和注意事项	嗜睡、口干，可能是因为分泌物减少，酒精使鼻腔内分泌物难以清除。酒精可能加重嗜睡	失眠、紧张、心悸可能导致血压升高。使用鼻腔减充血剂不能超过 3 天	可能包含超过 3 种成分。副作用取决于成分
最大受益时间	感冒初期打喷嚏流鼻涕时	鼻塞时	当各种症状突出时。对于有限的症状，可以考虑单药使用

注意：有许多不同的感冒药配方。此列表不全面，数据来源于药物制造商。

自我照护

以下是使用感冒药的一些建议。

● 阅读药物说明，了解药物的主要成分和不良反应。

● 针对单种症状的药物优于复方制剂。

● **很多复方感冒药含有止痛药，如阿司匹林、布洛芬和对乙酰氨基酚，因此无须额外服用止痛药。**

● **未向医生或药剂师咨询，请勿混用各种感冒药或与其他药物一起服用。**

● 服用感冒药时避免饮酒。

● 在给孩子服用任何感冒药之前，请向医生咨询。

● **婴儿或幼儿禁止使用减充血剂。**

● **你如果患有高血压、青光眼或前列腺肥大，请避免使用咳嗽和感冒药，除非有医嘱。**这些药物中的某些成分可能加重症状。

■ 家庭医疗用品

当家里发生紧急情况时，时间紧迫，要尽量将医疗用品存放在成人容易拿到但儿童接触不到的地方。要记住在使用后及时补充药物，以确保备用药箱中的药物始终齐全。

以下是需要准备的药物和工具，以应对突发情况和常见疾病。每年应检查 2 次工具是否需要更换、药物是否在有效期内。确保急救手册伸手可及。

- **刀伤**。各种尺寸的绷带、纱布、纸胶带或布胶带，清洁伤口的消毒液和防止感染的抗菌药膏。

- **烧伤**。冷敷袋、纱布、烧伤喷雾和消毒药膏。

- **疼痛和发热**。温度计、阿司匹林（仅限成人）或非甾体抗炎药，以及儿童和成人都可以使用的对乙酰氨基酚。

- **眼部受伤**。无菌洗眼液（如生理盐水）、洗眼杯、眼罩和护目镜。

- **扭伤、拉伤和骨折**。冷敷袋、用于包扎伤口的弹性绷带、手指夹板和用于制作悬臂带的三角绷带。

- **昆虫咬伤或蜇伤**。减轻疼痛和肿胀的冷敷包。氢化可的松乳膏（0.5% 或 1%）、炉甘石洗剂或小苏打（与水混合成糊状）用于涂抹于该部位直至症状消退。抗组胺药（苯海拉明、氯苯那敏等）。如果家中有人对昆虫叮咬过敏，还应准备一个可以自行注射的肾上腺素笔。可以让医生开一个肾上腺素笔，并定期检查它的有效期。

- **中毒**。将当地和全国的中毒控制中心的电话号码贴在固定电话旁，并录入到手机通信录中。

- **常规护理工具**。锋利的剪刀、镊子、棉球和棉签、塑料袋、安全别针、纸巾、肥皂、清洁垫或免洗洗手液、在避开血液或体液时使用的乳胶手套或合成手套、止泻药，以及药杯和勺子。

膳食补充剂

均衡饮食对保持健康、预防疾病非常重要，即应多吃水果、蔬菜和全麦食品，少吃富含饱和脂肪酸的食物。那些号称可以对抗疾病或改善症状的**膳食补充剂**（dietary supplements）怎么样呢？膳食补充剂包括药丸、胶囊和其他类型的产品。在特定的情况下，膳食补充剂可能是有益的。但在其他情况下，没有明确的证据表明它们对健康有益。

以下介绍一些受欢迎的膳食补充剂。

抗氧化剂

维生素 C、维生素 E 以及类胡萝卜素，包括 β 胡萝卜素，都是抗氧化剂。抗氧化剂具有抵抗氧化的作用，氧化过程会破坏细胞，加速衰老，导致心脏病和血管疾病、癌症的发生。从食物中获取的抗氧化剂优于膳食补充剂。号称可以对抗衰老疾病的膳食补充剂包括以下几类。

● **维生素 C**。研究结果表明，平时多摄入富含维生素 C（主要存在于柑橘类水果中）的食物的人，患癌症和心脏病的概率比较小。但维生素 C 和维生素 E 补充剂都不能减小患上心脏病和血管疾病的风险（详见下文）。

● **维生素 E**。一项重要的报告显示，维生素 E 和维生素 C 补充剂都无法帮助人们减小患上心脏病和血管疾病的风险。另一项研究的结果表明，服用大剂量维生素 E 可能弊大于利。研究人员回顾了 19 项研究，发现每天服用超过 400 国际单位（IU）维生素 E 者的死亡率高于未服用补充剂者的，其原因尚不清楚。在更确切的结论出来之前，每天维生素 E 的摄入量不要超过 400 IU。最好是从膳食（坚果、植物油、全谷物）中获取维生素 E。

● **类胡萝卜素**。有几项研究发现，在人体内可以转化为维生素 A 的 β 胡萝卜素补充剂对心脏和血管没有任何保护作用。有两项研究发现，服用 β 胡萝卜素补充剂的吸烟者患肺癌的风险增大了。吃橙色蔬菜比服用膳食补充剂更有益。深黄色、深绿色和红色的蔬菜和水果中含有其他类胡萝卜素。

其他维生素

● **叶酸和复合维生素 B**。研究结果表明，通过补充维生素 B12 和叶酸来提高同型半胱氨酸水平并不会降低心脏病和血管疾病的发病率。应通过健康的饮食而不是膳食补充剂来补充叶酸和 B 族维生素，因此每天至少要吃 5 份水果和蔬菜。但在育龄期并处于备孕状态的女性，应向医生咨询该如何服用复合维生素和叶酸，以预防新生儿缺陷。

● **维生素 D**。维生素 D 有助于钙的吸收，强化骨骼，进而延缓或预防骨质疏松症。日晒后人体可以合成维生素 D，但日晒会增大患皮肤癌的风险。你可以从富含脂肪的鱼类（例如鲱鱼、鲑鱼和沙丁鱼）及维生素 D 强化牛奶和其他富含维生素 D 的食物中获取维生素 D。由于防晒霜（对预防皮肤癌很重要）的使用和牛奶饮用量的减少，许多人出现了维生素 D 缺乏的情况。一些专家认为，目前维生素 D 的推荐摄入量太低。可根据个人情况询问医生应摄入多少维生素 D，以及是否需要服用维生素 D 补充剂。

鱼油

美国心脏协会建议每周至少吃 2 次鱼（尤其是富含脂肪的鱼，如鲭鱼、湖鳟、鲱鱼、沙丁鱼、长鳍金枪鱼和鲑鱼）。儿童和育龄期妇女应避免食用含汞量高的鱼，如鲨鱼、旗鱼、鲭鱼或方头鱼。鱼油补充剂可能适合心脏病患者和血管疾病的患者。需要询问医生具体的用量，同时确保鱼油补充剂是高质量且不含污染物的。

草药

人们服用**草药补充剂**（herbal supplements）的原因有很多种。以下是一些使用较多的草药及其功效以及目前的研究结果。

● **黑升麻**。一些研究的结果表明黑升麻可能有助于缓解潮热、头痛和其他更年期症状，但另一些研究的结果却恰恰相反，与之相关的研究正在进行中。大多数研究并未发现它会引起严重的副作用。但是，服用黑升麻最好不要超过 6 个月。

● **紫锥花**。紫锥花通常用于预防感冒和流感。但最新的研究结果表明，紫锥花并不能有效地预防或治疗上呼吸道感染。虽然一些研究发现紫锥花有一定的益处，但尚未有研究发现紫锥花可以显著减轻感冒的严重程度。一些专家建议紫锥花的使用时间不要超过 8 周。

● **麻黄**。不要服用这种烈性草药。一些"天然"减重和增强体能的产品含有麻黄，麻黄可能增大心脏病、癫痫、脑卒中和猝死的风险。美国食品药品监督管理局已经让麻黄退市。

● **野甘菊**。详见第 412 页"研究结果"。

● **大蒜**。虽然早期的研究发现大蒜具有降低血液总胆固醇和低密度脂蛋白（"坏胆固醇"）的作用，但最近的研究发现大蒜的治疗效果并不明显。一些研究的结果表明，将大蒜作为日常饮食的一部分可能减小患上某些癌症，如胃癌和结肠癌的风险。研究结果还表明，大蒜可能延缓动脉硬化并降低高血压患者的血压。然而，出血可能和长期食用大蒜有关，因此服用抗凝血药的患者需要谨慎食用。

● **姜**。研究结果表明，短期服用姜可能有助于缓解怀孕引起的恶心。然而，姜预防或缓解化疗和麻醉引起的恶心的效果并不明确。在短时间内少量服用姜通常被认为是安全的，大量服用可能引起腹部的不适。此外，生姜可能增大出血的风险。

● **银杏**。关于银杏的研究展示了一些令人鼓舞的结果，银杏可以治疗某些循环障碍和"脑功能不全"的症状，如心不在焉和思维混乱等，其中后者可能与阿尔茨海默病有关。然而，研究发现，人们曾认可的"银杏是一种整体的'大脑助推器'"的说法并不准确，其有效性尚未得到证实。怀孕期间不要服用银杏，也不要在服用华法林（香豆素）等抗凝血药的同时服用该药。

● **人参**。研究报告显示，人参可以适度改善健康的中年人的情绪、反应时间以及思维、注意力和学习能力。还有一些证据表明它可能对阿尔茨海默病患者的认知能力产生积极影响。同时一些证据显示，人参可以改善癌症患者的生活质量。但食用人参的时间不宜超过 6 个月或超过推荐剂量，妊娠期应避免食用人参。

● **卡瓦胡椒**。这种草药也被简称为"卡瓦"，是有望治疗焦虑、失眠等疾病的草药。然而，即使是短期服用正常剂量的卡瓦也可能导致严重的肝脏问题。因此在许多国家它是被禁止使用的。

● **贯叶连翘**。一些研究的结果表明，对于轻度到中度的抑郁症，贯叶连翘可能与一些抗抑郁药效果相当，并且副作用较小。详见第 412 页"研究结果"。

● **锯棕榈**。一些研究的结果表明，锯棕榈可以改善非癌性前列腺肿大患者的尿流量和膀胱排空情况。详见第 412 页"研究结果"。

激素

激素是人体产生的化学物质，用于调节重要器官的活动。由于激素水平会随着年龄的增长而下降，一些科学家推测，激素可能在衰老的过程中发挥着作用。激素产品的支持者经常鼓吹这些产品可以让你返老还童。

● **脱氢表雄酮（DHEA）**。脱氢表雄酮在体内可转化为雌激素和睾酮。脱氢表雄酮补充剂的支持者称这些产品可以延缓衰老，增加肌肉和骨骼的强度，燃烧脂肪，提高认知能力。但并没有研究证据表明该补充剂有这些作用。美国食品药品监督管理局于 1985 年禁用脱氢表雄酮，但它在 1994 年作为一种不受管制的膳食补充剂重新出现。

● **褪黑素**。这种激素有助于提高你入睡的能力和睡眠质量，还有助于克服时差。但减缓或逆转衰老、抗癌和增强性欲的作用并未得到证实。人们对褪黑素的长期影响知之甚少。一般来说，应用对待安眠药的态度对待褪黑素，并在医生的监督下使用，是比较安全的。

其他

● **辅酶 Q10**。辅酶 Q10 是一种由身体合成的抗氧化剂。许多食物都含有辅酶 Q10，你可以通过多吃肉类、鱼类和全麦食品来摄入辅酶 Q10。辅酶 Q10 可能有益于治疗充血性心力衰竭、高血压和帕金森病，还可能有助于预防因服用他汀类胆固醇药物引起的疾病（包括他汀类药物诱发的疾病）。然而，该补充剂延缓衰老和阻止癌症扩散的作用尚未得到证实。

● **葡糖胺和软骨素**。葡糖胺是人体内的一种天然化合物，能使软骨变得强壮和坚硬。软骨素是赋予软骨弹性的大分子蛋白质的一部分。目前的研究结果存在矛盾。一些研究的结果表明，该补充剂可减轻骨关节炎患者疼痛的症状，改善其关节功能。早期研究的结果表明，与安慰剂相比，葡糖胺可以更好地减轻与类风湿性关节炎有关的疼痛。对贝类过敏的人不应服用葡糖胺。软骨素可能影响体内抗凝血药的代谢。

● **SAMe**。S- 腺苷 -L- 蛋氨酸（SAMe）天然存在于人体所有组织和器官中。它有助于产生和调节激素和细胞膜。研究结果表明，SAMe 可以缓解部分骨关节疼痛，虽然非甾体抗炎药具有相同的功效，但 SAMe 的副作用较小。需要注意的是，同时服用 SAMe 和抗抑郁药物会产生负面作用，如果你正在服用单胺氧化酶抑制剂（MAOIs），则应避免服用 SAMe。同时，SAMe 还可能使帕金森病恶化。

■ 天然食物是最好的食物来源

吃天然食物的好处

天然食物，包括水果、蔬菜、谷物、瘦肉和乳制品等，具有药物不具备的三大优势。

● **天然食物的成分是复杂的**。它们含有身体所需的多种营养物质，而不仅含有一种营养物质，它们可以向身体提供更多的营养价值。例如，橙子不仅可以提供维生素 C，还可以提供 β 胡萝卜素、钾和其他营养物质。维生素 C 补充剂则缺乏其他营养物质。

● **天然食物提供膳食纤维**。植物性食物（如水果、蔬菜、全谷物和豆类）中含有丰富的膳食纤维。膳食纤维对消化很重要，可增强你的饱腹感，并预防某些疾病，例如心脏病、糖尿病和便秘。

● **天然食物含有其他对身体有益的重要成分**。例如，水果和蔬菜含有植物化学物质，有助于预防癌症、心脏病、骨质疏松症和糖尿病。如果你依赖于补充剂而不是吃各种天然食物，就会损失植物化学物质带来的健康益处。

关键点

尽可能多地从食物中获取营养物质，而不要寄希望于膳食补充剂。天然食物是各种营养物质、膳食纤维等的理想组合，更有助于人们保持健康。

■ 你应该服用膳食补充剂吗？

美国营养与饮食学会及其他大型医疗机构都认为，人体所需要的维生素和矿物质最好通过均衡的饮食来获取。但在某些情况下，也需要膳食补充剂。

向医生咨询你是否需要膳食补充剂。有时过量的维生素、矿物质或某些类型的补充剂可能对人体有害。如果有以下情况，可以进行适当的补充。

● **绝经后的女性**。如果不服用膳食补充剂，通过正常饮食可能很难获得推荐量的钙和维生素 D。钙和维生素 D 补充剂已经被证实可以预防骨质疏松。维生素 D 可以帮助人体吸收钙。即使是年轻女性或男性，补充钙和维生素 D 也都可能获益。

● **吃不好**。如果你每天不能吃到推荐的 5 份或更多的水果和蔬菜，那么可以服用多种维生素补充剂。当然，最好的做法是养成良好的饮食习惯。

● **饮食热量非常低**。如果你每天摄入的热量少于 1200 千卡，你可能从维生素矿物质补充剂中获益。记住，超低热量的饮食会限制你吃的食物的种类和数量，从而限制你获得足够多的营养物质。极低热量的饮食应在医生的指导下进行。

● **吸烟**。烟草会降低人体对许多维生素和矿物质（如维生素 B6、维生素 C、叶酸和烟酸）的吸收。

● **过量饮酒**。酗酒者消化和吸收硫胺素、叶酸和维生素 A、维生素 D 和维生素 B_{12} 的功能受损。新陈代谢的改变也会影响锌、硒、镁和磷等矿物质的吸收。过量饮酒，还可能出现用酒精代替食物的情况，导致饮食缺乏必需的营养物质。过量饮酒的定义是女性和 65 岁以上的男性每天饮酒超过 1 杯，65 岁及以下的男性每天饮酒超过 2 杯。

● **孕期或哺乳期**。在这段时间里，身体需要补充更多的营养物质，尤其是叶酸和铁。叶酸有助于预防新生儿的神经管缺陷，例如脊柱裂。铁可以促进红细胞的生成，以输送更多的氧气给胎儿，同时有助于防止疲劳。医生会为你推荐膳食补充剂，通常是婴儿出生前母体所需的维生素。在怀孕之前就开始服用膳食补充剂很重要。

● **特殊的饮食习惯**。如果你的饮食种类因医疗状况或个人喜好而受到了限制，服用维生素矿物质补充剂则可能对你有益。此外，如果你是素食者，不吃任何肉类或乳制品，那你可能需要补充钙、维生素 B_{12} 和维生素 D。具体的情况可向医生或营养师咨询。

● **50 岁及以上**。随着年龄的增长，健康问题会导致饮食状况不佳，进而让人难以获得足够的维生素和矿物质。如果你丧失了一部分味觉和嗅觉，或者一个人吃饭，吃得种类不够，无法从食物中获得足够的营养物质，就可以添加膳食补充剂。此外，随着年龄的增长，人体吸收维生素 B_6、维生素 B_{12} 和维生素 D 的能力下降，因此需要服用维生素补充剂。

■ 你需要多少维生素和矿物质？

你可能对自己需要多少特定的维生素或矿物质感到困惑。以下是确定需求量的方法。

● **膳食参考摄入量（DRIs）**。美国国家科学院下属的医学研究所食品和营养委员会对健康的人每天所需的每种维生素和矿物质的平均量做了推荐。某些维生素和矿物质的DRIs 因性别或年龄不同而有所不同。

● **日需求量（DV）**。日需求量见于食品和补充剂的标签上。日需求量是美国食品药品监督管理局在每天 2000 千卡的饮食基础上确定的。当然，每天 2000 千卡的标准只能作为参考，不同的人需求可能有所不同。许多女性和老年人每天可能只需要大约 1600 千卡的热量。活动量大的女性和大多数男性每天可能需要大约 2200 千卡的热量。活动量大的男性每天可能需要大约 2800 千卡的热量。如果每天的热量需求大于或小于 2000 千卡，各种营养素的日需求量会相应增减。

● **日需求量百分比（%DV）**。日需求量百分比指一份食物或补充剂提供的营养物质占日需求量的百分比。例如，如果复合维生素瓶子的标签上写着提供 30% 的每日所需维生素 E，那么仍然需要摄入 70% 的维生素 E 才能达到目标推荐量。日需求量百分比越高，其对达到营养物质摄入量目标的贡献就越大。

■ 膳食补充剂的选择和使用

膳食补充剂无法替代营养均衡的饮食所提供的数百种营养物质。如果你决定服用维生素或矿物质补充剂，请考虑下列因素。

● **避免服用大剂量的补充剂**。一般来说，选择一种能提供 100% 日需求量的复合维生素或矿物质补充剂，而不是分别选择一种能提供 500% 日需求量的维生素，而另一种只能提供 20% 的日需求量。大多数情况下，高于 100% 日需求量的膳食补充剂不会为人体提供额外的好处，反而有增大毒副作用的风险。大多数营养物质中毒都缘于服用大剂量的膳食补充剂。在某些情况下可以用大剂量的补充剂治疗，例如患高胆固醇血症，有时会用大剂量的烟酸治疗，但这种治疗并不常见。对于钙，你可能需要服用几片才能达到推荐的水平。但含有 100% 日需求量的钙片，会因为太大而难以下咽。

● **考虑普通型膳食补充剂**。普通品牌通常比知名品牌更便宜，并且疗效相当，你可以向药剂师或医生咨询，比较产品中的成分列表和日需求量百分比。

● **警惕噱头**。人工合成维生素与所谓的天然维生素一样。不要受添加草药、酶或氨基酸的诱惑，它们只会抬高产品的价格。

● **确定保质期**。补充剂会随着时间的推移而失去效力，尤其是在炎热潮湿的气候中。如果补充剂没有标明有效期，就不要购买。

● **将所有维生素和矿物质补充剂存放在儿童接触不到的地方**。将它们放在上锁的柜子里或其他安全的位置。不要直接放在柜台上，也不要依赖儿童防护包装。对待任何含铁的补充剂都要特别小心。过量摄入铁是导致儿童中毒死亡的主要原因之一。

● **拓展选择范围**。吞咽困难者可向医生咨询是否可以服用液体或儿童咀嚼型维生素和矿物质补充剂。

● **谨慎行事**。除非是 100% 日需求量或少于 100% 日需求量的标准复合维生素矿物质补充剂，使用其他膳食补充剂前请向医生或营养师咨询。如果你有健康问题或正在服药，这一点尤其重要。例如，高剂量的烟酸会加重胃溃疡。此外，补充剂可能与药物发生相互作用。例如，如果你正在服用抗凝血药，则不要服用维生素 E，因为它会使抗凝血药复杂化。如果你正在服用维生素或矿物质补充剂且没有告诉医生，请在下次就诊时及时告知。

膳食补充剂和消化系统健康问题：你需要知道的内容

你如果有消化系统健康问题，如肝脏、胆囊、肠道或胰腺疾病，或者消化道做过手术，可能无法正常消化和吸收营养，医生则会向你推荐维生素或矿物质补充剂。你如果面临以下情况，可能需要服用膳食补充剂。

● **克罗恩病**。一种肠道慢性炎症，通常累及小肠的下部（回肠），也可累及结肠或消化道的任何部位。**克罗恩病**（crohn's disease）通常会影响人体对营养物质的吸收，特别是小肠大部受累或部分接受了小肠切除术的患者。医生通常会建议克罗恩病患者服用能够提供 100% 日需求量的复合维生素补充剂。当你缺乏某些维生素或矿物质时，医生可能建议你服用特定的补充剂。克罗恩病患者难以吸收维生素 B_{12}，如果不及时治疗，可能导致贫血、神经疾病等。如果面临这种情况，则需要每月注射维生素 B_{12}。

● **原发性胆汁性胆管炎**（primary biliary cirrhosis）。原发性胆汁性胆管炎是一种肝脏疾病，其特点是肝内有微小胆管的慢性炎症和瘢痕的形成。慢性炎症和瘢痕可能造成胆汁淤积，从而干扰脂溶性维生素（维生素 A、维生素 D、维生素 E 和维生素 K）的吸收。对于原发性胆汁性胆管炎的患者，医生可能开具更容易吸收的特殊形式的维生素补充剂。

● **胰腺炎**。胰腺炎分短期（急性）或长期（慢性）。**慢性胰腺炎**（pancreatitis）患者的胰腺会逐渐丧失分泌胰酶的能力，而无法消化膳食中的脂肪。这会影响人体对脂溶性维生素的吸收。如果你患有慢性胰腺炎，医生可能为你开具胰酶补充剂以帮助改善消化和吸收。此外，如果有证据表明你缺乏营养物质，医生可能向你推荐多种维生素或特定维生素、矿物质补充剂。

● **胃分流术**。减重手术会限制你吸收热量和营养物质的能力。

医生可能建议**胃分流**（gastric bypass）术后的患者服用钙补充剂、维生素 D、维生素 B$_{12}$，以及其他 1~2 种维生素。绝经前女性或铁缺乏者还需服用额外的铁补充剂。

● **胃轻瘫**。胃轻瘫是胃部肌肉无法正常运作的一种疾病。**胃轻瘫**（gastroparesis）会影响消化的过程，引起恶心和呕吐，干扰血糖水平，并导致人体缺乏维生素 B$_{12}$、铁、钙和其他营养物质。其治疗方法通常包括调整饮食结构和药物治疗。液体维生素和矿物质补充剂可以帮助补充人体缺少的营养物质，但不应用来替代食物。

● **假性肠梗阻**。假性肠梗阻是一种罕见的疾病，其症状类似于由肠道阻塞引起的症状（如痉挛、疼痛、呕吐、腹胀），但并未发现阻塞。假性肠梗阻是由神经和肌肉疾病影响食物和液体在肠道中的传输造成的。治疗方法取决于原发病的类型和严重程度，可能包括营养支持、药物治疗和外科手术。

整合医学

在开始打喷嚏或出现相关症状之前，你的朋友可能建议你使用各种各样的草药或顺势疗法治疗，但你可能对此了解并不多，所以不清楚是否该采纳他们的建议。你或许之前听说过**整合医学**（integrative medicine），它也被称为补充疗法或替代医学（CAM）。在决定采纳建议之前请务必对其进行充分的了解。在尝试使用新的治疗手段之前，请你务必向医生咨询——尤其是在你怀孕或处于哺乳期、服用药物、存在慢性健康问题的情况下。

什么是整合医学

我们讨论的整合医学或补充疗法大多都不是什么新鲜事物，其中有许多已经有了数千年的实践历史。它们具有丰富的治疗理念、方式和疗法，包括冥想、按摩、针灸以及服用草药和膳食补充剂等。通常情况下，这些办法与传统治疗手段结合使用，但并非总是如此。

替代医学疗法指传统西医中非常规使用的疗法。目前，越来越多的治疗方法被研究并纳入主流疗法，其内容也随之发生变化。当替代医学疗法被用于补充而非替代传统疗法时，它也被称为补充疗法。根据定义，整合医学疗法是使用传统医学和循证补充疗法的实践方法。

新疗法的前景和风险

你在治疗时有许多选择——传统疗法、补充疗法、替代医学疗法及整合医学疗法——均可供你选用。但你同时面临着更多的困惑和更大的风险。

不应轻信补充医学疗法或替代医学疗法从业者的主张。诚然，这些从业者中绝大部分都是善意的且经过专业培训的，但也不乏庸医，其中一些缺乏医德的人可能谎称自己是补充医学疗法或替代医学疗法方面的专家。此外，即便是医德高尚的从业者也难免出现专业技能不熟练、诊断失误等情况。

用两种策略武装自己

你若决定使用整合疗法，请制订好保护自己的健康和财产的措施。你在决定使用任何非常规疗法（或常规疗法）之前，都要考虑其安全性和有效性。安全性意味着它利大于弊，有效性则指在适当的条件下使用该疗法可以获益。

研究各种治疗方法。了解整合医学疗法的主要形式，搞清楚它们的作用及好处。

● 天然产品，包括草药、维生素、矿物质和益生菌；

● 身心医疗，包括瑜伽、整脊疗法、整骨疗法、冥想、按摩疗法、针灸和放松技巧等；

● 其他健康补充疗法，包括阿育吠陀医学疗法、顺势疗法和自然疗法。

请对自身健康负责。详见第 421 页"选择任意疗法的 5 个步骤"。

■ 治疗成功案例

向医生咨询相关的研究结果信息，以便帮助自己明智地选择适当的治疗方式。你也可以自行查找相关的信息，但需要了解检索到的信息的质量。通过深入研究有关整合医学疗法的相关文献，你会看到一些描述不同类型研究的术语。例如以下几种。

● 临床研究指以人而非动物为研究对象的研究。该类研究通常已在动物实验中证明了疗法的安全性和有效性。

● 随机对照实验，受试者一般分为两组。第一组作为实验组接受治疗。第二组为对照组，接受标准治疗、不接受治疗或接受无相关作用的安慰剂干预。受试者将被随机分配至这两个组内，以确保组间的同质性。

● 在双盲研究中，研究人员和受试者双方均不知道谁将接受积极治疗，谁将接受安慰剂干预。

● 前瞻性研究是以现在为起点追踪到将来的一种研究方法。研究人员先建立受试者需遵循的研究标准，然后进行记录并描述研究结果。这种研究提供的信息通常比回顾性研究提供的信息更为可靠。回顾性研究涉及参阅过去的数据（例如，要求受试者回忆相关信息），这有可能导致相关数据产生偏差。

● 同行评审期刊，这类期刊仅发表经过独立医学专家小组评审的文章。

确定最佳研究

严格地控制变量、确保随机化并在科学（同行评审）期刊上发表的前瞻性双盲研究提供了详尽的信息。为期数年且纳入了大量受试者（数百人及以上）的此类研究具备更高的可信度。医生们也乐于看到不同的研究人员进行类似的研究并得到大致相同的结果。

迄今为止，依据严格标准开展的整合医学疗法的研究数据仍较少，但对于大部分非常规疗法，医学研究人员尚不能保证它们的有效性。

最常见的整合医学疗法

以下是超过 1/3 的美国人在用的整合医学疗法。

10 种最常见的治疗方式

1. 非维生素、矿物质膳食补充剂
2. 深呼吸练习
3. 瑜伽、太极拳、气功
4. 整脊疗法、整骨疗法
5. 冥想
6. 按摩
7. 特殊饮食法
8. 顺势疗法
9. 渐进式放松
10. 意象导引

参考文献：克拉克等。成人使用整合疗法的趋势：美国，2002—2012。国家卫生统计报告；第 79 号。马里兰州亨兹维尔：美国国家卫生统计中心，2015 年。

■ 天然产品

虽然人们普遍认为天然产品比处方药风险更小，但草药补充剂并不像药物那样有严格的质量控制。目前，人们已对一些相关治疗方法进行了深入的研究，但仍需要慎重考虑使用草药补充剂。

美国食品药品监督管理局有限的管理

美国食品药品监督管理局将草药、维生素和矿物质纳入膳食补充剂。这些物质既不属于食品也不属于药品，因此不受常规的监管和安全指南约束。

制造商在将膳食补充剂投放市场之前无须通过美国食品药品监督管理局批准。此外，公司可以标注他们的产品具有改善营养不良、增强体质等作用——但即使他们有相关支持性研究结果，也须标注"未经美国食品药品监督管理局评估"的声明。

但是，制造商必须遵循严格的生产要求，以确保膳食补充剂品质的一致性并符合质量标准。这些法规旨在防止膳食补充剂中出现不良成分和污染物，并确保其含有适量的有效成分。

膳食补充剂上市后，美国食品药品监督管理局负责监督其安全性。如果美国食品药品监督管理局发现产品不安全，可以对其制造商及经销商采取措施，并可以发出警告或要求将产品下架。

美国相关法规确保草药补充剂符合质量标准，并且美国食品药品监督管理局可以采取干预手段清除市场上的危险产品。然而，这些法规和手段并不能完全保证消费者使用草药补充剂的安全性。

安全使用草药补充剂

若想使用草药补充剂，请谨记以下内容。

● **向医生咨询你正在服用的药物的相关信息**。一些草药可能干扰处方药或非处方药的有效性或产生其他有害的影响（详见第 405 页"膳食补充剂的选择和使用"）。确保你在使用草药补充剂时没有其他需要治疗的潜在疾病。

● **遵循医嘱**。与非处方药和处方药一样，草药补充剂中的活性成分会影响你的身体功能。使用时请不要超过推荐剂量。如果服用时间过长，一些草药可能对人体产生有害影响。请从医生和其他权威之处获取建议。

● **监测服用的药物**。每次只服用一种补充剂，应明确其效果。记录服用的药物的种类、剂量及效果。是否有宣称的效果？是否出现副作用，例如嗜睡、失眠、头痛或恶心？

● **阅读标签内容**。产品质量和效力受品牌的影响很大。你可以寻找第三方（如中国药典）来验证产品质量，以确定该补充剂符合一定的质量标准。

● **在怀孕或哺乳期避免使用草药**。除非医生批准，否则不要在怀孕或哺乳期服用任何药物——处方药、非处方药或草药。它们可能伤害胎儿。

● **谨慎对待源自境外的草药产品**。总体来说，中国草药受到了良好的监管并进行标准化生产，而其他国家生产的一些草药补充剂中则被发现含有有毒成分（如铅、汞和砷）和处方药（如泼尼松）。

● **避免使用有安全风险的草药**。许多草药的功效尚不明确。鲜有研究调查同时服用几种不同的草药会有怎样的风险。当人们自行开药方、产品贴错标签或受到污染时，会出现上述情况。

研究结果

若你正考虑服用草药补充剂，请阅读有关安全性和有效性的临床研究信息。从以下示例中，你将了解为什么告诉医生你正在服用草药补充剂很重要，这样才能制订出有效的治疗计划。

● 尽管研究结果存在分歧，但总体证据表明，贯叶连翘对轻中度的抑郁症有一定疗效，其效果与某些处方抗抑郁药的效果类似。但是，若你的抑郁症状严重，请不要自行治疗。与传统抗抑郁药相比，贯叶连翘的副作用似乎更小，而且它的副作用可能比新的抗抑郁药还要小。

但令人担忧的是，这种草药可能影响许多处方药的效果。在未了解

更多信息并向医生咨询前，请勿将贯叶连翘与任何药物混合使用。

● 部分研究结果表明，锯棕榈可改善患有前列腺非癌性肿大（良性前列腺增生）男性的泌尿系统症状，例如尿流不畅、炎症和夜尿增多等。锯棕榈不会干扰前列腺特异性抗原（PSA）的检测结果（用于检测前列腺癌的指标）。但是，如果正在服用锯棕榈，请在检测前告知医生。

● 研究结果表明，口服野甘菊补充剂可以通过减少炎症和防止血管收缩来帮助预防偏头痛。然而，需要更多和更高质量的研究来明确其有效性和安全性。注意，怀孕期间不应服用野甘菊补充剂。

避免草药与药物产生相互作用

尽管"天然成分"被普遍认为是无害的，但含有某些成分的草药补充剂可能无法安全地与处方药或非处方药物联合使用。此外，服用草药产品还可能增大出现药物不良反应的风险。

如果怀孕或处于哺乳期，在服用任何草药产品之前都要向医生咨询。如果有以下任何一种情况，请在服用草药之前向医生咨询。

● 高血压；

● 脑卒中史；

● 凝血问题；

● 甲状腺问题；

● 糖尿病；

● 心脏病；

● 癫痫；

● 帕金森综合征；

● 青光眼；

● 前列腺增大；

● 艾滋病或其他免疫系统疾病；

● 抑郁症或其他精神问题。

此外，与麻醉剂一起使用时，草药补充剂可能与处方药和非处方药一样存在风险。如果准备做手术，请告知医生你正在服用的所

有药物——包括草药补充剂。

在手术前 2~3 周停止服用草药补充剂，以清除体内草药的残留。

如果无法做到这一点，请将草药补充剂连同原包装带到医院，以便麻醉师准确了解你的服药情况。

■ 身心医学

身心治疗是基于思想和身体作为一个整体来运作的理论而延展出的一种治疗方式。在一些疗法（如生物反馈或催眠疗法）中，从业者认为消极的想法和感受会导致你的身体产生某些症状。身心治疗旨在帮助你摆脱这些想法和感受，或积极地改变它们。

一些其他类型的身心疗法涉及肢体接触，例如整脊疗法、整骨疗法、按摩、治疗性触摸和针灸。

生物反馈

生物反馈可通过科技手段教你学会控制某些身体反应。在生物反馈干预期间，训练有素的治疗师将电极和其他传感器置于你身体的不同部位。电极装置能够监控你的反应并通过视觉、听觉方式反馈给你。例如，你会在显示器上看到你的肌张力、脑电波活动、心率、血压、呼吸频率、皮肤温度。

参考这些反馈，你可以了解如何调整身体从而让身体产生积极的变化，例如降低血压或提高皮肤温度。这些都是身心放松的迹象。生物反馈治疗师会使用放松技巧进一步让你平静下来，降低你的肌张力、减慢你的心率和呼吸。

你可以在多种环境——理疗室、医疗中心和医院中得到生物反馈治疗。越来越多的生物反馈程序可通过传感器和家用计算机居家使用。

催眠疗法

催眠疗法会使你进入深度放松的状态，但你的头脑依旧会保持清醒。在催眠期间，你会得到旨在减少你的痛感或帮助你戒除吸烟等成瘾习惯的建议。目前尚不明确催眠疗法是如何发挥作用的，但专家认为它能够改变你的脑电波，这与其他放松方法的作用方式大致相同。

催眠疗法能否成功取决于医生的专业水平、对催眠的理解以及患者的治疗意愿。你必须有强烈的动力去改变。有些人最终能掌握自我催眠的技能。

精神科医生和心理咨询师偶尔会进行催眠疗法，你可以求助于专业的催眠师，但由于这个领域尚无完善的监管，所以需要谨慎使用此方法。

瑜伽

人们选择瑜伽的原因很多。对一些人来说，做瑜伽是一条精神之路。对另一些人来说，瑜伽是一种增强身体柔韧性、力量和耐力的方法。无论出于什么目的，瑜伽都可以帮助你放松并减小你的压力。

美国人通常将"瑜伽"一词与这一古老学科的特定学派——哈他瑜伽联系起来。在大多数情况下，哈他瑜伽通过一系列体式使呼吸练习与运动相结合。

瑜伽老师通常会给人们提供冥想指导。根据古代瑜伽教科书中的说法，做瑜伽的目的是让心灵平静下来，并为冥想做准备。

冥想的一个原理是因大脑不断运转而产生压力。冥想者在不评判思想的情况下观察思想的流动，这一过程有助于大脑自然地放慢运转速度。

太极拳

太极拳是一种古老的运动形式，旨在通过复杂而有趣的方式来改善身体症状并平复情绪。太极拳源自中国，它通过缓慢、温和、类似舞蹈的动作来放松，并加强肌肉和关节的运动。许多练习太极拳的人将其视为一种动态冥想。

研究结果

生物反馈。接受生物反馈的关节炎患者报告说，当他们接受与认知行为疗法相结合的治疗时，其疼痛的感觉会减轻。一些研究的结果表明，生物反馈在预防头痛方面与药物一样有效，并且它有助于改善头痛症状。

研究结果表明，生物反馈可以改善哮喘、肠易激综合征、化疗引发的恶心和呕吐、慢性疼痛、焦虑、压力和高血压等症状。

催眠疗法。催眠疗法可以缓解与多种疾病（如癌症、肠易激综合征和纤维肌痛）有关的疼痛。它可能有助于缓解更年期引起的潮热症状。此外，催眠疗法在治疗失眠、尿床、吸烟、肥胖和恐惧症等方面取得了一些成功。

一些研究对催眠减重疗法进行了评估。大多数研究的结果表明催眠对减轻体重效果有限，受试者平均减重约 2.7 千克。但其中部分研究的可靠性遭到了质疑。

瑜伽。瑜伽可以帮助你改善平衡和柔韧性，扩大关节活动范围，增强力量。与其他类型的体育运动一样，瑜伽可以减小人们患慢性疾病（如心脏病和高血压）的风险。它还可以帮助人们改善慢性疾病，例如抑郁、疼痛、焦虑和失眠。

在一项针对很少或根本没有进行体育锻炼的超重的成人的研究中，研究人员发现瑜伽是定期锻炼的"跳板"，可以帮助人们坚持实施规律的体育锻炼计划。

大部分城市都有提供太极拳课程的机构。你若想在社区进行课程学习，请联系社区的健身房或老年人活动中心。

研究结果表明，太极拳可以通过提高老年人的力量和平衡来防止他们跌倒。在一项大型研究中，练习太极拳的人群多次跌倒的风险减小了约 47%。

整脊治疗

整脊疗法的理念是，人体内的结构——神经、骨骼、关节和肌肉——与人体功能密切相关。大多数脊椎按摩师使用的是脊柱推拿疗法或脊柱推拿的按摩手法。根据整脊理论，错位的椎骨会限制脊柱的活动范围并导致脊神经位移。由此，依赖脊神经传导发挥作用的器官可能出现功能失常或患病。整脊调整旨在校正椎骨，恢复脊柱活动范围并打通脉络。

许多骨科医生和物理治疗师都接受过此类治疗的培训。有科学研究的结果表明，按摩疗法可以治疗肌肉骨骼疾病，尤其是颈部和背部疼痛。某些脊柱按摩师坚持认为脊柱推拿可以治愈任何疾病，但并没有科学证据来支持这一观点。

虽然他们无权开处方药或进行手术，但整脊按摩师掌握了许多标准的医疗程序。整脊按摩师的服务也越来越多地被医疗保险所覆盖。

整骨疗法

整骨疗法是一门公认的医学学科，它与传统医学和脊椎按摩疗法具有许多共同之处。与传统医生一样，整骨医生经过了长期的学术和临床培训。整骨医生在取得执业证书后可以和传统医生一样对患者进行多种治疗，可以进行手术并开具处方。整骨医生也可以专门研究其他的医学领域，例如妇科或心脏病学。

整骨疗法的确与传统医学有一个不同之处：整骨疗法是通过手法来解决关节和脊柱问题的。在这方面与脊椎按摩师类似，整骨医生可以通过推拿来释放患者的关节压力，调整肌肉和关节，并改善体液流动。

整脊疗法的 5 个注意事项

为了充分了解整脊疗法或其他与脊椎推拿有关的治疗方法，请参考以下建议。

1. 请医生为你介绍合适的从业者。他可能是脊椎按摩师、整骨医生或接受过关节和脊柱治疗操作培训的医生。

2. 你如果在没有医生介绍的情况下寻求脊椎按摩治疗，请慎重行事。请寻找已获得从业许可证并在脊椎医学教育委员会认可的学校完成培训计划的从业人员进行治疗。

3. 寻求愿意向医生发送诊疗报告并向你提供书面治疗计划的整脊治疗师。

4. 不要找频繁要求你进行 X 线检查或要求无限期延长治疗时间的整脊治疗师。

5. 不要找那些认为脊柱推拿术可以治愈"你所患的任何疾病"的整脊按摩师。并没有证据可以支持这个观点。

研究结果

整脊治疗。许多权威研究结果表明，脊柱推拿是一种改善轻、中度腰痛的有效方法。在一项系统评价研究中，研究人员分析了 26 项随机对照试验的结果，有 6 000 多名志愿者参加了此次实验，以确定脊柱推拿对慢性腰痛的作用。在这项研究中，研究人员发现脊椎推拿与其他常见的背痛疗法（如运动和传统医疗）一样有效。

2010 年发表的一篇关于按摩疗法的综述发现，脊柱推拿可能有助于治疗偏头痛、颈部疼痛、上肢和下肢的关节疾病以及腕关节疼痛等相关疾病。该综述还明确了脊柱按摩对其无效的一些疾病，如哮喘、高血压和痛经。还有一部分症状，包括纤维肌痛、中背部疼痛、坐骨神经痛和颞下颌关节紊乱（TMJ），研究人员无法确定整脊治疗是否对其有作用。

按摩

按摩通常作为物理治疗、运动医学和护理的一部分。例如，它可以缓解肌肉紧张或促进肌肉放松，有助人们接受其他类型的治疗。它也被认为是健康人群缓解压力和改善情绪的一种简便方法。

按摩是对身体软组织（如皮肤、肌肉和肌腱）的揉捏、抚摸和推拿。你的按摩体验将因这些动作的节奏、速率、压力和方向而有所不同。

请不要在有开放性伤口、皮肤感染、静脉炎或骨骼脆弱的区域进行按摩。你如果受伤了，请先向医生咨询。不要依靠按摩来修复受损组织。

一般来说，按摩应该让人感觉良好或仅有轻微不适。如果感到明显不适，请及时告知按摩师。

治疗性触摸

治疗性触摸类似于宗教概念中的"按手"，相信治愈的力量会从牧师的手上流到患者身上。然而，治疗性触摸并不是基于宗教概念的，而是基于"人是被能量场包围的"这一理念的。疾病是这个能量场受到干扰所导致的。

一些治疗性触摸的从业者试图通过在你的身体上来回移动他们的手来使你摆脱疾病的干扰。这些从业者相信，通过他们的手将治疗能量传递到你的身体中，可以减轻你的疼痛、压力和焦虑。许多传统的医疗保健服务提供者对治疗性触摸持怀疑态度，因为其缺乏可靠的研究结果的支持。

针灸

针灸是中医学的一部分，至少有 2500 年的历史。根据中医理论得出以下观点。

- 健康状况取决于血液的自由循环和一种被称为"气"的微妙能量。
- "气"流经你身体的路径被称为"经络"。
- 沿着经络将针刺入穴位，可促进"气"自由流动。

获得安全的针灸治疗

针灸的副作用很少见，但确实可能发生。乙型肝炎可能通过未正确消毒的银针传播。因此，需要确保你的针灸师使用的是一次性银针。

针灸时可能感到轻微刺痛，也可能没有疼痛，甚至可能在细针扎入后感到放松。

如果针刺产生明显疼痛则表明针灸操作不当。

针灸是整合医学中研究最充分、最能被人们接受的治疗方法之一。自 1974 年以来，Mayo Clinic 的疼痛治疗专家一直将针灸作为其疼痛治疗方案的一部分。

根据你寻求针灸治疗的病因，医生将在你的身体上插入一根或几根细如发丝的银针。有些可能深入皮肤 7 厘米，具体深度取决于针刺的位置以及治疗的目的。

银针尾部将露在外面。银针通常需要留置 15~30 分钟。插入后，有时会接入电流刺激银针。

针灸一般会进行几个疗程。如果在 6~8 个疗程后疾病没有缓解，那么针灸可能不适合你。

要想找到一名合格的针灸师，可以请医生为你介绍。

■ 其他疗法

顺势疗法

顺势疗法（hoe-me-OP-uh-thee）是一种有争议的治疗方法。它基于以下两个基本法则。

● 相似法则。当健康群体被给予过量的动物制品、植物制品和矿产品时，会导致其出现疾病的症状。但当使用小剂量同类物质治疗患者时，（在理论上）可以缓解相似的症状。

● 无穷小法则。从字面意思上看，无穷小意味着剂量小到无法测量。根据此概念，当物质被高度稀释时可以最有效地治疗疾病，这类物质一般稀释于蒸馏水或酒精中使用。

相似法则有时被表述为"以毒攻毒"——顺势疗法的概括总结。接种疫苗是一种传统的做法，它也是基于此类想法的：接种小剂量的去活传染性病原体会刺激人体的免疫系统对抗由该病原体引起的疾病。

总的来说，顺势疗法与传统医学在治疗方式上大相径庭。现代药物疗法主要是使用药物来治愈疾病的，而非引发症状。此外，有些医生很难接受"无穷小法则"——尤其是当顺势疗法中的某些物质被稀释到无法检测到的浓度时。尽管高度稀释的物质可能对你没有任何益处，但它们也可能不对你产生任何副作用。

接受顺势疗法的人经常被建议改变饮食，进行锻炼和其他有利于健康的行为。但应避免盲目听从那些鼓动你只使用顺势疗法而拒绝进行临床治疗的建议。

大部分有关顺势疗法的研究都对这种疗法的安慰剂效应进行了检验——也就是说，疗效来自人们对该疗法的信念，而不是疗法本身。89 项对照研究的结果显示，顺势疗法的效果似乎超出了安慰剂效应。然而，几乎没有已发表的证据表明顺势疗法可以有效地治疗特定疾病或症状。

阿育吠陀医学

阿育吠陀医学来自印度自古以来实行的印度教医学——最古老的医疗保健系统之一。"阿育吠陀"（i-YUR-ved-uh）是一个梵文词，意思是"生命科学"。

阿育吠陀医学的理论前提是人们在生理和心理上都存在着差异。因此，在治疗时应将这些差异考虑在内。

根据阿育吠陀医学从业者的说法，以下 3 种主要类型的能量（doshas）会造成人与人之间的差异并影响人体健康。

- "Vata"是运动的能量。受"vata"支配的人是警觉的、有创造力的，他的身体是活跃的。
- "Pitta"是消化和新陈代谢的能量。以这种能量为主的人比以"vata"为主的人拥有更好的食欲、更温暖的身体和更稳定的性格。
- "Kapha"是润滑的能量。以"kapha"为主的人一般拥有油性皮肤。他们很容易发胖，而且往往不太活跃。此外，"kapha"类型的人通常是冷静、宽容和有耐心的。

人们相信这些能量的极端变化会导致人体失衡。例如，"kapha"类人容易变得昏昏欲睡。在这种情况下，治疗可能包括定期锻炼、避免午睡和远离高脂、油腻的食物。

自然疗法

基于个体对身体自愈能力的信任，早期的自然疗法者开创了水疗（字面意思是用水治疗的方法）来治疗疾病。他们建议患者泡温泉、赤脚走在草地上或渡过寒冷的溪流，还提出了其他与水有关的治疗方法。

如今，自然疗法采用多种疗法相结合的方式治疗，这些疗法包括让患者服用营养制剂或草药、针灸和按摩。他们还会利用顺势疗法、阿育吠陀医学疗法、中医等。自然疗法的重点是通过健康的生活方式，如呼吸新鲜空气、饮用清洁的水和进行日常锻炼来预防疾病。

■ 选择任意疗法的 5 个步骤

1. 收集该疗法的相关信息

互联网向人们提供了一个了解最新整合医学的好途径。请从由政府机构、主要医疗中心或大学创建的网站上寻找你需要的信息。

运用 3 个 "D" 原则远离互联网的错误信息

在互联网上可以查询到成千上万条有关健康的信息。请务必小心，你找到的信息可能有扎实的研究基础，但也可能是彻头彻尾的谣言。

记住 3 个 "D" 原则。

● 日期（Dates）。寻找最新的信息，声誉可靠的网站会标注文章发表的日期。

● 证明文件（Documentation）。检查信息的来源，以及文章中是否引用已发表的医学论文。确认文章在发表以前已由高水平的专业人员审核过。要警惕商业网站和个人推荐的信息，它们有可能只是表达了个人观点或是向你推销药物。

● 反复检查（Double-checking）。多访问一些健康网站，比较不同的网站提供的健康信息。在接受任何医疗建议之前，都请向医生咨询。

2. 寻找和评估治疗提供者

收集完有关该疗法的信息后，你或许会决定寻找提供治疗的医生。如果你没有从业者的其他信息，只是从搜索引擎或电话簿分类中选择一个人，就会有风险。检索你所在行政区的医药管理部门的网站，查询接受监管和持有医疗保健许可证的从业者。这些机构可能会给你列出你所在地区的从业者的姓名，并检查好其从业许可证。

你可以与接受过治疗的其他人进行交谈，并询问他们的经验，可以从咨询你的亲友开始。

许多类型的疗法，包括常规的和非常规的，都存在一定风险和副作用。对于任何疗法，都要确定其获益是否大于风险。

3. 考虑治疗费用

许多整合医学疗法都不包括在医保范围内，你要明确了解治疗所需的费用。

4. 端正态度

对待整合医学的态度应是在完全信任和彻底拒绝之间选择一条中间路线。你要学会同时保持开放和怀疑的态度：对各种疗法持开放的态度，但要仔细进行评估。你还要记住，这个领域在不断地更新：今天的另类可能在明天被人们广泛接受——或彻底弃用。

5. 选择整合医学而非替代医学

研究结果表明，非常规医疗最普遍的使用方法是与传统医疗相结合，而不是取代传统医疗。在理想情况下，各种形式的治疗方法应该协同工作。

你可以使用整合医学疗法来保持身体健康并缓解部分症状，但是你还要继续依靠传统医疗来诊断并治疗疾病，并告知医生你所接受的所有治疗方法——包括常规的和非常规的。

你如果有突发的、严重的或危及生命的健康问题，请务必寻求传统医疗。如果你发生了骨折、车祸或食物中毒，那么你的首选应该是急诊中心。

另外，请记住，你选择的生活方式会产生不同影响。大多数传统医疗和整合医学疗法的从业者会告诉你，确保营养均衡、加强锻炼、远离烟草、做好压力管理和安全措施是长寿和保持健康的关键。

包治百病——医疗欺诈行为

美国食品药品监督管理局建议你注意以下说法或做法。

● 广告或宣传材料中包含"突破""神奇""新发现"等字眼。如果该产品真实有效，它会被媒体广泛报道，并且医生也会推荐它。

● 宣传材料包括伪医学术语，如排毒、净化和恢复活力。此类主张难以被定义和衡量。

● 厂商声称该产品可以治疗多种症状，或治愈、预防多种疾病。

注意，没有任何单一产品可以做到这一点。

● 该产品声称得到了科学研究成果的支持，但并没有提供参考资料，或者参考资料有限或已过时。

● 产品推广没有提到副作用，只提到了益处。

● 产品制造商指责政府或医学界隐瞒有关产品益处的重要信息。政府或医学界没有理由隐瞒任何可以帮助人们的信息。

旅途健康

本节旨在提供旅途中常见的健康问题的处理方法。对大多数人来说，尤其是对那些患有慢性疾病的人来说，在旅行之前最好向医生咨询。

■ 旅行者腹泻

到国外旅行的人，多半会遇到腹泻的问题。为了减小相关风险，请参考以下建议。

● 不喝自来水或泉水，只喝包装完整的瓶装水、苏打水、啤酒或葡萄酒。避免食用冰块。煮沸的饮料（如热咖啡和热茶）通常是安全的。

● 使用瓶装水刷牙。淋浴时闭上嘴巴。

● 不要买街头小贩售卖的食物。

● 避免食用沙拉、自助食品、未煮熟的肉类、生的蔬菜、葡萄等浆果、去皮或切块的水果，也不要饮用未经高温消毒的牛奶，不要食用乳制品。

● 向医生咨询你是否需要携带止泻药。

■ 中暑

在炎热的气候中，一天的行程可能使你虚弱、头晕、恶心和出汗，水分流失的速度比你补充水分的速度要快。为防止中暑虚脱，需要做到以下几点。

● 放慢脚步。到达气候炎热的地区之后，最初几天要放慢旅游速度。

● 定期在阴凉处休息。如果不确定沿途水源的安全性，请随身带水。

● 不要暴饮暴食。

● 应在感到口渴之前就喝水。不要饮用含有酒精的饮料。

● 穿轻薄的浅色衣服，戴遮阳帽。

● 一旦出现中暑的迹象，请远离光照，并在阴凉处或有空调的场所内休息。

■ 水疱

若脚上出现水疱，请放慢脚步。为了避免产生水疱，你应做到以下几点。

● 穿舒适的鞋子。旅行前应和新鞋磨合。

● 穿内里撒有滑石粉的棉袜或羊毛袜。

● 使用缓冲垫以保护脚掌经常摩擦的区域。

■ 高原反应

高海拔地区氧气稀薄，会导致高原反应。高原反应的症状通常很轻，但也可能严重到需要立即就医，其症状包括头痛、呼吸困难、疲劳、恶心和睡眠障碍。为了减小出现高原反应的风险，你应注意以下几点。

● **慢慢开始**。开始时，高度不要超过海拔 2 745 米。

● **留出休整时间**。抵达目的地后应休息一天以适应较高的海拔。

- **放慢脚步**。你如果出现呼吸困难或疲倦，请放慢行进速度。

- **限制爬升高度**。一旦你到达海拔 2440 米的高度，每天爬升不要超过 305 米。

- **睡在低海拔处**。如果你白天处于海拔超过 3355 米的地方，则请在海拔 2745 米或海拔更低的地区过夜。

- **避免吸烟、饮酒，避免摄入过多的咖啡因。**

- **考虑用药**。向医生咨询乙酰唑胺（Diamox）或其他可能有助于预防或减轻症状的处方药。

- **向医生咨询**。如果你以前出现过高原反应，或者有慢性肺部或心脏病，在出发前应向医生咨询。

■ 晕动症

任何类型的交通工具都可能引起晕动症。开始可能表现为烦躁不安，继而出现出冷汗、眩晕等症状，随后出现呕吐和腹泻。一旦交通工具停止运行，晕动症就会逐渐缓解。提前做好准备计划有助于避免晕动症。

- 如果乘船旅行，请在船的前部或中部靠近吃水线的位置处申请一个座位。如果在飞机上，请在机翼前侧就坐。登机后可将通风口对准自己的面部。乘坐火车时，尽量坐在靠前和窗户旁的座位上，面朝前。乘坐汽车时，选择驾车或坐在副驾驶座位上。

- 你如果感到不适，请将注意力集中在地平线或静止的物体上。不要阅读书籍或注视手机屏幕。请保持头部静止，将头靠在椅背上休息。可以通过吃饼干或喝碳酸饮料来缓解消化系统的症状。避免食用辛辣食物，不要摄入酒精。

- 如果知道自己会出现不适症状，可服用非处方抗组胺药，如氯苯甲嗪和苯海拉明。你还可以向医生咨询能否服用东莨菪碱等处方药。

■ 国际旅行

在出国旅行之前，特别是如果你患病了或正在服药中，应与医生一起讨论旅行计划。如果你的旅行计划包括去相对偏远的地方，请向旅行方面的医学专家咨询。

● **提前进行免疫接种**。免疫接种的种类取决于你的目的地、旅行时间和病史。在计划进行免疫接种之前至少 4 周（最好是 6 个月）就医。有些疫苗需要间隔几天、几周，甚至几个月的时间进行多次注射。你可以从当地卫生部门、门诊和疾病控制与预防中心获得有关旅行者免疫接种和健康预防措施的信息。

● **获得体检合格证**。根据你的健康情况，即使你患有病情不稳定的疾病，医生也可能为你提供体检合格证。应随身携带医生的诊断证明和药物清单。

● **携带病史摘要**。准备多份复印件。在紧急情况下，可能需要向救治你的医疗人员提供病史复印件。如果你有心脏病史或植入了心脏起搏器，请准备近期心电图（ECG）的复印件。

● **了解当地医疗机构**。随身携带一份列有旅游目的地的医院名称、地址和电话号码的清单。

医生、当地医院、国际旅行者医疗援助协会（IAMAT）或领事事务局的海外公民服务部都可以帮助你列出清单。

● **携带处方**。准备好纸质处方（便于阅读），包括使用的注射器和针头，同时要带上你的配镜处方。

● **妥善保存药物**。将处方药原装保存，随身携带，贴好标签。出门前准备好处方药，准备的数量应略多于预计的量。如果正在服用处方麻醉药，应取得包含医院抬头的授权书，还要了解目的地国家或地区的相关法律。

● **仔细检查医疗保险**。提前了解医疗保险计划是如何处理海外医疗的，因为部分保险公司的业务不涵盖海外医疗保健的费用。

● **了解计划游览的国家**。你在出发之前，应详细了解当地文化、风土人情和历史相关信息。

■ 国际旅行疫苗接种

除了确保自己已经按计划完成了疫苗——麻疹－腮腺炎－风疹疫苗、水痘疫苗、破伤风－白喉疫苗、百日咳疫苗、脊髓灰质炎疫苗的接种之外，以下疫苗还应考虑。

接种加强疫苗或增加额外剂量

● **破伤风、白喉和百日咳疫苗**。成人和青少年应接种破伤风、白喉和无细胞百日咳加强疫苗（Tdap）来代替破伤风－白喉（Td）疫苗，然后每10年接种一次Td加强疫苗。

● **脊髓灰质炎疫苗**。你如果想前往中东地区，或者印度等国家旅行，可能需要额外注射一次该疫苗，除非你成年后接种过脊髓灰质炎加强针。还有些国家或地区，若你计划前往可能要在过去一年内接种脊髓灰质炎疫苗。

● **麻疹疫苗**。你如果出生于1957年及之后，并且只接种过一次麻腮风疫苗，请考虑接种麻疹疫苗加强针。

● **肺炎疫苗**。你如果年满65岁，患有慢性疾病（如肺病、心脏病或糖尿病）或吸烟，应考虑接种肺炎疫苗。

● **流感疫苗**。建议6月龄以上的所有人每年接种一次流感疫苗，如果预计前往的目的地处于南半球，则应根据目的地及旅行时长决定是否需要再次接种流感疫苗。

● **带状疱疹疫苗**。建议60岁及以上的人接种带状疱疹疫苗，无论是否有带状疱疹病史。但那些有免疫缺陷人不宜注射。

其他疫苗

● **黄热病疫苗**。你如果要去非洲和南美洲的某些地区旅行，最好接种此疫苗。

● **乙型肝炎疫苗**。你如果将在乙型肝炎高发地区（东南亚、非洲、中东、南太平洋和西太平洋岛屿以及南美洲的亚马孙地区）停留超过一个月，需考虑接种乙型肝炎疫苗。

- **甲型肝炎疫苗（或免疫球蛋白）**。建议前往除日本、澳大利亚、新西兰、北欧、西欧、加拿大和美国以外的任何地区的旅行者接种。
- **伤寒疫苗**。你如果将前往需要对食物和饮用水采取保护措施且经常发生伤寒的国家或地区，如一些发展中国家，最好接种伤寒疫苗。
- **脑膜炎球菌疫苗**。你如果准备出国留学（并住在宿舍），或去撒哈拉以南的非洲或沙特阿拉伯参加一年一度的朝圣，最好在去之前接种脑膜炎球菌疫苗。
- **乙型脑炎减毒活疫苗**。你如果将在亚洲（尤其是日本和东南亚）停留超过 4 周，最好提前接种乙型脑炎疫苗。
- **狂犬病疫苗**。你如果将在发展中国家（或在农村地区）停留 1~2 个月或更长时间，最好提前接种狂犬病疫苗。

■ 航空旅行的危险

乘坐飞机是最快且最安全的旅行方式。然而，当置于数千米的空中，并且以每小时数百千米的速度移动时，你的身体将面临特殊的挑战。

有些问题只会影响少数乘客。例如，经常潜水的人应在潜水后的 24 小时内避免乘坐飞机，以减小患上减压病（潜水员减压病）的风险。

然而，在航空旅行期间你可能遇到许多常见的问题，可以采取一些自我照护方法来预防或处理这些问题。

脱水

飞机加压舱的湿度极低，只有 5%~10%，可能导致你脱水。为预防脱水，可在飞行期间多喝水和果汁，少喝含酒精和咖啡因的饮料。

血栓和腿部肿胀

在长途飞行中久坐会导致体液积聚在腿部的软组织中，这会增大出现血栓（深静脉血栓）的风险。你可采取以下措施来改善血液循环，促进血液回流。

- 在"系好安全带"指示灯熄灭后，定时站起来做伸展运动，每隔 1 小时左右在机舱内走一走。
- 活动一下脚踝，也可以双脚用力踩向地面或前排座椅。
- 你如果容易出现脚踝肿胀或静脉曲张，可考虑穿戴护腿长筒袜或非处方膝下弹力袜。你如果有血栓形成的其他危险因素，可以穿戴处方弹力袜。在某些高危情况下，你还可能需要服用预防血栓形成的药物。

耳部疼痛

为避免飞机降落过程中出现耳部疼痛，请尝试通过下列方法来平衡耳内压力（详见第 113 页"航空性中耳炎"）。

- 紧闭嘴唇，试着像吹小号一样轻轻地吹气，请勿吹得太用力。
- 捏住鼻子吞咽唾液。
- 打哈欠、活动下颌、嚼口香糖或做吞咽动作。
- 如果在飞行期间难以保持耳朵正常，请及时就医。

时差

你如果曾经乘飞机前往不同的时区，就会知道时差会带来什么样的感觉——拖拉、和他人不同步的感觉。但并非所有的时差反应都一样。向东飞行时应将生物钟往前调，这通常比向西飞行更困难，因为增加了时间。大多数人的身体每天以大约 1 小时的速度调整时差。因此，在跨越 4 个时区后，身体将需要大约 4 天的时间来调整时差，与当地的节奏同步。

- 重置生物钟。在出发前几天开始重置你的生物钟，采用与目的地相似的昼夜循环的作息模式。

● 多喝水并选择清淡的饮食。在飞行期间多喝水以避免脱水，但要少喝含酒精和咖啡因的饮料，因为它们会增大你脱水的风险，还可能打乱你的生物钟。

● 不要在飞机上服用安眠药。但是，在到达目的地后的前 3 个晚上服用非处方助眠剂可能有助于你调整生物钟。

■ 问题与解答

感冒的时候坐飞机

➢ **问：坐飞机会使感冒更严重吗？**

答： 乘坐飞机可能加重你的感冒，而且飞机着陆时可能导致严重的耳部疼痛。这个问题源于气压。在高空时，气压很小。但是当飞机降落时，气压会增大。

感冒时，连接喉咙和中耳的小管（咽鼓管）经常发生阻塞。正常情况下，咽鼓管会随着外部压力的增大不断平衡中耳的压力。咽鼓管阻塞会导致中耳真空，导致鼓膜压力增大，引起疼痛。身体试图填补中耳的真空，从而导致液体（有时是血液）进入中耳。

为了防止因感冒时飞行而出现耳部疼痛，请至少在降落前 1 小时服用减轻充血的药物。你也可以在降落前使用减充血鼻喷雾剂。这些非处方药有助于保持咽鼓管畅通。在起飞和降落时小口饮用不含酒精的饮料也有助于保持咽鼓管通畅。

飞行时可以多喝不含酒精的饮料，尤其是感冒时，因为液体可防止喉咙和鼻黏膜变得干燥，并使鼻旁窦分泌物更稀薄，更易于清理。

褪黑素和时差

➢ **问：朋友建议我服用褪黑素来调整时差，这样做有用吗？**

答： 褪黑素有助于控制身体睡眠和清醒的时间。一些研究的结果表明，服用少量褪黑素可能对改善睡眠有所帮助。抵达目的地后，可以尝试在睡前服用 1~3 毫克褪黑素。然而，褪黑素的好处往往被夸大了。

尽管有很多介绍褪黑素的书和文章，但关于这种激素及其对身体的影响仍有许多未知之处，特别是当它被长期使用或与其他药物一起使用时。你如果准备服用褪黑素补充剂，请先向医生咨询——尤其是在你有某些健康问题的情况下。医生可以根据你的具体情况，帮助你确定合适的剂量。

心脏病患者的旅行

➢ **问：我丈夫有心脏病发作史，旅行时我们应该采取什么特别的预防措施吗**？

答：你的丈夫如果患有心脏病、胸痛（心绞痛）或有心脏病发作或脑卒中病史，可以参考以下建议。

● 警惕心脏病发作或脑卒中的症状。在身体第一次出现警示信号时，就要立即就医。请提前了解当地医疗机构。

● 检查硝酸甘油的有效期。如果药物超过有效期6个月，请更换药物。

● 避免连续开车超过4小时。

● 在炎热潮湿的气候下旅行时，请避开中午的太阳。

● 限制或避免饮酒，酒精会减弱心脏的泵血功能。

● 如果他的体内植有心脏起搏器，请在旅行前检查电池。

● 与医生或心脏病专家讨论旅行的安全性。旅行可能需要推迟几周甚至几个月。

旅行急救箱

出门在外可能发生意外并受伤。应积极为自己和同伴受伤后的处理做准备。旅行急救箱内应包括以下基本用品。

胶布	非处方止泻药
缓解晒伤用的芦荟胶	抗组胺药
抗酸药	抗晕动症药
抗菌软膏	绷带（包括弹力型）
抗菌湿巾	棉签

止咳药

减充血剂

眼药水、生理盐水

非处方胃痛药

氢化可的松乳膏（1%）

含有避蚊胺（20%~50%）的驱虫剂

通便药

湿巾

棉布（预防水疱）

口服补液盐

非处方止痛药

剪刀

护肤霜、保湿乳液

防晒霜（SPF ≥ 30）

数字式温度计

润喉糖

镊子

索引

A

阿尔茨海默病	312
阿司匹林	392
阿育吠陀医学	420
癌症	
非霍奇金淋巴瘤	263
肺癌	259–260
睾丸癌	218
宫颈癌	233–234
霍奇金淋巴瘤	262–263
甲状腺癌	248
结直肠癌	260–261
口腔癌	216–217
卵巢癌	234
皮肤癌	201–203
前列腺癌	259
乳腺癌	225–226
子宫内膜癌（子宫癌）	261–262
嗳气	100–101
安非他酮	296–297
按摩	417

B

瘢痕	46
白斑	216
白内障	129–130
扳机指	153
保护自己	
减小居家风险	357
减小道路上的风险	356–357
铅中毒	358–359
室内污染	360
洗手	361–362
一氧化碳中毒	359–360
应急准备	353–356
预防跌倒	357–358
背部和颈部	
解剖学	86–87
保护你的背部	366
背痛	73
骨关节炎	90
骨质疏松症	90–91
日常的背部练习	93–94
疼痛问题	87
预防工作造成的背部问题	91–92
椎间盘	87
椎间盘突出	91
鼻和鼻旁窦	
鼻窦炎	181–182
鼻内异物	176
鼻塞	178–179
流涕	179–181
鼻出血	177–178
嗅觉丧失	176
扁平足	163–164
便秘	98–99
勃起功能障碍	221–222
不宁腿综合征	79

C

草药	
美国食品药品监督管理局有限的管理	410–411
安全使用草药补充剂	411
种类	399–400
产科医生	383
成人免疫	343–349
成瘾行为	
酒精滥用	288–291
强迫性赌博	301–302
吸烟与烟草使用	293–294
出汗	79–80
创伤	
骨骼创伤和肌肉创伤	57–59

头部外伤	59-60	
创伤后应激障碍（PTSD）	304-305	
槌状趾和锤状趾	165-166	
刺伤	45-46	
丛集性头痛	133	
催眠疗法	413-414	
虫咬伤和蜇伤	33-34	
晨吐	239	
长时记忆	311	

D

大蒜	399
代谢综合征	266
带状疱疹	200-201
带状疱疹后神经痛	201
单核细胞增多症	208
胆固醇	
低密度脂蛋白	324
高密度脂蛋白	324
胆结石	102-103
低血糖	270
低血压	281-282
电灼伤	40
动物咬伤	31-32
冻伤	40-42
短时记忆	311
短暂性脑缺血发作（TIA）	21
对乙酰氨基酚	392

E

鹅口疮	215-216
恶心和呕吐	110-111
噩梦	77
儿科医生	383
儿童	
背痛	90
耳部感染	116-118
发热	70
皮肤癌	202-203
皮疹	195-196
睡眠障碍	77-78
头痛	136
脱发	205
窒息	15-16
耳鼻喉科医生	383

耳朵和听力	
耵聍栓塞	120-121
耳鸣	118-119
耳部感染	116-118
噪声性耳聋	121-122
鼓膜破裂	115
航空性中耳炎	113-114
年龄相关性听力损失（老年性耳聋）	122-123
游泳耳	119-120
耳内异物	114-115
二度烧伤	36
二手烟	299

F

发热	68-71
伐尼克兰	297
放射科医生	383
非处方感冒药	395
非处方口服止痛药	394
非霍奇金淋巴瘤	263
非甾体抗炎药	392
肺部、胸部和呼吸	
喘鸣	172-173
咳嗽	169-171
呼吸急促	173-174
喉炎	169
哮吼	171-172
心悸	175
胸痛	174-175
支气管炎	171
肺癌	259-260
肺炎	181
风湿科医生	383
蜂窝织炎	186-187
辅酶Q10	401
妇科医生	383
附睾炎	218
腹泻	99-100
腹胀	100-102
腹绞痛	96-97
飞蚊症	126

G

肝炎	

丙型肝炎	278
甲型肝炎	276–277
乙型肝炎	277–278
阻止病毒传播	279
感觉记忆	311
感冒药	394–395
干眼症	125
高强度间歇训练（HIIT）	335
高胆固醇血症	273
高血压	279–282
睾丸癌	218
睾丸扭转	217–218
睾丸炎	218
跟腱炎	162
宫颈癌	233–234
股癣	191
骨骼	138
骨关节炎	90
骨科医生	383
骨折	58–59
骨质疏松症	90–91
鼓膜破裂	115
关节	139
关节炎	248–253
关节置换	253
国际旅行	426
过敏反应	
食物过敏	28–29
药物过敏	29–30
腘窝囊肿	161

H

寒冷致伤	40–43
航空旅行的危险	428–430
黑升麻	399
红眼病	126–128
喉炎	169
呼吸急促	173–174
护士	383
滑囊炎	144–145
化学喷溅	47
化学烧伤	38
黄斑变性	130–131

获得性免疫缺陷综合征（AIDS）	282
霍奇金淋巴瘤	262–263
海姆利希手法	16

J

肌腱炎	145–146
肌肉和肌腱	137–138
肌肉痉挛	157–158
鸡眼和胼胝	187–188
基底细胞癌	201
季节性流感	180–181
激素	400–401
急性疼痛	71
急性细菌性前列腺炎	220
急诊科医生	382
记忆丧失	311–312
家庭暴力	310–311
家庭医疗用品	396
家庭医生	383
家庭医用检测试剂盒	385–387
甲状腺疾病	
甲状腺癌	248
甲状腺功能减退症	247–248
甲状腺功能亢进症	247
肩痛	148
肩袖损伤	149
减重	
健康饮食	320–323
体育运动与健康	327–336
身体质量指数（BMI）	315–316
关于减重的小贴士	317–319
睑缘炎	129
健康饮食	
高血压	280
Mayo Clinic 健康体重金字塔	321–322
健康烹饪	322–323
姜	399
焦虑症	
创伤后应激障碍（PTSD）	304–305
广泛性焦虑障碍	303
惊恐发作和惊恐障碍	305
恐惧症	304

强迫症（OCD）	304	
社交焦虑障碍	303-304	
角膜擦伤	46-47	
脚踝和脚部疼痛		
扁平足	163-164	
槌状趾和锤状趾	165-166	
烧灼样足	165	
莫顿神经瘤	167	
脚部肿胀	166	
足跟痛	167-168	
痛风	147	
疖	185-186	
接触性皮炎	190	
结直肠癌	260-261	
疥螨	197-198	
急症和紧急情况		
创伤：骨骼创伤和肌肉创伤	57-59	
咬伤和蜇伤	31-35	
割伤、擦伤及伤口处理	43-46	
过敏反应	27-30	
寒冷致伤	40-43	
烧伤	36-40	
食源性疾病	49-52	
创伤：头部外伤	59-60	
心肺复苏	12-14	
心脏病发作	17-19	
休克	26-27	
牙齿疾病	56-57	
严重出血	25-26	
眼部外伤	46-49	
有毒植物	54-55	
中暑	52-54	
窒息	15-16	
急性中毒	23-25	
脑卒中	20-23	
紧张性头痛	133	
经前综合征	228-230	
惊恐发作和惊恐障碍	305	
精神科医生	383	
静脉功能不全	159	
静脉曲张	240	
静脉炎	159	
酒精滥用	288-291	
咀嚼烟	298-299	
锯棕榈	400	
假性肠梗阻	407	
计算机屏幕和眼睛疲劳	375-377	
家庭妊娠测试	239	
腱鞘囊肿	152-153	
K		
咳嗽	169-171	
咖啡因和头痛之间的联系	136	
卡瓦胡椒	400	
抗组胺药	395	
克罗恩病	406	
口臭	210-211	
口腔癌	216-217	
口腔溃疡	212-213	
狂犬病	31-32	
口周疱疹（发热性疱疹）	214-215	
L		
阑尾炎	96	
老花眼	131	
类风湿性关节炎	250	
类胡萝卜素	397-398	
理疗师	384	
淋巴水肿	159	
鳞状细胞癌	201	
流涕	179-181	
颅骨骨折	60	
卵巢癌	234	
旅途健康		
航空旅行的危险	428-430	
旅行者腹泻	423-424	
水疱	424	
国际旅行疫苗接种	427-428	
晕动症	425	
链球菌性咽喉炎	208	
M		
麻黄	399	
麻醉师	382	
麦粒肿	129	
慢性疲劳综合征	67	
慢性细菌性前列腺炎	220	
玫瑰疹	196	

Mayo Clinic 健康体重金字塔	321–322
梅毒	286
梦游	78
泌尿科医生	383
免疫接种	
成人免疫	343–349
优质儿童免疫计划	350–353
国际旅行疫苗接种	427–428
免疫科医生	382
磨牙症	78
拇指疼痛	154–155
N	
萘普生钠	394
男性健康	
睾丸疼痛	217–218
前列腺炎	220–221
勃起功能障碍	221–222
男性节育	222–223
前列腺增生	219–220
脑震荡	59–60
内分泌科医生	382
内科医生	383
尿床	77
尿路感染（UTIs）	232
尿失禁	232
扭伤	59
脓疱疮	193
诺如病毒	51
女性健康	
癌症筛查	233–235
阴道分泌物	233
绝经期	230–232
怀孕	238–239
节育方法	236–237
经前综合征	228–230
排尿问题	232
乳房疼痛	226–227
乳房肿块	223–225
乳腺癌	225–226
月经失调	227–228
痛经	227
月经间期出血	228
子宫肌瘤	235–236

子宫内膜异位症	235
子宫切除术	236
子宫息肉	236
年龄相关性听力损失（老年性耳聋）	122–123
脑卒中	
概述	20
短暂性脑缺血发作	21
警示信号	20–21
类型	21
不可控的危险因素	23
预防	22
治疗	21–22
O	
呕吐	110–111
P	
膀胱癌	261
皮肤、头发和指甲	
带状疱疹	200–201
MRSA 感染	187
粉刺	184–185
疖	185–186
蜂窝织炎	186–187
鸡眼和胼胝	187–188
疥螨	197–198
银屑病	198–199
脓疱疮	193
皮肤癌的征象	201–203
瘙痒和皮疹	193–194
虱子	196–197
湿疹（皮炎）	189–190
正确地护理皮肤	183–184
头皮屑	188–189
脱发	204–205
嵌甲	206–207
荨麻疹	192–193
婴儿皮疹	194–196
疣	203
真菌感染	190–192
指甲真菌感染	206
痣	199
皮肤干燥	189
皮肤皱纹	204

皮肤科医生	382
疲劳	
常见原因	65–66
概述	65
慢性疲劳综合征	67
自我照护	66–67
蜱虫咬伤	35
偏头痛	
发病机制	133
特点	133
作为慢性疼痛	73
破伤风疫苗	45
普通感冒	180–181
平均剩余寿命	363

Q	
铅中毒	358–359
前列腺癌	259
前列腺炎	220–221
前列腺增生	219–220
强迫性赌博	301–302
强迫症（OCD）	304
青光眼	130
青少年	
吸毒	301
吸烟	298–299
酗酒	292
缺血性脑卒中	21
嵌甲	206–207

R	
人参	400
人类免疫缺陷病毒（HIV）	282
人类咬伤	32
人乳头瘤病毒（HPV）	233
人造耳道	117
肉毒梭菌中毒	50
乳房肿块	223–225
乳房疼痛	226–227
乳腺癌	225–226
软骨素	401
日需求量（DV）	404

S	
三度烧伤	37
沙门菌	51

晒伤	39
疝气	105–106
膳食补充剂	
草药	399–400
概述	397
激素	400–401
是否应该服用	402–404
抗氧化剂	397–398
需要多少维生素和矿物质	404
消化系统健康问题	406–407
选择和使用	405–406
鱼油	398
烧伤	
电灼伤	40
二度烧伤	36
化学烧伤	38
三度烧伤	37
晒伤	39
一度烧伤	36
蛇咬伤	32–33
社交焦虑障碍	303–304
身心医学	
按摩	417
催眠疗法	413–414
整脊治疗	415–416
生物反馈	413
太极拳	414–415
瑜伽	414
针灸	418–419
整骨疗法	416
治疗性触摸	417–418
神经	139
神经科医生	383
神经性皮炎	190
神经痛	73
神经性厌食症	83
肾病科医生	383
生物反馈	413
生长痛	138
生殖器疱疹	284
声音嘶哑或失声	211–212
虱子	196–197
湿疹（皮炎）	189–190

石棉肺	360
时间管理	373–374
食物过敏	28–29
食源性疾病	
概述	49–50
正确处理食物的方法	52
细菌类型	50–52
自我照护	50
室内污染	360
嗜睡	78–79
手腕、手掌和手指疼痛	
腱鞘囊肿	152–153
手指卡住	153
概述	151–152
自我照护	152
拇指疼痛	154–155
扳机指	153
腕管综合征	153–154
水痘	195
水疱	424
睡眠	
正确姿势	93
怀孕	242
睡眠障碍	76–79
轮班工作人员的睡眠技巧	370–371
睡眠呼吸暂停	78
顺势疗法	419–420
四肢、肌肉、骨骼和关节损伤	
骨骼	138
骨折	143–144
关节	139
滑囊炎	144–145
肌腱炎	145–146
肌肉和肌腱	137–138
肌肉拉伤	140–141
肩痛	148
足踝疼痛	162–163
髋部疼痛	155–156
关节扭伤	141–143
神经	139
手腕、手掌和手指疼痛	151–152
痛风	147
腿部疼痛	156
膝关节疼痛	160–162
纤维肌痛	146–147
肘部和前臂疼痛	149–150
膳食参考摄入量（DRIs）	404
疝气	
股股沟疝	105
绞窄性疝	106
食管裂孔疝	106
身体质量指数（BMI）	
概述	315
图表	316
腰围	317
烧心	
概述	107
怀孕	241
胸痛	174
自我照护	107–108

T

太极拳	414–415
糖尿病	
并发症	264–265
检测	266–267
代谢综合征	266
低血糖	270
概述	263–264
患2型糖尿病的风险	265–266
糖尿病酮症酸中毒（高酮）	270
高血糖	270
报警症状	265
糖尿病前期	265
1型糖尿病	264
2型糖尿病	264
自我照护	267–269
足部护理	271
疼痛	
背部和颈部	86–94
带状疱疹	200–201
耳朵	113–123
腹部	95–96
睾丸	217–218
急性疼痛	71

肩部	148	
慢性疼痛	71	
情绪和行为的作用	72	
乳房	226–227	
手腕、手掌和手指	151–152	
天然止痛物质	74	
腿部	156	
髋部	155–156	
膝关节	160–162	
足踝	162–163	
胸部	174–175	
安全地服用止痛药	75	
肘部和前臂	149–150	
体育运动		
概述	327	
减重	319–320	
无氧运动	328	
运动 1 小时消耗的热量	329–330	
行走	330–333	
有氧运动	327–328	
体位性低血压	282	
体味	78–80	
体温过低	42–43	
天然产品	410–413	
听力矫正医生	382	
头部外伤	59–60	
头皮屑	188–189	
头痛		
触发因素	135–136	
概述	132	
从集性头痛	133	
咖啡因和头痛之间的关系	136	
偏头痛	133	
儿童照护	136	
紧张性头痛	133	
自我照护	134	
头晕和晕厥	62–64	
褪黑素	401	
腿部疼痛		
概述	156	
肌肉痉挛	157–158	
胫前疼痛	158	
腿部肌肉拉伤	156–157	

腿部肿胀	159–160	
脱发	204–205	
脱氢表雄酮（DHEA）	400–401	
W		
外科医生	383	
外周动脉疾病（PAD）	272–273	
腕管综合征	153–154	
网球肘或高尔夫球肘	150–151	
胃轻瘫	407	
无氧运动	328	
胃炎	103	
畏光	128	
X		
膝关节疼痛	160–162	
洗手	361–362	
纤维肌痛	146–147	
消化不良	107–108	
消化系统		
便秘	98–99	
肠易激综合征	108–110	
胆结石	102–103	
恶心和呕吐	110–111	
腹部疼痛和不适	95–96	
腹泻	99–100	
腹胀和胀气痛	100–102	
腹绞痛	96–97	
疝气	105–106	
胃炎	103	
消化不良和烧心	107–108	
消化性溃疡	111–112	
痔疮和直肠出血	104–105	
哮喘		
常见诱因	254–255	
概述	253–254	
运动计划	256	
识别发作	255	
医疗救助	256–257	
自我照护	255–256	
哮吼	171–172	
心肺复苏	12–14	
心悸	175	
心绞痛	175，272	
心理学家	383	

心力衰竭	275	咀嚼烟	298-299
心前区捕获综合征	174-175	尼古丁	293-294
心脏病发作		尼古丁替代疗法	295-297
尽快寻求帮助	18	室内污染	360
手术治疗	19	嗅觉丧失	176
症状和体征	17-18	消化科医生	383
药物治疗	19	**Y**	
预防措施	19	压力管理	
在等待救助时应该做什么	18	概述	336-337
心脏病医生	382	放松呼吸	339
心肺复苏（CPR）		高血压	281
成人	13-14	工作场所	372-375
概述	12	渐进性肌肉放松	339
准备工作	12	意念	339
牢记"CAB"	12	自我照护	340-341
婴儿	14	牙齿脱落	56-57
心脏病		牙痛	56
危险因素	273	严重出血	25-26
冠状动脉性心脏病	271	眼睛和视力	
症状和体征	272	白内障	129-130
医疗救助	275	概述	124
自我照护	274-275	干眼症	125
新生儿科医生	283	熊猫眼	124-125
兴奋剂	300	红眼病	126-128
性传播感染		黄斑变性	130-131
艾滋病	284	麦粒肿	129
生殖器疣	285	飞蚊症	126
淋病	285	青光眼	130
梅毒	286	畏光	128
生殖器疱疹	284	睑缘炎	129
使用避孕套	283	眼睑下垂	128
危险行为	283	泪液过多	126
衣原体感染	284	眼睛疲劳	375-377
乙型肝炎	285	框架眼镜和隐形眼镜	131-132
胸痛	174-175	眼睑痉挛	129
休克	26-27	眼部外伤	
眩晕	62	保护视力的方法	49
血管性水肿	192	化学喷溅	47
血压水平	280	角膜擦伤	46-47
荨麻疹	192-193	眼部异物	48
吸烟		眼科医生	383
二手烟	299	厌食症	83
高血压	281	腰围	317

咬伤和蜇伤			抑郁		
动物咬伤	31-32		抑郁症的病因	307-308	
人类咬伤	32		轻度抑郁症状	306	
虫咬伤和蜇伤	33-34		重度	306	
蛇咬伤	32-33		应对失去的实用建议	308	
蜘蛛咬伤	34-35		治疗方案	308-309	
蜱虫叮伤	35		自杀倾向的预警征兆	309	
药剂师	384		轻度抑郁症的自我照护	306-307	
药物			阴道炎	233	
服药原则	388-390		阴式子宫切除术	236	
感冒药	394-395		银杏	399-400	
家庭医疗用品	396		饮食失调	83	
网上订购	390-391		应急准备		
止痛药	391-394		应急物资包	354-355	
药物过敏	29-30		工作场所的安全	369-370	
药物的使用和依赖			为流感疫情做准备	355-356	
常见滥用药物	299-301		需要采取的行动	353-354	
医疗救助	301		婴儿		
青少年可能吸毒的迹象	301		腹绞痛	96-97	
药物滥用	299		心肺复苏	14	
叶酸	398		婴儿皮疹	194-196	
夜惊	77-78		疣	203	
一度烧伤	36		有毒植物	54-55	
一氧化碳中毒	359-360		有氧运动	327-328	
衣原体感染	284		淤积性皮炎	190	
医疗团队			鱼油	398	
从保健开始	380		瑜伽	414	
如何找到医生	381-382		预防医学专家	383	
护士	383		原发性胆汁性胆管炎	406	
手术前要了解的问题	385		婴儿痤疮	194	
选择外科医生	384-385		优质儿童免疫计划	350-353	
作业治疗师	383-384		咽喉和口腔		
药剂师	384		白斑	216	
助理医师	384		口周疱疹（发热性疱疹）	214-215	
理疗师	384		鹅口疮	215-216	
专科医生	382-383		咽喉疼痛	207-210	
医疗欺诈	423		口臭	210-211	
胰腺炎	406		口疮	212	
遗传病医生	383		口腔癌	216-217	
异物			口腔溃疡	212-213	
鼻内异物	176		声音嘶哑或失声	211-212	
耳内异物	114-115		异常的体重变化		
眼部异物	48-49		无法解释的下降	81-83	

增加	81
游泳耳	119-120
银屑病	198-199

Z

噪声性耳聋	121-122
针灸	418-419
真菌感染	190-192
支气管扩张剂	257
支气管炎	171
脂溢性皮炎	190
蜘蛛咬伤	34-35
直肠出血	104-105
作业治疗师	383-384
止痛药	
非处方口服止痛药	394
剂型	392-393
自我照护	393
指甲真菌感染	206
治疗性触摸	417-418
致幻剂	300
痔疮	
怀孕	241-242
概述	104
自我照护	104-105
窒息	15-16
痣	199
中毒	
急性中毒	23-25
铅中毒	258-259
一氧化碳中毒	359-360
中毒性休克综合征	230
中耳感染	116
整合医学	
阿育吠陀医学	420
用两种策略武装自己	408
概述	407-408
选择任意疗法的5个步骤	421-422
心身医学	413-419
顺势疗法	419-420
天然产品	410-413
新疗法的前景和风险	408
医疗欺诈	423
治疗成功案例	409
自然疗法	420-421
最常见的疗法	410
肿瘤科医生	383
肘部和前臂疼痛	
网球肘或高尔夫球肘	150-151
肘关节过伸	150
肘关节脱位	149-150
助听器	123
椎间盘突出	91
准备，自测，出发！	
保障安全	9-10
坚持运动	8-9
控制体重	3-4
情绪管理	7-8
戒烟	2-3
营养供给	5-6
疾病早筛	6-7
子宫肌瘤	235-236
子宫内膜癌（子宫癌）	261-262
子宫内膜异位症	235
子宫切除术	236
子宫息肉	236
紫锥花	399
自动体外除颤器（AED）	12
自然疗法	420-421
自杀倾向的预警征兆	309
足部护理	271
准分子激光手术	132
胀气痛	100-102
助理医师	384